Gudrun Kallenbach

Begleitende Elternarbeit in der psychodynamischen Kindertherapie

Forschung Psychosozial

Gudrun Kallenbach

Begleitende Elternarbeit in der psychodynamischen Kindertherapie

Eine theoretische Konzeptualisierung

Mit einem Vorwort von Kai von Klitzing

Psychosozial-Verlag

Dissertation an der Carl von Ossietzky Universität Oldenburg, Fakultät I,
Bildungs- und Sozialwissenschaften
Erstgutachterin: Prof. Dr. Karin Flaake
Zweitgutachterin: Prof. Dr. Elfriede Löchel
Datum der Disputation: 20.12.2013

Bibliografische Information der Deutschen Nationalbibliothek
Die Deutsche Nationalbibliothek verzeichnet diese Publikation in der Deutschen Nationalbibliografie; detaillierte bibliografische Daten sind im Internet über http://dnb.d-nb.de abrufbar.

Originalausgabe

E-Mail: info@psychosozial-verlag.de
www.psychosozial-verlag.de

Umschlagabbildung: Paul Klee: Ohne Titel (»Gleichgewicht und Schiff«), 1940.
Umschlaggestaltung & Satz: Hanspeter Ludwig, Wetzlar
www.imaginary-world.de
ISBN 978-3-8379-2378-0

Inhalt

Vorwort

Gudrun Kallenbach legt als erfahrene Therapeutin eine Arbeit zu einem Thema vor, welches in der Kinderpsychotherapie im Allgemeinen und in der Psychoanalyse im Besonderen über Jahre erheblich vernachlässigt worden ist. Jeder Therapeut, auch jeder Ausbildungskandidat in analytischer Kinderpsychotherapie ist von Anfang seiner Tätigkeit an damit konfrontiert, dass Therapien mit Kindern nicht funktionieren, wenn man die Eltern nicht mit »im Boot« hat. Im Gegenteil: Unsere therapeutischen Bemühungen können sogar schaden und das Kind in einen unauflösbaren Loyalitätskonflikt bringen, wenn wir gegen und nicht mit den Eltern arbeiten. Von daher ist es ein großer Nachteil, dass die Kinder-Psychoanalyse sich bisher so wenig mit dem Thema der Elternarbeit beschäftigt hat.

In den Anfangszeiten der Kinderanalyse wurde über das Arbeiten mit den Eltern praktisch überhaupt nicht berichtet, obwohl jeder wusste, dass auch die Pioniere wie Melanie Klein und Anna Freud die Eltern durchaus sahen. Aber es war diesen Pionieren wichtig, die analytische Arbeit mit Kindern als gleichwertig zur Erwachsenenanalyse darzustellen, sodass sie dem – wohl falsch verstandenen – Abstinenzideal der Psychoanalyse nacheiferten. Dass man es mit in höchstem Maße von realen Elternbeziehungen abhängigen Kindern zu tun hatte, wurde nach außen hin verleugnet. Die Eltern wurden am ehesten in ihrer Funktion gesehen, die Kinder regelmäßig zur therapeutischen Sitzung zu bringen und sie rechtzeitig wieder abzuholen. Ansonsten wurden sie wohl eher als Störenfriede gesehen, die sich am besten selbst einer Psychoanalyse unterziehen sollten. Relativ schmerzhaft liest sich so manch ein Fallbericht, in welchem die Arbeit mit dem Kind quasi idealisiert wird, man dann aber in einer etwas vorwurfsvollen Haltung konstatiert, dass die Eltern diese wunderbare Arbeit viel zu früh abgebrochen und das Kind aus der Therapie genommen haben. Hier spielt nicht nur Verleugnung eine Rolle, sondern auch eine fast schon feindselige Abwehrhaltung, quasi eine pathologische Gegenübertragung gegenüber den Eltern, welche die Kränkung insbesondere kinderloser Therapeuten vermuten lässt, dass das wunderbare Therapiekind auch noch reale Eltern hat.

Wenn wir aber die bahnbrechende Formulierung von Anna Freud ernst nehmen, dass die psychoanalytische Kindertherapie zum Ziel hat, das Kind auf den Pfad der gesunden Entwicklung (zurück-)zu bringen, kann es dann etwas Wichtigeres geben, als eine positive Entwicklung der Eltern-Kind-Beziehung nicht nur als nötiges Übel in Kauf zu nehmen, sondern diese aktiv zu unterstützen? Eine Förderung der Elternkompetenz ist also nicht nur ein notwendiges Beiwerk, sondern ein zentraler Teil der kindertherapeutischen Arbeit. Deshalb befinden sich Kindertherapeuten nicht wie Erwachsenentherapeuten in einer scheinbar geschützten und abgeschiedenen Dyade mit ihren Patienten, sondern sie bewegen sich, wie Kallenbach zu recht betont, in einem therapeutischen Feld, in welchem vielfältige Beziehungen eine Rolle spielen: die Beziehung des Kindes zu Vater und Mutter, die Beziehung des Therapeuten zu Vater und Mutter, die Beziehung der Eltern untereinander, die Beziehung von Kind und Therapeut zum elterlichen Paar, die Beziehung des Kindes zum Therapeuten etc. Es lohnt sich, den Eltern zuzuhören. Es ist für sie eine enorme Herausforderung, ihr Kind zum Kindertherapeuten zu bringen. Die meisten Eltern reagieren mit Schuldgefühlen, weil zum Elternsein auch eine gewisse narzisstische Einstellung gehört, in deren Rahmen die Fantasie besteht, dass es einzig an den Eltern liege, ob sich ein Kind positiv oder negativ entwickelt. Entwickelt es sich negativ, dann können demnach nur die Eltern schuld sein. Diese elterliche Größenfantasie hat also negative Konsequenzen. Und das Thema der Schuld wird oft zwischen Eltern und Therapeut hin und her geschoben. Es ist eine hohe therapeutische Kunst, aus dem elterlichen Gefühl der Schuld eine gemeinsame Einstellung von Besorgnis zu machen, wie das J. Novick und K.K. Novick (2009) so eindrucksvoll beschrieben haben. Für den Therapeuten bringt dies eine Reihe von technischen Herausforderungen mit sich. Sie oder er muss die eigene Gegenübertragung, insbesondere wenn sich in ihr negative Gefühle gegenüber den Eltern breitmachen, intensiv bearbeiten. Insofern müssen Kindertherapeuten Experten in triadischer Kompetenz sein, ein Expertentum, was in der Ausbildung gefördert werden muss. Aber es gibt auch sehr schwierige Aspekte: Sehr oft haben wir es mit psychisch kranken Eltern zu tun, Mütter mit Depressionen, psychotische Dekompensationen und, sehr häufig und technisch schwierig zu handhaben, Eltern mit Persönlichkeitsstörungen. Je stärker die Pathologie, umso mehr müssen wir als Kindertherapeuten die Eltern einbeziehen. Und der Weiterverweis auf eine eigene Therapie von Eltern ist zwar sachlich richtig, wird von vielen Eltern, insbesondere wenn sie vulnerabel sind, auch als Ausstoßung und Wegdrängen erlebt. Oftmals müssen Therapeuten die Balance finden zwischen der Fokussierung auf das Kind und der Behandlungsbedürftigkeit der Eltern selber. Hinzu kommen viele neue Herausforderungen: Patchworkfamilien, homosexuelle Elternschaft, Streitigkeit um Sorge- und Umgangsrecht etc. Ein intensives Sichauseinandersetzen mit Gesetzen von familialen Systemen und neuen sozialen Gegebenheiten der Elternschaft ist also notwendig.

Ich empfinde es als einen großen Verdienst, dass Gudrun Kallenbach zu diesem Thema eine so fundierte Arbeit vorlegt. Sie hat viele der wichtigen methodischen und theoretischen Voraussetzungen in ihren Einleitungskapiteln beschrieben, auf denen sie die Analyse mehrerer von ihr selbst durchgeführten Therapien als Fallstudien aufbaut. Sie hat ein enorm innovatives Format gewählt, in dem sie die »analytischen Romane« »zweisprachig« formuliert, in einer Spalte die Arbeit mit dem Kind und parallel dazu in einer Art Übersetzung die Arbeit mit den Eltern. Gerade für Menschen, die sich die Kunst der analytischen Psychotherapie mit Kindern erarbeiten wollen, ist diese didaktisch hoch gelungene Übersetzungsarbeit ein unglaublich guter Einstieg.

Aus der Sicht der empirisch-psychologischen Forschung könnte man kritisieren, dass Gudrun Kallenbach sowohl Therapeutin als auch Forscherin bzw. Auswerterin ihrer detaillierten Falldokumentationen ist. Als empirische Arbeit nach den Standards der akademischen Psychologie ist dies ungewöhnlich. Aber jeder Ansatz hat Vor- und Nachteile. Und der Vorteile der gemeinsamen therapeutischen und forscherischen Haltung besteht darin, dass die Textanalyse von der Lebendigkeit der teilnehmenden Beobachtung profitiert und deshalb tiefgehende Erkenntnisse eröffnet, die in der reinen »objektiven« Analyse von außen sich nie eröffnen würden. In der Fokussierung auf beide Positionen, der therapeutischen und der forscherischen, wird ein altes psychoanalytisches Ideal von Forschen und Heilen, das Freud schon stark betont hat, wieder aufgegriffen. Jegliches Forschen weist Aspekte des Teilnehmens auf und verändert auf diese Weise auch das zu beobachtende Objekt. Hier hat Gudrun Kallenbach eine klare Position bezogen, in welche sie auch die Objektivität der Beteiligung und die Subjektivität der Beobachtung einschließt. Man kann sagen, dass hier ein neues methodisches Kapitel der Fallanalyse aufgeschlagen wurde. Für die Leser ist dieser Ansatz gewinnbringend, weil ihnen sowohl eine systematische Analyse, als auch ein authentisches Miterleben des therapeutischen Prozesses geboten wird, praktisch ein ständiger Perspektivenwechsel, eine Eröffnung wechselseitiger Identifikation, wie wir sie ja in unserer kindertherapeutischen Haltung sowieso benötigen.

Gudrun Kallenbach lädt uns ein, an ihrer Arbeit zu partizipieren, den Beobachtungspunkt häufig mit ihr zu wechseln und das Hin und Her zwischen Eltern- und Kindersicht mitzuerleben. Am Ende kommt es zu einer Wanderung durch viele Berge und Täler der psychoanalytischen Kindertherapie, die sich wirklich lohnt und die neue Perspektiven auf das so wichtige Thema der Elternarbeit im Rahmen psychoanalytischer Psychotherapien mit Kindern eröffnet.

Leipzig, April 2014
Kai von Klitzing

Einleitung

> *»Wo immer Liebe erzeugt oder im sozialen Milieu verbreitet wird – gleichviel ob durch einen einzelnen dank seiner Beziehung zu inneren Objekten oder durch eine Paarbeziehung –, da entsteht Sicherheit und mit ihr die Chance, abhängig sein zu können.«*
>
> Donald Meltzer 2009, S. 215

Psychodynamisch arbeitende Kinder- und Jugendlichenpsychotherapeuten/innen[1] sind mit der Aufgabe konfrontiert, die psychische Dynamik, die von den Eltern oder Elternteilen eines Kindes, das sich bei ihnen in psychotherapeutischer Behandlung befindet, zu verstehen und möglichst so zu beeinflussen, dass dies der psychischen Entwicklung des Kindes nützlich ist. Denn obwohl die Psychotherapie des Kindes im Zentrum der psychotherapeutischen Arbeit steht, sind doch die Eltern aufgrund der noch in der Entwicklung befindlichen kindlichen intrapsychischen Struktur in die Behandlung einzubeziehen. Sie erhalten begleitende Elterngespräche, in denen ihnen sowohl die pathologische Störung ihres Kindes verstehbar gemacht werden soll, andererseits aber auch ihre eigene Konfliktdynamik Gegenstand gemeinsamer Betrachtung werden kann. Dadurch sind Eltern am psychotherapeutischen Prozess ihres Kindes intensiv beteiligt. Auf der Arbeit mit dem Kind liegt jedoch der eigentliche Schwerpunkt der psychotherapeutischen Aktivität, was sich sowohl zeitlich – das Kind bekommt mehr Sitzungen – als auch inhaltlich – mit den Eltern wird keine eigene Psychotherapie durchgeführt – spiegelt. Anders als zur psychoanalytischen Dynamik der kindlichen neurotischen Entwicklungsstörung gab es seit den Anfängen der Psychoanalyse des Kindes (A. Freud 1965; Klein 1962; Hug-Hellmuth 1913/2012; Winnicott 1965; u. a.) erst wenige wissenschaftliche Arbeiten, die sich mit der Konzeption der Elternarbeit in einer psychotherapeutischen Arbeit mit einem Kind beschäftigen. Auch wenn sich die genannten Autorinnen und Winnicott in vielen Bereichen grundlegend unterscheiden, waren sich doch alle darin einig, dass die Eltern eher als »Störfaktor« in einer psychoanalytischen Arbeit mit dem Kind zu betrachten waren. Die primäre Abhängigkeit, die Kinder zu ihren Eltern haben, wurde gleichwohl nicht infrage gestellt,

1 In der Arbeit werden – sofern es sich nicht um eigene therapeutische Arbeit bzw. Zitationsquellen anderer Autoren handelt, durch den Schrägstrich stets beide Geschlechter berücksichtigt.

weshalb man einen Umgang mit den Eltern notwendigerweise pflegen musste. Diesen Umgang betrachteten die unterschiedlichen Autorinnen und Autoren in einer großen Bandbreite mit wenigen zu verallgemeinernden Kriterien. So äußerte sich D.W. Winnicott einmal so: »Wenn der Fall günstig gelagert ist, kann man sich gegen die Eltern auf die Seite des Kindes stellen und *zugleich* das Vertrauen der Eltern erwerben und behalten« (Winnicott 1958/1983, S. 271; Hervorh. i.O.).

In diesen Worten Winnicotts liegt die Herausforderung an die Elternarbeit: In einer psychotherapeutischen Arbeit mit dem Kind kämpft eine Therapeutin gegen die »inneren Eltern«, gleichzeitig arbeitet sie aber mit den »realen« Eltern vertrauensvoll und konstruktiv an der Entwicklung einer für das Kind förderlichen Elternfunktion. Ich vermute, dass in der Widersprüchlichkeit dieses Auftrages die Ursache zu suchen ist, warum sich bisher vergleichsweise wenige wissenschaftliche Konzepte zur Elternarbeit finden lassen. Praktizierende Kinder- und Jugendlichenpsychotherapeuten/innen sind oft auf sich selbst zurück geworfen und machen höchst unterschiedliche Erfahrungen mit der Elternarbeit. Diese finden dann in Supervisionszusammenhängen ihren Platz, wenngleich sie hier mit einem Empfinden von Lästigkeit behandelt werden, da man sich so viel lieber »nur« mit der Psychodynamik der kindlichen Störung befassen möchte.[2]

Chethik (2000) hat den Versuch unternommen, eine Klassifizierung zu erarbeiten, mit der man die Eltern von Kindern mit psychischen Störungen/Auffälligkeiten einteilen kann gemäß ihrer eigenen Pathologie. Daraus ergab sich dann eine Skala, nach der nach »reiferen« bis hin zu »früh gestörten« Eltern unterschieden wurde (Chethik 2000). Hierbei liegt die Schlussfolgerung nahe, dass mit »reiferen« Eltern eine produktivere begleitende Elternarbeit möglich sein würde, als mit »früh gestörten«[3].

Meine eigene klinische Erfahrung konnte diese These nicht immer bestätigen. Ich fand es allerdings ganz allgemein auffallend, dass eine Behandlung manchmal in einer guten Zusammenarbeit mit den Eltern zu einem entsprechend guten Behandlungsergebnis führte, und manchmal das Verständnis für die Eltern und die Verständigung mit ihnen nur schwer möglich war. Dadurch kam es zu einem weniger guten Ergebnis bis hin zu einem Behandlungsabbruch.

Die daraus resultierende Unzufriedenheit führte dazu, dass ich mich selbst auf den Weg gemacht habe, der begleitenden Arbeit mit den Bezugspersonen in einer Kindertherapie größere Aufmerksamkeit zu schenken. Diese Arbeit will einen Beitrag leisten, um diesen

---

2 Dies ist eine Erfahrung in meiner langjährigen Arbeit als Supervisorin in der Ausbildung von Kinder- und Jugendlichenpsychotherapeuten und -therapeutinnen.

3 Chethik unterschied folgende Interventionsstadien bei Eltern:

»1. Parent guidance
2. Transference parenting
3. Treatment of the parent-child-relationsship« (Chethik 2000, S. 61).

Teil der psychoanalytischen Arbeit mit Kindern – die begleitende Elternarbeit – wissenschaftlich weiter zu konzeptualisieren.

Wissenschaftliche Forschungsbemühungen erfahrener Kliniker beruhen meist auf einer »forschenden Grundhaltung«, mit der sie ihre klinische Tätigkeit begleiten (Leuzinger-Bohleber 2007; Stuhr 2007; Poscheschnik 2009). Kreativität und Neugier werden häufig dann geweckt, wenn sich in Behandlungen nicht zu verstehende Widerstände, Fehler und Abbrüche ereignen, die auch durch begleitende Supervision und Reflexion zunächst nicht verständlich werden. So beschäftigten auch mich neben vielen anderen Fällen die Ereignisse in einem Fall ganz besonders, weshalb er hier zur Veranschaulichung kurz skizziert werden soll:

> Die Therapie mit der sechsjährigen Ines begann mit großer Dramatik. Die Eltern waren seit Ines' Geburt getrennt. Ines' Mutter suchte um eine Therapie nach, da Ines unter starken kindlichen Depressionen litt. Der Kontakt zum Vater bestand immer. Ines war über den Vater krankenversichert, da die Mutter nicht arbeitete. Der Vater, der in einer anderen Stadt lebte, erfuhr von der beabsichtigten Therapie von der Krankenkasse und verweigerte daraufhin seine Einwilligung für die Therapie. Entsprechend der sonstigen Kommunikation der Eltern kam der Therapiewille der Mutter schnell vors Gericht und wurde dort – nachdem man mich als Sachverständige gehört hatte – zugunsten einer Therapie für Ines entschieden. Der Vater erwirkte, dass er durch die begleitenden Elterngespräche an der Therapie beteiligt werden sollte.
>
> Die Therapie dauerte zwei Jahre. Während dieser Zeit kamen die Eltern abwechselnd zu den Elterngesprächen. Ines thematisierte in ihren Stunden ihre starke Zerrissenheit zwischen den Eltern. Es gab für sie auf der einen Seite eine stark symbiotisch gefärbte Beziehung zur Mutter, in der sie sich sehr mit dieser identifizierte und das Zusammensein ausgiebig genoss. Auf der anderen Seite zeigte sich ihre unermüdliche Sehnsucht nach dem Vater, der in ihrem Inneren zwischen Idealisierung und Entwertung pendelte.
>
> Neben den auch von der Mutter geschilderten harmonischen, nahezu verschmelzenden Situationen, ereigneten sich dramatische Szenen, in denen sich Ines verlassen fühlte und die Mutter keinen Zugang zu ihr bekommen konnte. Es stellte sich schnell heraus, dass diese innere Verlassenheit mit einer starken Sehnsucht nach dem väterlichen Objekt in Verbindung stand. Der Kontakt der Eltern zu Beginn der Therapie war eisig. Während des Wochenendes ereigneten sich weitere dramatische Szenen, wenn Ines Sehnsucht nach der Mutter bekam. Nach Anrufen bei der Mutter wurde sie von dieser dann oft in einer Nacht- und Nebelaktion aus dem Wohnort des Vaters abgeholt. Anschließend hatte Ines dann allerdings wieder mit Gefühlen tiefer Verlassenheit zu kämpfen.

Die Arbeit mit den Eltern erbrachte im Laufe der Therapie eine deutliche Entlastung für Ines. Der Vater konnte verstehen, dass er mit seinen ständigen Klagen vor Gericht die Mutter nicht zu mehr Gemeinsamkeit in erzieherischen Entscheidungen zwingen konnte (obwohl sie das gemeinsame Sorgerecht hatten), die Mutter ihrerseits konnte die Dämonisierung des Vaters ablegen, indem sie sich mit ihrer Beziehung zu Männern und Partnern auseinander setzte. Es gelang den Eltern wieder miteinander zu sprechen, ja sogar bei der Kindübergabe einen Kaffee zusammen zu trinken. Beide konnten Zugang zu ihren ehemaligen positiven Gefühlen füreinander finden.

Ines konnte eine versöhnliche Beziehung zu den inneren Elternintrojekten herstellen, ihre depressive Symptomatik milderte sich zusehends. Am Ende »durfte« der Vater Ines zu einem einwöchigen Urlaub, den er gemeinsam mit seiner Lebensgefährtin und deren Tochter, zu der Ines eine sehr gute Beziehung hatte, mitnehmen. Ines bewunderte die Tochter sehr, da sie einige Jahre älter war als sie. Ines erzählte der Mutter von diesem Urlaub, wodurch die Mutter mit Erfahrungen und Gefühlen konfrontiert wurde, die sie in ihrer symbiotischen Struktur erschütterten. Sie empfand Ines zu wenig beaufsichtigt (=kontrolliert) und äußerte dies auch in den Elternstunden. Auf Wunsch der Mutter fand ein gemeinsames Elterngespräch statt. In diesem Elterngespräch meinte die Mutter eine Parteinahme von mir zugunsten des Vaters wahrzunehmen. Dieses Gespräch war das letzte Treffen in dieser Behandlung. Die Mutter schrieb mir einen Brief, indem sie mir mitteilte, dass sie die Behandlung abbreche, da sie sich meiner neutralen Haltung nicht mehr sicher sei. Ines durfte nicht mehr kommen, auch auf Nachfrage erlaubte die Mutter nicht mal mehr ein Treffen zur Verabschiedung. Vom Vater erfuhr ich, dass Ines seit dieser Zeit den Kontakt mit ihm verweigerte. Bei einem vom Vater erwirkten Kontakt im Jugendamt sagte Ines ihrem Vater, dass sie ihn nicht mehr zu sehen wünsche. Einen Grund konnte sie nicht nennen. Der Vater rief mich noch einige Male an, um mich zu informieren und sich über sein Verhalten mit mir abzustimmen – das letzte Mal, als Ines zwölf Jahre alt war. Sie hatte ihre Entscheidung umgesetzt und alle Bemühungen des Vaters mit Briefen und Emails unbeantwortet gelassen.

In einer intensiven Reflexion des Falles habe ich nach Anteilen und Hinweisen gesucht, die den Beziehungsabbruch von Ines erklären konnten. Im Besonderen beschäftigte mich dabei die Dynamik, die sich in der Elternarbeit entwickelt hatte und bei der ich offensichtlich Wichtiges übersehen hatte.

In meiner eigenen hier vorgelegten Studie leitet mich die Frage, wie Therapeuten/innen ihre Wahrnehmung der neurotischen Anteile der Eltern nutzen können, um sie sowohl in der Arbeit mit den Eltern, aber auch in der Arbeit mit dem Kind prozessfördernd für Eltern und Kind in ihre therapeutische Haltung aufzunehmen.

Im theoretischen Teil (Kap. 1–3) wird im Rahmen eines historischen Überblicks die Entwicklung der Kinderpsychotherapie beleuchtet (siehe Kap. 1.1). Hierbei interessiert v.a. der Bezug der Kindertherapie zu den begleitenden Elterngesprächen. Während vielfältige Konzeptualisierungen der Psychotherapie mit Kindern existieren, wird die begleitende Arbeit mit den Eltern erst in neuerer Zeit in wissenschaftlichen Publikationen (Chethik 2000; Green 2000; J. Novick/K.K. Novick 2009 u.a.) erwähnt (siehe Kap. 1.2).

In Kapitel 2 werden neuere Forschungen der Säuglingsforschung sowie der pränatalen Entwicklung und der frühen Eltern-Kind-Triade diskutiert, die für eine theoretische Konzeptualisierung herangezogen werden. In der vorgelegten Studie sind hier v.a. die projektiven und introjektiven Mechanismen familiärer Kommunikation von Interesse (siehe Kap. 2.4). Sie erweisen sich als geeignet, um Interaktionsprozesse während einer kindertherapeutischen Behandlung zwischen Kind, Eltern und Therapeut/in zu erfassen.

In Kapitel 3 werden Parameter des therapeutischen Feldes (Ferro 2003) entwickelt, mit denen die Interaktion der Beteiligten nicht nur beschrieben, sondern v.a. in ihrer unbewussten Dimension aufgeschlüsselt wird. Die Erforschung unbewusster Prozesse in psychotherapeutischen Behandlungen stellte schon immer eine besondere Herausforderung an wissenschaftliche Kriterien dar, die glücklicherweise heute nicht mehr nur kontrovers diskutiert werden (z.B. Stuhr 2007).

Im methodischen Teil der empirischen Studie (Kap. 4) werden zunächst die Fragestellungen und Annahmen der Untersuchung dargelegt und in ihren wissenschaftstheoretischen Kontext eingeordnet. Es folgen die Darlegung der Forschungsmethode und die Anlage der Untersuchung.

Die Präsentation der durchgeführten Studie ist Bestandteil des 5. Kapitels. Hier werden die Fälle in komprimierter Form dargestellt. »Also ist der Verfasser einer Fallgeschichte aufgefordert, unbewußte Prozesse zwischen den Fixpunkten – Anfangssymptome und Erfolg oder Mißerfolg – erzählend zu beschreiben« (Stuhr 2007, S. 958). Neben der Beschreibung der einzelnen Behandlungsabschnitte erfolgt eine Diskussion, bei der die bewussten und unbewussten Anteile des therapeutischen Geschehens im Kind, sowie in der Interaktion mit Eltern und der Therapeutin im Sinne des hermeneutischen Verfahrens dem Verständnis zugeführt werden. Von besonderem Interesse sind neben den sprachlichen Äußerungen die stattgefundenen Handlungsdialoge (Klüwer 1995, 2002), sowie Enactments (Moser 2001; Moser/Zeppelin 2009; Moser/Hortig 2012) und Auslassungen, die für das Verstehen der unbewussten Prozesse im Kind und seinen Eltern von Bedeutung sind.

Im abschließenden Kapitel werden die Ergebnisse der Untersuchung zusammengefasst und diskutiert.

Diese Arbeit entstand neben der klinischen Arbeit als analytische Kinder- und Jugendlichenpsychotherapeutin im Kontext meiner Ausbildungstätigkeiten am Psychoanalytischen Institut Bremen und in tiefenpsychologisch-fundierter Psychotherapie an der Carl von Ossietzky Universität in Oldenburg. Somit fließen zum einen die langjährigen eigenen klinischen Arbeiten mit Patienten/innen und ihren Eltern ein. Sie wurden zum anderen angereichert durch intensive Ausbildungs- und Supervisionsarbeit mit heranwachsenden psychodynamischen Psychotherapeut/innen. Ihnen allen gilt mein Dank, dass ich an ihrem Wachsen und Werden teilhaben durfte und dadurch in meinem eigenen Wachstum voranschreiten konnte.

I. Theoretischer Rahmen

1 Zum Verhältnis von Kindertherapie und Elterngesprächen

Man kann Elterngespräche in einer psychodynamischen Kindertherapie nicht isoliert vom therapeutischen Prozess des Kindes betrachten, ebenso wie die Darstellung einer Kindertherapie ohne die Einbeziehung und Würdigung der Arbeit mit den Eltern bzw. des familiären Umfeldes unvollständig bleiben muss. Der Fokus der therapeutischen Arbeit liegt natürlich beim Kind und seinen inneren, unbewussten Konfliktstrukturen. Gleichwohl besteht eine entwicklungsbedingte hohe Abhängigkeit von den Eltern, die die psychische Struktur des Kindes weiterhin entscheidend mit prägen. Meist finden sich bei den Eltern ebenfalls konflikthafte Strukturen, die in die Therapie mit dem Kind hinein wirken und in den begleitenden Elterngesprächen erkennbar werden. Sie verdienen Beachtung und Berücksichtigung, dürfen sich dennoch nicht zu einer eigenen psychotherapeutischen Arbeit der Eltern entwickeln. In diesem Spannungsfeld blieb eine konzeptuelle Forschung meist auf die psychotherapeutische Arbeit mit dem Kind beschränkt. In der vorliegenden Studie soll diesem Versäumnis Rechnung getragen werden, indem die Arbeit mit den Eltern in den Fokus genommen werden soll.

Kinder und Jugendliche sind in ihrer psychischen Entwicklung im Werden. Es haben sich – je nach Entwicklungsstand – bereits innere psychische Instanzen gebildet. So verfügen kleine Kinder schon über ein inneres Bild der Eltern, das ihnen als Objektrepräsentanz Halt und Orientierung in ihrem emotionalen Erleben verleihen soll.[4] Diese Entwicklung ist aber nicht – wie bei Erwachsenen – weitgehend abgeschlossen, sondern einem viel intensiveren weiteren Entwicklungsprozess unterworfen, in dem der Einfluss

4 »Aus den stetig sich vermehrenden Erinnerungsspuren lustvoller und unlustvoller triebhafter, emotionaler, ideationaler und funktioneller Erlebnisse und aus den Wahrnehmungen, mit denen sie assoziativ verknüpft werden, erwachsen Imagines der Liebesobjekte wie auch des körperlich und seelischen Selbst. Anfänglich vage und veränderlich, erweitern sie sich allmählich und entwickeln sich zu konsistenten und mehr oder weniger realistischen intrapsychischen Repräsentanzen der Welt der Objekte und des Selbst« (Jacobson/Kennel 2003, S. 30).

der realen Elternobjekte auf die inneren Repräsentanzen voranschreitet und diese fortwährend verändert:

> »Der Unterschied zwischen der Übertragung bei Kindern und bei Erwachsenen liegt darin, daß das, was der Erwachsene in der Übertragungsneurose überträgt und wiedererweckt, Objektbeziehungen der Vergangenheit und Beziehungen zu einem Phantasie-Objekt sind, während das Kind auch in der Vergangenheit angehörenden Dingen, die frühere Beziehung oder Phantasie fest auf die Personen der Eltern fixiert hat. Daher finden sich in seiner Neurose gegenwärtige Objekte im Gegensatz zu früheren und Phantasieobjekten« (A. Freud/J. Sandler 1980, S. 118).

Die kindliche psychische Entwicklung vollzieht sich im Zusammenleben mit den realen Eltern- und Geschwisterobjekten. Sie nehmen Einfluss auf das Kind und wirken so auf die Entwicklung der inneren Objektbeziehungen des Kindes. J. Sandler et al. (1999) verorten die inneren Objekte zwar außerhalb des bewussten subjektiven Erlebens, betonen aber die Wechselwirkung in der Beeinflussung von inneren Objekten und subjektiven Wahrnehmungen und Fantasien des Kindes, wenn sie schreiben: »Innere Objekte beeinflussen ihrerseits die Wahrnehmung des Denkens, das Phantasieren, die aktuellen Objektbeziehungen, die Übertragung und viele andere Aspekte des Erlebens und Verhaltens« (J. Sandler et al. 1999, S. 153).

Eltern, Geschwister und nahe Angehörige sind zudem mit ihren Projektionen und Identifikationen, Fantasien und Wünschen maßgeblich an der psychischen Entwicklung eines Kindes beteiligt. Durch ihre emotionale Beziehung zum Kind und v. a. der emotionalen Abhängigkeit des Kindes wirken sie auf dessen psychisches Erleben und den Niederschlag in der Innenwelt mit ein (Jacobson 1992; Winnicott 1984; Richter 1963/1991, Fonagy et al. 2004).

Die therapeutische Arbeit mit einem Kind beinhaltet demzufolge neben der Arbeit mit dem Kind an seinen inneren Strukturen und Objektbeziehungen immer auch die Berücksichtigung und Einflussnahme der aktuellen realen Familienobjekte, die parallel ihre Wirkung auf das Kind ausüben. So gilt es, »den doppelten Charakter der Beziehung zu verstehen, die das Kind zu seinen Eltern hat: seine normale und gesunde, altersgemäße Abhängigkeit von ihnen, und die infantilen, auf die inneren Schwierigkeiten des Kindes zurückgehenden Beziehungselemente« (Bick 2002, S. 229).

Es ist naheliegend, dass die Eltern und Geschwister von einem therapeutischen Einwirken auf das Kind in ihren Beziehungen zum Kind ebenfalls tangiert werden. Das Kind teilt seine psychischen Entwicklungen unmittelbar im Familienkontext mit, es verhält sich anders, sodass auch die Eltern gezwungen sind, ihre Verhaltensweisen dem Kind gegenüber neu zu überdenken, zu reflektieren und anzupassen. Dies ist in gar keiner

Weise einfach für die Eltern, haben sie doch ihre Beziehung zum Kind vor dem Hintergrund ihrer eigenen inneren Strukturen gestaltet (Boothe/Heigl-Evers 1996, S. 147ff.). Ihre Möglichkeit der Adaption ist häufig sehr schwierig. Sie werden hierbei von dem/r Therapeuten/in in der begleitenden Arbeit unterstützt.

> »Sie [die Schwierigkeiten mit den Eltern, G.K.] sind ein integrierter Bestandteil seiner [des/r Therapeuten/in, G.K.] Arbeit; ihre Handhabung ist schwierig und heikel, sie bedarf der Flexibilität und eines beträchtlichen Vertrauens in die Kinderanalyse im allgemeinen und die eigene Arbeit im besonderen. Wenn man in der Lage ist, dies zu akzeptieren, dann kann die Beziehung zu vielen Eltern sich als zusätzlich Gratifikationsquelle erweisen« (Bick 2002, S. 229).

Bick umschreibt die Arbeit mit den Eltern als einen wichtigen und lohnenswerten Anteil der Psychotherapie mit Kindern. Wie viele Autoren führt sie dies aber nicht weiter aus, bleibt recht allgemein und wenig differenziert. Auch die Pioniere der Kinderanalyse und -psychotherapie (A. Freud 1965; M. Klein 1962; Winnicott 1958/1983 u.v.a.) betonen in unterschiedlicher Weise die Bedeutung der Arbeit mit den Eltern, führen sie aber konzeptionell kaum aus. J. Novick und K.K. Novick (2009) geben in ihrer Arbeit einen ausführlichen Überblick über mögliche sozial-historische und v.a politische Ursachen der Widerstände gegen die Elternarbeit (siehe Kap. 1.2). Vermutlich ist eine weitere Ursache für die fehlende wissenschaftliche Konzeptualisierung, dass die begleitende Arbeit mit den Eltern dem Bereich der angewandten Psychoanalyse zuzuordnen ist, der für viele Autoren nicht das gleiche wissenschaftliche Interesse und Ansehen genießt wie die originär psychoanalytische Arbeit mit dem Kind/Jugendlichen. Die letzte bedeutende Studie wurde in den 50er Jahren von Coleman und Provence (1979 in den USA erhoben – eine Längsschnittstudie über die Feinheiten der Interaktion von Eltern und Kind und die beratenden Gespräche beim Kinderarzt. Kris und Schütze (1979) beschreiben sie folgendermaßen:

> »Veränderungen in der elterlichen Einstellung werden als normale Reaktionen der Eltern auf Wachstum und Entwicklung ihrer Kinder begriffen. Es wird angenommen, daß dieses Problem bei der Untersuchung der elterlichen Einstellung im allgemeinen größere Aufmerksamkeit verdient, als es bislang gefunden hat. Beschreibt man die elterliche Einstellung, so muß die Fähigkeit der Eltern berücksichtigt werden, auf die Veränderungen des Kindes und seiner Individualität so einzugehen, wie sie sich im Laufe der Zeit bemerkbar machen. Die Anpassungsfähigkeit der Eltern – das ist damit gesagt – könnte sich als ein Moment erweisen, das Licht auf verschiedene, bisher vernachlässigte Aspekte der Eltern-Kind-Beziehung wirft. Die beeinträchtigte Anpassungsfähigkeit kann vielleicht für eine frühzeitige Diagnose zu erwartender Schwierigkeiten bedeutsam werden« (Kris/Schütze 1979, S. 149f.).

Es scheint mir wichtig, hier genauer zu untersuchen, auf welche Art die begleitende Arbeit mit den Eltern im Rahmen einer Kinderpsychotherapie wirkt und wie sie im psychoanalytischen Kontext ergänzend zu der psychoanalytischen Arbeit mit dem Kind einzuordnen ist (J. Novick/K.K. Novick 2009, S. 20).

In den Psychotherapierichtlinien – notwendig für die Durchführung von Psychotherapien im Rahmen der gesetzlichen Krankenversorgung in Deutschland – wird um eine genaue Begründung der Elternarbeit gerungen. Faber und Kollegen (2003) haben sie folgendermaßen formuliert: »Die Einbeziehung des sozialen Umfelds in das psychotherapeutische Vorgehen bei Kindern und Jugendlichen ist ausdrücklich in den Richtlinien vorgesehen« (Faber et al. 2003, S. 42). Sie wird mit einem maximalen Behandlungsschlüssel von 1:4 im Leistungskontingent der Krankenkassen für psychotherapeutische Arbeit mit Kindern und Jugendlichen verankert. Sie soll ein »Beratungskontinuum« (ebd., S. 43) darstellen, das »umso dichter sein muss, je jünger das Kind ist bzw. je bestimmender die Familie die neurotische Störung des Kindes beeinflusst« (ebd.).

Die Arbeit mit den Eltern soll »nicht etwa die eigenständige tiefenpsychologisch fundierte Psychotherapie eines Elternteils, eine Paar- oder Familientherapie [...]« (ebd., S. 42f.) werden. Sie wird in den Richtlinien andererseits »nicht als Erziehungsberatung verstanden« (ebd., S. 43). Und auch »Familientherapie allein ist [...] keine in der vertragsärztlichen Versorgung vorgesehene Behandlungsmethode« (ebd.).

Sie soll aber neben der Bewusstmachung der Rollenzuweisungen innerhalb der Familie und der Wiederholung eigener gestörter Verhaltensmuster, die ihre Ursachen in den Elternfamilien haben (vgl. ebd.), durchaus tiefenpsychologische Ebenen der Elternpersönlichkeiten bearbeiten: »Mobilisierung eigener Kindheitserinnerungen und gelungener und misslungener eigener Lösungsversuche in kritischen Schwellensituationen gehören ebenso zur Erhellung bisher unklar gebliebener Verhaltensmuster intrafamiliärer Art wie die Wiederbelebung der Auseinandersetzung mit den eigenen Eltern-Imagines« (ebd.).

Wie schwierig es Faber/Haarstrick fällt, die Anforderungen an die begleitende Elternarbeit zu formulieren, wird neben den o.g. vielfältigen, z.T. widersprüchlichen Beschreibungen dessen, was Elternarbeit sein soll, auch darin deutlich, dass sie für die Ausführungen deutlich (ca. 50%) mehr Raum benötigen als für die Ausführungen zur Kinder- und Jugendlichenpsychotherapie selbst.

Was kann Elternarbeit nun eigentlich sein? Sie soll mehr als Beratung sein, sie soll allerdings keine eigene Therapie eines Elternteils sein, soll aber durchaus tiefenpsychologische Ebenen der Persönlichkeit von Eltern bearbeiten. Faber/Haarstrick versuchen, einerseits der Notwendigkeit gerecht zu werden, dass das Kind als »Indexpatient« eine Vorrangstellung in der Behandlung erfährt. Sie verstehen aber andererseits auch, dass der Einfluss unbewusster Antriebe und Motivationen der Eltern eine nicht zu vernachlässigende Bedeutung auf die psychische Struktur des Kindes haben und demzufolge auch selbst bearbeitet werden müssen. So beschreiben sie folgendes Spannungsfeld: Die Eltern sind nicht die eigentlich zu behandelnden Patienten. Aber sie sind in ihrer Wirkmächtigkeit auf das Kind so bedeutend, dass ihre Mitbehandlung unabdingbar ist (Faber et al. 2003, S. 43).

Eben weil die Elternarbeit nicht von der Psychotherapie des Kindes zu trennen ist, soll im Folgenden die Darstellung der bisherigen Forschungstradition um den Themenkomplex der Elternarbeit in einer kindertherapeutischen Behandlung auch die Grundsätze der Kindertherapie beinhalten. Zunächst vergegenwärtige ich die Pioniere der kinderanalytischen Tradition – Anna Freud, Melanie Klein, Donald W. Winnicott – mit ihren konzeptuellen Anteilen der Elternarbeit. Im zweiten Teil umreiße ich die theoretischen Ansätze zeitgenössischer Autoren. Hier beachte ich einige klinisch tätige Kindertherapeuten und -therapeutinnen, die ihre eigene klinische Erfahrung in wissenschaftlichen Texten aufbereitet haben und wichtige Impulse zur Konzeptualisierung geben – so Rose Ahlheim und Elisabeth Brühn (1999), Maria Teresa Diez Grieser (1996), Eberhard Windaus (2009) u.a. Weiterhin werde ich Autoren wie Wilfried Bion, Antonino Ferro, Kai von Klitzing sowie J. Novick und K.K. Novick zur Entwicklung eines eigenen Konzepts der Elternarbeit heranziehen.

1.1 Frühe Konzeptansätze der Elternarbeit innerhalb der Kindertherapie

Die Psychotherapie mit Kindern hat spätestens mit Anna Freud (1965) einen festen Platz in der psychoanalytischen Theorie gefunden. Es war aber bereits Sigmund Freud (1909b) ein Anliegen, aus der genauen Beobachtung der psychischen kindlichen Entwicklung Erkenntnisse über die Neurosenbildung von Erwachsenen zu gewinnen. Anna Freud (1965/1987) widmete sich explizit der psychoanalytischen Behandlung von Kindern und Jugendlichen. Melanie Klein und D.W. Winnicott arbeiteten sowohl mit Kindern als auch mit Erwachsenen, sie verknüpften ihre Theorien in beiden Arbeitsgebieten mit Schwerpunkt auf der kinderanalytischen Arbeit.[5]

Dies stellte eine für die Gesellschaft des frühen 20. Jahrhunderts bahnbrechende Neuerung dar, sprach man doch Kindern bis dahin nur wenig eigenes psychisches Innenleben zu (Rutschky 2001).

Am Anfang der Reflexion kinderanalytischer Prozesse steht S. Freuds Experiment einer Behandlung eines fünfjährigen Kindes durch dessen Vater, das unter dem Titel *Analyse der Phobie eines fünfjährigen Knaben* (Freud 1909b) in die Literatur eingegangen ist. Freud hat die Behandlung nicht selbst durchgeführt, sondern seine therapeutischen

5 Dies gilt für besonders für M. Klein, D.W. Winnicott, A. Ferro u.a.

Interventionen über den Vater des kleinen Hans ausführen lassen. Hans' Vater protokollierte seine Behandlung genauestens und besprach sich intensiv mit Freud. Diesem ging es in dieser Behandlung weniger um einen realen therapeutischen Behandlungsversuch, als vielmehr darum, seine Erkenntnisse über die infantile Sexualität an Hans' Störung und deren Auflösung zu beweisen. Gleichwohl ist es das früheste Zeugnis kinderanalytischer Behandlung, die den kindlichen Ausdruck der Fantasien im Medium der kindlichen Sprache, des Spiels, der Zeichnungen und Träume darlegte.

Hans litt an einer Phobie vor Pferden, die sich als Reaktion auf traumatische Erlebnisse entwickelt hatte. Hans' Mutter hatte gedroht, ihm das Genital vom Arzt abschneiden zu lassen, wenn er nicht aufhöre, es anzufassen. Zudem ereignete sich die Geburt der Schwester, worüber Hans nur unzureichend aufgeklärt wurde. Überhaupt fehlte jegliche Aufklärung über den Geschlechtsunterschied und die kindliche Sexualität. Freud wies den Vater an, die Gedanken und Fantasien von Hans genauestens aufzunehmen und sich weitere berichten zu lassen, um die verschlungenen Wege der kindlichen Phobie als Gedankenkonstrukt aufzulösen (Freud 1909b, S. 243–383).

Das Neue bestand darin, kindliche Gedanken und Fantasien überhaupt als bedeutungsvoll zu erachten und mit ihnen therapeutisch so zu arbeiten, dass sich – ähnlich der Analyse von erwachsenen Patienten – neurotische Fehlbildungen auflösen ließen (ebd., S. 243ff.). Freud interessierte am meisten, den Nachweis über die Existenz des Ödipuskomplexes in der kindlichen psychischen Entwicklung zu bringen, worauf sich seine Theorie der Neurosenbildung stützte.

> »Und da die Neurosen dieser anderen Kranken jedes Mal auf die nämlichen infantilen Komplexe [gemeint sind die ödipalen, G.K.] zurückzuführen waren, die sich hinter der Phobie Hansens aufdecken ließen, bin ich versucht, für diese Kinderneurose eine typische und vorbildliche Bedeutung in Anspruch zu nehmen« (ebd., S. 377).

Diese Fallgeschichte ist das erste Zeugnis einer Elternarbeit im weiteren Sinne. Trotzdem stand das Kind im Zentrum der Behandlung. Seine neurotischen Fehlbildungen sollten aufgelöst werden. Die Eltern-Kind-Interaktion war zu keinem Zeitpunkt Gegenstand von Reflexion. Vielmehr fungierten die Eltern, besonders der Vater, als Ko-Therapeuten. Freud stand intensiv mit dem Vater über den Fortgang der Analyse im Kontakt. Über Gespräche mit der Mutter ist nichts bekannt, es kann aber durchaus eine Verbindung vermutet werden, da zur damaligen Zeit die therapeutischen Rahmenbedingungen noch ganz informell waren, z.T. reichten sie bis in das Privatleben von Analytiker und Patient.[6] Man kann davon ausgehen, dass Hans' Vater mit seinen eigenen

6 Dies war zur damaligen Zeit gar nicht unüblich. Freud hat sogar seine Tochter Anna einst selbst

psychodynamischen Konfliktanteilen in irgendeiner Weise – die Freud vielleicht aus Gründen der Diskretion nicht mitteilt– von Freud gehört und berücksichtigt worden ist. So resümiert Freud:

> »Hätte ich allein die Verfügung darüber gehabt, so hätte ich's gewagt, dem Kinde auch noch die eine Aufklärung zu geben, welche ihm von seinen Eltern vorenthalten wurde. Ich hätte seine triebhaften Ahnungen bestätigt, indem ich ihm von der Existenz der Vagina und des Koitus erzählt hätte, so den ungelösten Rest um ein weiteres Stück verkleinert und seinem Fragedrang ein Ende gemacht. Ich bin überzeugt, er hätte weder die Liebe zur Mutter noch sein kindliches Wesen infolge dieser Aufklärungen verloren und hätte eingesehen, dass seine Beschäftigung mit diesen wichtigen, ja so imposanten Dingen nun ruhen muß, bis sich sein Wunsch, groß zu werden, erfüllt hat. Aber das pädagogische Experiment wurde nicht soweit geführt« (ebd., S. 375f.).

Diese Ausführung spricht meiner Ansicht nach dafür, dass Freud mit den Eltern im Gespräch über die Behandlung ihres Sohnes und ihren Wünschen und Notwendigkeiten – immer die gesellschaftlich-historischen Umstände berücksichtigend – gewesen ist. Und damit hätte in diesem Fall auf Freuds Seite schon eine Art »Containment« der Elternanteile stattgefunden, die nicht weiter bearbeitet wurden.

Zehn Jahre später begann Anna Freud (1927) erste theoretische und methodische Überlegungen zur therapeutischen Arbeit mit Kindern anzustellen und nach und nach zu veröffentlichen. Nur einige Jahre danach begann Melanie Klein ihre bahnbrechenden psychoanalytischen Behandlungen mit kleinen Kindern[7] und schlussfolgerte daraus Erkenntnisse über die Psychoanalyse des Kindes (Klein 1932), die auch für die Psychoanalyse von Erwachsenen von weitreichender Bedeutung werden sollten. Anna Freud und Melanie Klein verband eine lebenslange, kritische bis feindliche Auseinandersetzung über ihre theoretischen Zugänge zur Kinderanalyse.[8]

Anna Freud gewann ihre ersten Erkenntnisse aus dem pädagogischen Kontext der Betreuung von Kriegswaisen in den Hampstead Nurseries, die später in die Hampstead Clinic umgewandelt wurden. Hier wurden die ersten Generationen von Kinderanalytikern ausgebildet (A. Freud/J. Sandler 1980, S. 11). Zusammen mit Dorothy Burlingham (A. Freud/Burlingham 1982) entwickelte Anna Freud erste Theorien über die Auswirkungen der Kriegsereignisse auf die Kinder, die in ihre bis heute anerkannte Arbeit über *Das Ich und die*

analysiert. Melanie Klein hat ihre ersten psychotherapeutischen Versuche an ihrem Sohn Erich vorgenommen. H.E. Richter vermutet hier eine Möglichkeit, warum die Eltern-Kind-Beziehung damals nicht offener aufgearbeitet und wissenschaftlich beforscht worden ist (Richter 2011, S. 123).

7 Vgl. die Analysen von Fritz, Rita, Erna, Trude und Richard (Segal 1964).

8 Ein zweibändiges Werk von King, Pearl (Hg.) (2000) dokumentiert diese Kontroverse zwischen Freud und Klein.

Abwehrmechanismen (A. Freud 1936) eingingen. Sie nahm an, dass Kinderanalytiker keine der Erwachsenenanalyse identische Übertragungsbeziehung zu einem Kind aufbauen können.

> »Für den gesunden Anteil ihrer Person ist der Analytiker eine interessante neue Figur, die in ihr Leben eintritt und zu neuartigen Beziehungen anregt; für die kranke Seite ist er ein Übertragungsobjekt, an dem sich alte Beziehungen wiederholen lassen. Für die Technik bedeutet diese doppelte Einstellung des Kindes eine offenbare Schwierigkeit. Wo der Analytiker die erstere Rolle akzeptiert und sich demgemäß benimmt, stört er die Übertragung; wo er das Umgekehrte tut, enttäuscht er den Patienten in Erwartungen, die vom kindlichen Standpunkt aus gesehen, berechtigt sind« (A. Freud 1965, S. 2159).

A. Freud litt darunter, dass die Arbeit mit dem Kind von dessen Abhängigkeit zu seinen Eltern »getrübt« wurde.

> »Daß der Hilfe der Eltern bei der Therapie selbst eine wichtige Rolle zufällt, ist eine unumstößliche Tatsache. Hier hat der Kinderanalytiker guten Grund, die Kollegen in der Erwachsenenanalyse um die Ausschließlichkeit der Beziehung zu ihren Patienten zu beneiden« (ebd., S. 2169).

Sie hat die erhebliche Einflussnahme des sozialen Umfeldes, besonders der Eltern, als deutliche Erschwerung ihrer psychoanalytischen Arbeit mit dem Kind betrachtet. Gleichwohl wusste sie um die Wirkmächtigkeit der Beziehungen des Kindes zu den Eltern, wenn sie schreibt:

> »Neben den üblichen Stimmungsschwankungen während der Behandlung gibt es tiefergehende Veränderungen in den Einstellungen und Beziehungsweisen, die in das Familienleben eingepaßt werden müssen. Wenn man der Familie nicht hilft, Mittel und Wege dafür zu finden, können gute analytische Resultate sehr oft zunichte gemacht werden« (A. Freud/J. Sandler, 1980, S. 261).

Ihre Form der Elternarbeit war pädagogisch geprägt. Sie verlangte von den Eltern eine »Anpassung an die Forderungen des Analytikers« (A. Freud 1936, S. 67f.), damit diese mit ihren Erziehungsmaßnahmen halfen, das Kind auch in Zeiten negativer Übertragung in der Analyse zu halten. Ganz anders als Melanie Klein hat sich A. Freud immer um eine möglichst gute Betreuung von Eltern bemüht, war hierbei allerdings allein von ihrem pädagogischen Impetus geleitet.

> »Beim Kinde aber haben wir mit lebendigen, durch die Erinnerung nicht verklärten, in der Außenwelt wirklich vorhandenen Personen zu tun. Wenn wir der Arbeit von innen her

> hier eine äußere an die Seite stellen und nicht nur durch unseren analytischen Einfluß die schon vorhandenen Identifizierungen, sondern nebenbei noch die menschliche Bemühung und Beeinflussung, die wirklichen Objekte zu verändern versuchen, so ist die Wirkung eine durchschlagende und überraschende« (ebd., S. 73f.).

Die Hampstead Clinic entwickelte unter ihrer Leitung eine eigene Methode der Sammlung von kinderpsychoanalytischen Daten für Forschungszwecke. In diesem »Index« (A. Freud/J. Sandler 1980, S. 13) wurden Eintragungen von verschiedenen Therapeuten, die mit einem Kind beschäftigt waren, vorgenommen. So entstand eine intensive Diskussion über die technischen Probleme im Zusammenhang mit der Kinderanalyse. Auch bezüglich der Elternarbeit wurden an der Hampstead Clinic verschiedene Modelle erprobt, die bis heute am Anna Freud Centre in London fortgesetzt werden. So beforschte Fonagy[9] hier intensiv die Mutter-Säuglingsbeziehung, um eine Theorie der Affektregulierung zu konzeptualisieren, die in den Therapiezielen einer psychodynamischen Therapie mit Kindern und Erwachsenen als Kompetenz zur Mentalisierung und Affektsteuerung eine unverzichtbare Bedeutung erlangt hat (Fonagy et al. 2004). Dieses Konzept wird in Kap. 2.3 noch intensiver behandelt.

Ganz anders hingegen konzeptualisierte Melanie Klein die Arbeit mit Kindern. Sie »negierte« fast vollständig das familiäre Umfeld eines Kindes[10] und schaffte eine reine analytische Situation, in die sie mit den Kindern eintauchte.

> »Meine Beobachtungen ergaben, dass sich auch beim Kinde eine Übertragungsneurose entwickelt, die der beim Erwachsenen analog ist, sofern nur beim Kinde eine der Erwachsenenanalyse adäquate Methode (d.h. ohne pädagogische Beeinflussung und mit voller Analyse der auf den Analytiker gerichteten negativen Regungen) zur Anwendung kommt« (Klein 1932, S. 11f.).

Sie hörte den Kindern genau zu, beobachtete sie intensiv, und entwickelte ihre psychoanalytische Theorie der »frühen kindlichen Entwicklung« (Klein 1932). Eckpfeiler ihrer Theorie sind die Abwehr früher Ängste durch projektive Identifizierung[11], des Weiteren die Konzeptualisierung der »unbewußten Phantasie«[12] als psychischem

9 Peter Fonagy ist Professor und Forschungskoordinator des Anna Freud Centre.

10 Melanie Klein unternahm die ersten Analysen mit ihrem eigenen Sohn (Fritz = Sohn Erich) und leugnete dabei die Unvereinbarkeit von Eltern-Kind-Beziehung und Therapeuten-Kind-Beziehung (Klein 1962, S. 13).

11 »Bei der projektiven Identifikation werden Teile des Selbst und innere Objekte abgespalten und in das äußere Objekt projiziert, das alsbald in Besitz genommen, beherrscht und mit den projizierten Teilen identifiziert wird« (Segal 1964, S. 47).

12 »So gesehen, wird das Wirken eines Triebes in der Seele durch die Phantasie der Triebbefriedigung mit Hilfe eines geeigneten Objektes ausgedrückt und repräsentiert« (Segal 1964, S. 29).

Ausdruck von Trieben, die im Laufe der Entwicklung ihre Omnipotenz[13] verlieren muss und mit der Realität in Einklang gebracht werden soll. Dies geschieht v. a. durch die Entwicklung von der paranoid-schizoiden Position[14] hin zur depressiven Position[15], die ein Wahrnehmen ganzer Objekte ermöglicht und das Kind die Frustration der nicht omnipotenten Realität ertragen lernen lässt. Das Oszillieren zwischen paranoid-schizoider Position und depressiver Position entwickelte sie als therapeutische Aufgabe, die später immer wieder während Krisen oder Veränderungen im Leben eines Menschen aktualisiert und bewältigt werden kann.[16] Melanie Kleins Theorie der frühen seelischen Entwicklung stellt eine wichtige und anerkannte Weiterführung der psychoanalytischen Konflikttheorie dar. Umstritten sind hingegen ihre Schlussfolgerungen die Technik der Therapie betreffend.[17] Besonders in ihren Kinderanalysen praktizierte Klein das unmittelbare Deuten der unbewussten Fantasien, die das Kind auf sie als Analytikerin übertrug. Sie sprach hierbei von einer »Übertragungsdeutung«, die für das Kind sowohl in der analytischen Situation als auch außerhalb in der Gegenwart wirken sollte. Das unmittelbare Deuten birgt die Gefahr einer zu einer frühen Festlegung, die zu einem geschlossenen, auf das theoretische Gebäude des/r Therapeuten/in begrenzten Vorgehen führt. Bis heute weisen Modifizierungen der Technik bei einer weitgehenden Beibehaltung der Theorie auf die Aktualität Melanie Kleins hin (Bott-Spillius 2002).

Eine interessante Weiterentwicklung der Theorie Melanie Kleins, in der besonders die Rolle der frühen Bezugspersonen für die seelische Entwicklung des Kindes untersucht wurde, nahm D.W. Winnicott vor. Er war praktizierender Kinderarzt, als er Melanie Klein und ihre psychoanalytische Theorie kennenlernte. In seiner Funktion als Kinderarzt hatte er intensiven Kontakt zu sehr kleinen Kindern und konnte viele Details des kindlichen Gedeihens und seiner Störungen von den Müttern der Kinder erfahren. Obwohl Winnicott sehr viel von Melanie Kleins Theorie hielt, wollte er sich

13 »Solange das Lust-Unlust-Prinzip im Ansteigen begriffen ist, sind Phantasien omnipotent, und eine Differenzierung zwischen Phantasie und Realitätserfahrung existiert nicht. Die phantasierten Objekte und die aus ihnen abgeleitete Befriedigung werden als physische Ereignisse erfahren« (Segal 1964, S. 29).

14 Klein postulierte, »daß Ängste von psychotischem Charakter in gewissem Maße Teil der normalen infantilen Entwicklung sind und in der infantilen Neurose ihren Ausdruck finden und durchgearbeitet werden« (Klein 1962, S. 32)«.

15 »Klein versteht die depressive Position als eine Konstellation charakteristischer Ängste Abwehrmechanismen und Objektbeziehungen, die sich normalerweise im zweiten Drittel des ersten Lebensjahres entwickelt, aber während des ganzen Lebens erhalten bleibt und nie vollständig durchgearbeitet wird« (Bott-Spillius 2002 (1), S. 5).

16 Diese Ansicht hat Bion aufgenommen und weiter konzeptualisiert (Bion 1962).

17 Es gab von Beginn an Kontroversen um Melanie Kleins Technik der Psychoanalyse (vgl. Grosskurth 1993).

nie als »Kleinianer« bezeichnen, weil er mit seiner eigenen Theorie der frühkindlichen Entwicklung hinsichtlich der Interpretation von Aggression deutlich von Melanie Klein abwich (Winnicott 1965). Er widersprach z. B. der Existenz eines Todestriebes wie ihn Melanie Klein konzeptualisierte.[18] Für ihn konnten die frühkindlichen inneren Bewegungen im Kind niemals die destruktiven und vernichtenden Ausmaße annehmen, wie sie Melanie Klein mit den paranoiden und schizoiden Positionen annahm. Er konzeptualisierte die frühe Beziehung zwischen Mutter und Kind als ein Geschehen intensiven Austausches zwischen Säugling und Mutter, das auf einem guten mütterlichen Einfühlungsvermögen beruhte. Er maß der Fähigkeit der Mutter zu »halten« – d. h. dem Kind emotionale Sicherheit und Verlässlichkeit zu vermitteln (Winnicott 1965, 50ff.) – eine große Bedeutung im Kampf gegen vernichtende Ängste des Säuglings bei.[19] Er entwickelte das Konzept der »hinreichend guten Mutter« (Winnicott 1965), die neben der empathischen, liebevollen Zuwendung auch ein notwendiges Maß an Frustration bereitstellt, um den Säugling in eigene Aktivität zu bringen. Der Säugling braucht seiner Ansicht nach diese Aktivität, um sich aus der Verschmolzenheit mit der Mutter lösen zu können. Diese Parameter übertrug Winnicott auf die Therapie und beschrieb, wie wichtig es ist, dass der Patient selbst einen großen Teil der Deutungsarbeit übernimmt. »Es ist sehr wichtig, daß der Analytiker, [...] nicht die Antworten weiß, es sei denn, der Patient gibt ihm das Stichwort« (ebd., S. 65). Eine Deutung, die Patienten selbst gefunden haben, und als »ihre Deutung« identifizieren, führt zu ihrer Progression, ebenso wie dem Kind durch seine eigene Aktivität die Trennung aus dem verschmolzenen Zustand mit der Mutter gelingt, was seine Autonomie fördert.

Die Aufteilung des Mutterbegriffes in eine Umweltmutter und eine Objektmutter, die die äußere Realität des Kindes von seiner inneren trennt, ermöglichte eine größere Beachtung der realen Bedingungen des Säuglings. In seinen Behandlungen von Kindern pflegte er einen guten und respektvollen Umgang mit den Eltern, ja er hörte mit Interesse den Eltern zu und verwendete die Informationen aus der Realität des Familienlebens in der therapeutischen Situation mit dem Kind. So ist in seiner Studie über die Piggle-Psychoanalyse (Winnicott 1972) eine intensive Elternarbeit dokumentiert.

18 »Der Tod wird in den Lebensprozessen des Säuglings erst bedeutungsvoll, wenn der Haß aufgetaucht ist; das geschieht spät, weit entfernt von den Erscheinungen, die wir verwenden können, um eine Theorie von den Wurzeln der Aggression zu bilden [...]. Für mich ist es daher nichts wert, das Wort Tod mit dem Wort Trieb zu verknüpfen, und noch weniger ist es wert, Haß und Wut durch das Wort Todestrieb zu bezeichnen« (Winnicott 1965, S. 251).

19 »In diesem Stadium kann man das Wort ›Tod‹ nicht anwenden; dies macht es unmöglich, zur Beschreibung der Wurzel der Destruktivität den Ausdruck ›Todestrieb‹ einzusetzen« (Winnicott 1965, S. 61).

> »Es ist für die Eltern von großem Wert gewesen, daß sie an einem Prozeß des Wachsens und der Heilung teilhaben durften. Dadurch wurde verhindert, was nur zu oft beobachtet werden kann: Die Eltern haben das Gefühl, draußen gelassen zu werden und entwickeln deshalb Gefühle der Rivalität und Konkurrenz dem Therapeuten gegenüber; oder sie werden auf den Therapeuten oder auf das Kind neidisch bzw. ziehen sich zurück, um solche schmerzlichen Gefühle und die damit verbundene Gefahr, zu einem heimtückischen Behandlungshindernis zu werden, auszuschließen; sie treten aus dem Kräftefeld einer lebendigen Beziehung zu dem Kind heraus und übergeben es einer erfahreneren und besser unterrichteten Autorität. Auch wenn der eine oder andere Leser die Gefahr unprofessioneller Vermischung sehen mag, scheint doch gerade dies durch den Takt, das Fingerspitzengefühl und die lange Erfahrung des Therapeuten vermieden worden zu sein« (Winnicott 1972, S. 223).

Winnicott gelang es durch seine konzeptuelle Trennung der äußeren von der inneren Realität des Kindes, sich sowohl den Eltern zu widmen, als auch in der Behandlung sich mit dem Kind gemeinsam der inneren Realität des Kindes, seinen Subjekt- und Objekterfahrungen zuzuwenden. Hier haben sein Konzept der »Objektverwendung«[20] sowie das des »wahren« und »falschen« Selbst[21] eine große Bedeutung. In der Therapie wird die psychische Entwicklung der Objektverwendung gefördert, durch die das Kind die Mutter als getrenntes Objekt erkennen kann und schließlich seine eigene Subjektwerdung betreibt (Winnicott 1965, S. 95). Im falschen Selbst sah er eine Kompromisslösung des Kindes, wenn es sich den ungünstigen Bedingungen seiner Umwelt anpasst, sein »wahres« Selbst hingegen verborgen hält bzw. eine tiefe Leere über das nicht vorhandene »wahre Selbst« spürt. Das Konzept des »Übergangsobjektes« ist in der psychodynamischen Theorie allgemein anerkannt und wird in vielen Zusammenhängen benutzt. Winnicott definierte das Übergangsobjekt folgendermaßen:

> »Natürlich ist es nicht das Objekt, das einen Übergang darstellt. Das Objekt repräsentiert den Übergang des Kindes aus einer Phase der engsten Verbundenheit mit der Mutter in eine andere, in der es mit der Mutter als einem Phänomen außerhalb seines Selbst in Beziehung steht« (Winnicott 1974, S. 25).

20 »Der Übergang von der Objektbeziehung zur Objektverwendung stellt für Winnicott den für die menschliche Entwicklung vielleicht schwierigsten Prozeß dar. Es handelt sich darum, daß das Subjekt das Objekt als ein äußeres Phänomen und nicht als etwas Projiziertes erkennt. Es kann nun das Objekt außerhalb des Bereiches seiner eigenen Omnipotenz ansiedeln, also es letzten Endes als ein Wesen mit eigenem Recht anerkennen« (Stork, Vorwort in: Winnicott 1958/1983, S. 21).

21 »Die Verwendung von Abwehr, besonders der Abwehr durch ein erfolgreiches falsches Selbst, befähigt manche Kinder, so zu erscheinen, als seien sie vielversprechend, aber am Ende offenbart ein Zusammenbruch den Umstand, daß das wahre Selbst nicht vorhanden ist« (Winnicott 1965, S. 76).

Und weiter: »Das Übergangsobjekt vertritt die Fähigkeit der Mutter, die Welt so darzustellen daß das Kind anfangs nicht erkennen muß, daß das Objekt nicht von ihm selbst geschaffen worden ist« (ebd., S. 95).

Winnicott übertrug diese Bedeutung des Übergangsobjektes aus der frühkindlichen Entwicklung auf den therapeutischen Raum. Er bezeichnete die therapeutische Situation als potenziellen Raum, indem Patient/in und Therapeut/in in spielerischer und/bzw. kreativer Weise die geschlossenen und pathologischen Beziehungserfahrungen des Patienten reflektieren können und Raum für das Erproben neuer Erfahrungen vorhanden ist.

Winnicott und später auch Bion (1962) weisen beide neben der verstehenden und deutenden Haltung des Analytikers v.a. der aktiven Haltung des Analytikers im therapeutischen Prozess eine bedeutende Rolle zu. Winnicott kam aufgrund seiner Studien der frühen Mutter-Kind-Interaktion zu der Auffassung, dass das Kind von Anfang an auf die spiegelnde und antwortende Fähigkeit der Mutter angewiesen ist. Dies übertrug er auf die therapeutische Haltung, indem er die spiegelnden und aktiven Anteile in der therapeutischen Haltung ausdifferenzierte.

> »Folgende Entwicklungsstufen sind nacheinander beobachtbar [in der Therapie, G.K.]: 1. Das Subjekt steht in *Beziehung* zum Objekt. 2. Anstatt in die äußere Welt gestellt zu werden, wird das Objekt vom Subjekt aufgefunden. 3. Das Subjekt *zerstört* das Objekt. 4. Das Objekt überlebt die Zerstörung. 5. Das Subjekt kann das Objekt *verwenden*« (Winnicott 1974, S. 110; Hervorh. i.O.).

Diese Erfahrungen können nur in einer Welt »erlebter Realität«, die das Subjekt verwenden kann, stattfinden (ebd.).

Die innere Realität des Kindes im therapeutischen Setting und seine äußere Realität seines Lebens mit seinen Bezugspersonen sind getrennt voneinander erlebbar, sie beeinflussen sich aber fortwährend gegenseitig. Winnicott verstand es, diese Ebenen durchlässig zu gestalten, ohne seine therapeutische Abstinenz zu verletzen. Gleichwohl kam er in seiner Lebenszeit nicht mehr zu einer Konzeptualisierung dieser Austauschprozesse.

Anna Freud, Melanie Klein und Donald W. Winnicott haben in ihren Theorien neben der vorrangigen Auseinandersetzung mit den »inneren Eltern« immer wieder den Umgang mit den realen Eltern gestreift, sei es in Fallvignetten oder – wie Anna Freud – im Ausdruck des Bedauerns, dass die Eltern aus der analytischen Arbeit mit dem Kind nicht vollkommen auszuschließen sind. Die Weiterentwicklung der Kinder- und Jugendlichenpsychotherapie erbrachte später zumindest eine stärkere Beachtung der Eltern während einer Psychotherapie mit dem Kind. Dies soll nun in der Darstellung aktueller Ansätze von Elternarbeit gezeigt werden.

1.2 Neuere Konzepte der Elternarbeit innerhalb der Kindertherapie

Psychoanalytische Konzeptualisierungen der Familienbeziehungen (Richter 1963; Stierlin 1974; u. a.) sowie die Beachtung der frühen Eltern-Kind-Beziehung für die psychische Entwicklung durch die Säuglingsforschung (Dornes 1993; Stern 2003; u. a.) veränderten den Blick auf die psychotherapeutische Arbeit mit Kindern und Jugendlichen. So erlangte das psychosoziale Umfeld von Kindern und Jugendlichen mit seinen Einflussfaktoren mehr Beachtung. Forschungsergebnisse zur Resilienz und Vulnerabilität (Cierpka 1988) von Kindern und Jugendlichen verwiesen auf die Wichtigkeit der Gestaltung des psychosozialen Umfeldes, um psychische Störungen zu beeinflussen bzw. bereits ihrem Entstehen vorzubeugen. Für die psychotherapeutische Arbeit mit Kindern und Jugendlichen gelangte so die begleitende Arbeit mit den Eltern mehr in den Fokus der Aufmerksamkeit. Ihre Beteiligung am Erfolg der Behandlung des Kindes wurde u. a. an folgender katamnestischer Studie von Kinder- und Jugendlichentherapien (Petri/Thieme 1978) belegt. Hier wurden Behandlungserfolge und Behandlungsabbrüche bei Kinder- und Jugendlichenpsychotherapien untersucht. Es zeigte sich, dass von den behandelnden Therapeuten die untersuchten Therapieabbrüche zu 50% auf elterlichen Widerstand zurückgeführt wurden. Wenngleich diese Einschätzung weder von den Patienten noch von den Eltern in dieser Prozentzahl geteilt wurde (hier lag der Prozentsatz bei ca. 20–30%), wird doch deutlich, dass die Therapeuten/innen selbst mit ihrem Zugang zu den Eltern während einer Therapie unzufrieden waren. So haben sich klinisch tätige Therapeuten/innen dem Thema Elternarbeit in einer wissenschaftlichen Aufbereitung ihrer klinischen Arbeit zu nähern versucht und diese Annäherungen in Veröffentlichungen der Fachwelt zur Verfügung gestellt.

Als ersten möchte ich Eberhard Windaus (1999) erwähnen, der zunächst einen eindrucksvollen Überblick über die Haltungen der »frühen« Kinderanalytiker zur Elternarbeit referiert, um dann für sich Prinzipien der Re-Inszenierung und des »szenischen Verstehens« nach Argelander (1970), Lorenzer (1983) und Klüwer (1995) als methodischen Fokus für seine Reflexion der Elternarbeit auswählt.

> »Erst durch die Reinszenierung der Vergangenheit im therapeutischen Prozeß entsteht die szenische Evidenz. So kann die zwischen dem Kindertherapeuten und den Eltern entstehende Dynamik dazu verwendet werden, den Eltern typische Muster des Wiederholungszwang bewußt zu machen« (Windaus 1999, S. 321).

In seinem dargestellten Fallbeispiel begegnen Windaus erhebliche Abwehrmaßnahmen der Eltern gegen seine Versuche der Bewusstmachung eigener konflikthafter Anteile, die im Sinne Boothes (Boothe 1996) als Hinweis auf die Schwierigkeit von Eltern zur Veränderung und Adaption ihres eigenen Verhaltens verstanden werden können. Windaus begibt sich in der Elternarbeit tief in die persönlichen Biografien der Eltern und leistet eine weitgehende Deutungsarbeit. Die Eltern beenden die Elternarbeit nach einer längeren Zeit mit »Bauchschmerzen« (Windaus 1999, S. 334), weil sie nach eigenen Aussagen in den Stunden anhaltend stritten, stimmen aber der Fortführung der Kindertherapie zu. Auch Windaus' Reflexionen haftet ein Bedauern über die fehlende Übereinstimmung mit den Eltern an.

Maria Teresa Diez Grieser (1996) betont die Gefahren einer Rollenkonfusion für den Kindertherapeuten in der Arbeit mit den Eltern. Sie verweist auf die vielfältigen Übertragungsangebote vonseiten der Eltern (Diez Grieser 1996).

Rose Ahlheim und Heidemarie Eickmann (1999) befassen sich in einem Aufsatz mit der »Rückgewinnung der Elternfunktion« und der »Wiederherstellung der elterlichen Allianz« in der Elternarbeit. Sie analysieren die Wirkungsmacht eigener Omnipotenzfantasien aus der wiederauflebenden Kindlichkeit der Eltern in Bezug auf das eigene Kind und arbeiten mit den Eltern an der Wahrnehmung ihrer eigenen Konfliktverstrickungen bei der Pathologie ihres Kindes mit dem Ziel der Stärkung der Elternkompetenz. Sie weisen auf die Notwendigkeit der Therapeuten/innen hin, sich mit der elterlichen Position identifizieren zu können, und betonen die Bedeutung von Projektion und Identifikation im therapeutischen Prozess. Damit formulieren sie einen Fokus für die Reflexion der Elternarbeit im kindertherapeutischen Prozess, dem eine zentrale Bedeutung zukommen sollte.

Viviane Green (2000) gehört einer Gruppe englischer Kinderanalytiker/innen an, die sich ebenfalls mit der Wirkung von Elternarbeit befasst haben. Sie plädiert für eine Nutzung von Übertragung und Gegenübertragung seitens der Therapeuten/innen, warnt aber vor einer zu intensiven Arbeit mit den Eltern, die einer individuellen Therapie gleichkommen würde. Green entwirft zwei Leitfragen zu Beginn einer kindertherapeutischen Arbeit bezüglich der Eltern: »1. In what way does a parent hold her child in mind? 2. What sort of child is harboured in the parent's mind?« (Green 2000, S. 30) Green stellte in ihren Untersuchungen fest, dass Eltern zu Beginn einer Behandlung in ihren Einstellungen zum eigenen Kind von eigenen Motiven und Konfliktkonstellationen bestimmt werden, sodass ihnen die Wahrnehmung der Subjektivität ihres Kindes nur wenig gelingt. Ziel der Behandlung ist es für Green, den Eltern das »wirkliche Kind« nahezubringen.

»The therapist endeavours to restore the ›real‹ child in the parental mind by attempting to engage the parents in the process of empathic understanding« (ebd., S. 31).

Hierbei soll die Wahrnehmung der Übertragung und Gegenübertragung leitend in der Einschätzung der Veränderungsmöglichkeiten der Eltern sein.

> »The child revealed in a parent's narrative is a complex being, spun in part from contemporary reality and in part from the parent's own internal history and accommodation to themselves. [...] Perhaps, then, the task is not just about creating a space to think about and respond to the child with the parent, but about ensuring that the space is both large and deep enough to allow for the restoration of the complexity of the child« (ebd., S. 45).

Green berücksichtigt die Komplexität der Persönlichkeiten der Eltern in einer Weise, die den Therapeuten/innen großen Respekt vor den Möglichkeiten einer Einstellungsveränderung bei den Eltern bewirken soll, was sie mit zahlreichen Fallvignetten veranschaulicht.[22]

Morton Chethik entwickelt zwei verschiedene Klassifikationen von Elternarbeit: »Parent guidance« und »transference parenting« (Chethik 2000, S. 63ff.). Seine Herangehensweise – die Eltern nach ihren Single- oder Paarkonstellationen einzuteilen und im zweiten Schritt nach ihrem psychischen Reifegrad – sorgt durchaus für einen Überblick über die verschiedenen strukturellen Variationen, die Therapeuten/innen in der begleitenden Elternarbeit vorfinden. In den technischen Ausführungen enthalten Chethiks Ausführungen den Charakter eines Manuals, mit dessen Hilfe verschiedene Aspekte therapeutischer Technik verständlich werden, z.B. den Einsatz von Hilfs-Ich-Angeboten und den Umgang mit verschiedenen Elternpathologien.

Eine neuere Konzeptualisierung der Eltern in der Kinderpsychoanalyse legen die Autoren J. Novick und K.K. Novick (2009) vor. Sie betonen den »work in process«-Charakter ihres Konzeptes, das aus der Ausbildungsarbeit mit angehenden Therapeuten/innen entstanden ist. Es enthält wichtige Elemente von Elternarbeit, die von klinisch arbeitenden Therapeuten/innen sofort als Bestandteil bzw. Hürde in der therapeutischen Arbeit identifiziert werden können. J. Novick und K.K. Novick postulieren als übergreifendes Ziel die »Entwicklung der Eltern« vom »geschlossenen« zum »offenen« System der Selbstregulation (J. Novick/K.K. Novick 2009). Hier ist eine Entwicklung vorgesehen von starren, das Kind wenig berücksichtigenden Erziehungshaltungen hin zu einer Elternhaltung, die ambivalente Gefühlseinstellungen ertragen kann und dem Kind gegenüber neugierig und kompromissbereit eingestellt ist. Auf dem Weg zu dieser Veränderung bedienen sie sich des »gesamten Repertoires an psychoanalytischen Interventionen« (ebd., S. 38). Die psychoanalytische Theorie der Interventionen wird in diesem Buch vorausgesetzt. Hier besteht die Gefahr, die Interventionen auf eine pragmatisch-technische Weise anzuwenden, ohne die Theorie zu ergänzen. Die Autoren referieren ihre Thesen in kurzen Kapiteln und Absätzen schlaglichtartig. Sie entwickeln eine Systematik zur Evaluation, um ihre Ergebnisse überprüfbar zu machen. Der Hauptteil ihrer Arbeit

22 Vgl. auch andere Autoren dieses Sammelbandes (Tsiantis 2000).

besteht aus einem Manual der verschiedenen Behandlungsphasen der Elternarbeit während einer Kindertherapie. Behandlungstechnische Aspekte der verschiedenen Phasen werden dargestellt und mit Fallvignetten veranschaulicht. Dies kann für Therapeuten/innen, die sich in der Ausbildung befinden, neben der Supervision ihrer therapeutischen Erfahrungen eine wertvolle Unterstützung sein. Der Lehrbuchcharakter wird durch »Wir-Formulierungen«[23] unterstrichen.

Kai von Klitzing entwickelte seine Forderungen an Elternarbeit als Ergebnis einer psychotherapeutischen Arbeit mit Kindern aus klinischen Studien von Eltern-Kind-Beziehungen. In seinem Aufsatz »Rivalen oder Partner« (2005) fordert er eine »triadische Kompetenz« der Psychotherapeuten, um die Eltern bei der Entwicklung einer »triadische Elternkompetenz« zu unterstützen (Klitzing 2005). Unter triadischer Kompetenz verstehen Klitzing und Stadelmann eine »zentrale intrapsychische und interpersonelle Konstellation, die für die Gestaltung der Eltern-Kind-Beziehung und die psychoemotionale Entwicklung des Kindes einen wichtigen prädiktiven Parameter darstellt« (Klitzing/Stadelmann 2011, S. 955). Mit der triadischen Kompetenz können Eltern zukünftige familiale Beziehungen antizipieren und das Kind als Drittes bereits auf der Ebene der Vorstellung in die eigene Beziehungswelt integrieren (ebd.). Klitzing/Stadelmann entwickeln aus der Beobachtung der gesunden Eltern-Kind-Beziehung Parameter für entwicklungsfördernde Qualitäten von Eltern. So stellt sich ein Zusammenhang her zwischen fehlenden Elternqualitäten und der Herausbildung von kindlichen Symptomen und neurotischen Fehlbildungen (Klitzing/Stadelmann 2011). Die Autoren formulieren eine Grundlage für die Elternarbeit im Rahmen kinderanalytischer Behandlungen, wenn sie mit ihren durchgeführten Interviews mit Eltern vor einer therapeutischen Behandlung des Kindes die »Qualität der elterlichen Objektbeziehungen« ermitteln. Hierbei betonen Klitzing/Stadelmann, dass die Eltern, die ihre Kinder zur Psychotherapie bringen, oft sehr entfernt von »triadischen Kompetenzen« (siehe Kap. 2.2) sind. Sie plädieren dafür, »zur Vorbereitung einer solchen Behandlung oder zumindest zu deren Absicherung intensiv an dem Aufbau und der Entwicklung der triadischen Kompetenz der Eltern zu arbeiten« (ebd., S. 970).

Im Folgenden soll untersucht werden, welche Faktoren für die Ausgestaltung von Eltern-Kind-Beziehungen von Bedeutung sind. Es wird zu zeigen sein, inwiefern sie für das Verständnis der Interaktion zwischen Eltern-Kind-Therapeut/in während einer Behandlung herangezogen werden können.

23 »Die Art der Elternarbeit, die wir am liebsten praktizieren, soll dazu beitragen, die äußere Welt des Kindes – zu der auch die Verhaltensweisen und Persönlichkeiten der Eltern gehören – zu verändern und zu beeinflussen« (J. Novick/K.K. Novick 2009, S. 58).

2 Einflussfaktoren für die Ausgestaltung von Eltern-Kind-Beziehungen

Eltern sind nicht ohne Kinder zu denken und Kinder sind von Eltern gezeugt und als gemeinsames »Produkt« lebenslang an sie gebunden. Diese einmalige Beziehungskonstellation hat bewusste und unbewusste Anteile und Motive, welche die Beziehung prägen und von beiden Seiten her immer neu gestalten.

Der Begriff »Eltern« umschreibt zunächst eine Funktion, die erwachsene Subjekte von dem Moment an ausüben, wenn sie gemeinsam ein Kind zeugen. Die Bezeichnung steht für den Mann und die Frau[24], die als geschlechtliches Paar für das gemeinsame Kind verantwortlich sind. Sie steht aber auch für jeden einzelnen dieses Paares, wenn sich beispielsweise ein Elternpaar trennt und beide Elternteile ihre Elternfunktion weitgehend getrennt voneinander ausüben. Auch nach dem Verlust eines Elternteils durch Tod geht die Verantwortung auf das überlebende Elternteil allein über.

In allen Bereichen, die ihr Kind betreffen, treten Eltern in dieser Elternfunktion auf. Es wird oft vergessen, dass die Elternidentität nur einen Aspekt der gesamten Identität eines erwachsenen Subjektes ausmacht. Andere Bereiche – wie z.B. die berufliche Identität, die Geschlechtsidentität sowie die Identität als erwachsenes Individuum einer Gesellschaft – bestimmen erwachsene Subjekte oft bewusster als ihre Elternschaft (Boothe/Heigl-Evers 1996).

Zwar entscheiden sich in der Regel Paare bewusst dazu, Kinder zu bekommen. Gleichwohl sind die Motive Kinder zu bekommen mehrfach unbewusst determiniert. In der sprichwörtlichen Redensart: »Eltern werden ist nicht schwer, Eltern sein dagegen sehr« lässt sich bereits erkennen, dass sowohl der Wunsch, ein Kind zu bekommen, als auch der Akt der Zeugung eher Anteile einer »lustvollen Wunscherfüllung«[25] beinhalten

24 In der neueren Entwicklung erweitert sich das Familienmodell um gleichgeschlechtliche Elternpaare, auf deren besondere Konstellation hier nicht weiter eingegangen werden kann (Rupp 2011).

25 »Ich meine natürlich jene Richtung des Lebens, welche die Liebe zum Mittelpunkt nimmt, alle Befriedigung aus dem Lieben und Geliebtwerden erwartet. Eine solche psychische Einstellung liegt uns allen nahe genug; eine der Erscheinungsformen der Liebe, die geschlechtliche Liebe, hat

als die Auseinandersetzung mit der kulturellen Übernahme von Verantwortung für ein zukünftiges Mitglied der Gesellschaft.

Jenseits der bewussten Auseinandersetzung mit dem Kinderwunsch sind zukünftige Eltern geleitet von ihren unbewussten Wünschen und Fantasien an die durch sie geschaffene nächste Generation. So erklärte Freud bereits:

> »Die Einstellung zärtlicher Eltern gegen ihre Kinder ins Auge gefasst, muß man sie als Wiederaufleben und Reproduktion des eigenen, längst aufgegebenen Narzissmus erkennen. [...] So besteht ein Zwang, dem Kinde alle Vollkommenheiten zuzusprechen, wozu nüchterne Beobachtung keinen Anlaß fände, und alle seine Mängel zu verdecken und zu vergessen, womit ja die Verleugnung der kindlichen Sexualität im Zusammenhang steht. [...] Das Kind soll es besser haben als seine Eltern, es soll den Notwendigkeiten, die man als im Leben herrschend erkannt hat, nicht unterworfen sein. [...] Es soll die unausgeführten Wunschträume der Eltern erfüllen, ein großer Mann und Held werden an Stelle des Vaters, einen Prinzen zum Gemahl bekommen zur späten Entschädigung der Mutter. [...] Die rührende, im Grunde so kindliche Elternliebe ist nichts anderes als der wiedergeborene Narzissmus der Eltern, der in seiner Umwandlung zur Objektliebe sein einstiges Wesen unverkennbar offenbart« (Freud 1914, X, S. 157f.).

Für Anna Freud kam zu den narzisstischen und selbstbezogenen Anteilen von Eltern zusätzlich die transgenerationale Perspektive im Weiterleben psychisch bedeutsamer Objektbeziehungen hinzu, wenn sie schreibt:

> »Das Kind, das sie [die Eltern, G. K.] gezeugt haben, kann für sie eine Fortsetzung der eigenen Persönlichkeit darstellen, eine Bestätigung ihrer sexuellen Identität, die Erfüllung von Idealen, die Reinkarnation geliebter oder gehasster Gestalten der Vergangenheit, einen willkommenen oder unerwünschten Familienzuwachs, eine Last etc.« (A. Freud/J. Sandler 1980, S. 2645).

Erik Erikson hat ebenfalls den Wunsch nach Generativität, das Interesse, eine nächste Generation zu erzeugen und heranzuziehen betont (Erikson 1966, S. 117).

2.1 Unbewusste Fantasien der Eltern

Die individuelle Geschichte eines Kindes beginnt lange vor seiner physischen Existenz. Es taucht bereits vorher in der subjektiven Vorstellungswelt zunächst meist der Frau, die schwanger werden wird, später auch in der Vorstellungswelt des Vaters, auf.

---

uns die stärkste Erfahrung einer überwältigende Lustempfindung vermittelt und so das Vorbild für unser Glücksstreben gegeben« (Freud 1930, S. 440f.).

Brazelton und Cramer haben dem »Kind in der Phantasie« in ihrem Werk: *Die frühe Bindung* einen großen Stellenwert eingeräumt. »Das Kind ist zunächst Gegenstand der Phantasie eines Wesens, das selbst eingebunden ist in eine vielschichtige Welt von Beziehungen« (Boothe/Heigl-Evers 1996, S. 121). Auch der Vater, sowie weitere Mitglieder der größeren Familie gestalten mit ihren Wünschen und Ängsten eine szenische Bühne, in die die Ankunft des realen Kindes eingebettet ist.

Die werdende Mutter begegnet der Mutterschaft mit unterschiedlichsten Gefühlen. Boothe beschreibt die erste Schwangerschaftsphase mit »viel Gefühlsaufruhr, durch wechselnde Stimmungen, durch Schutzsuche, Sich-Anvertrauen-Wollen, durch Angst und Zweifel«. Wenn die ersten Kindsbewegungen spürbar sind, entsteht die »früheste Bindung«. »Denn nun ist ein getrenntes Wesen vorhanden, das eine Beziehung möglich macht« (Brazelton/Cramer 1994, S. 33). Hier beginnt nun die Mutter, sich sowohl mit dem Kind zu identifizieren, als auch Vorstellungen zum Kind zu entwickeln. In diesen kann das ideale vollkommene Kind repräsentiert sein, mit dem sie sich eine kommende Beziehung vorstellt (Boothe/Heigl-Evers 1996, S. 150). Der Austausch mit dem werdenden Vater, der seinerseits Fantasien dem werdenden Kind gegenüber hat, ermöglicht einerseits eine Korrektur von Omnipotenzfantasien der Mutter, das Kind allein gezeugt zu haben, andererseits bietet er Schutz für die Mutter, die Verantwortlichkeit für das Kind mit dem Vater teilen zu dürfen (ebd., S. 151). Boothe spricht von dem Vorentwurf der Eltern, in dem alle Wunschvorstellungen und auch angstvolle Erwartungen und aggressive Regungen enthalten sein können (ebd.).

In der letzten Phase der Schwangerschaft tritt die Mutter bereits in einen Dialog mit dem Kind, das durch fötale Bewegungen längst einen Rhythmus erkennen lässt und die Eltern zu Persönlichkeits- und Temperamentzuschreibungen veranlasst.

In dieser Phase erleben sich die Eltern im Idealfall auf neue Art aneinander gebunden. Die Abhängigkeit voneinander sowie von dem entstehenden Kind wird in einer bisher nicht erlebten Weise erfahren[26] (Brazelton/Cramer 1994).

Ist das Kind geboren, stellen sich neue Aufgaben für die Eltern. Brazelton und Cramer sprechen von drei Kindern, die bei einer Geburt zusammenkommen: das Kind, das die Mutter soeben geboren hat, das Kind der mütterlichen Fantasien sowie das Kind der väterlichen Fantasien. Eltern sollten nach der Geburt:

- mit der Zerstörung der Vollkommenheits- und Omnipotenzfantasien, die während der Schwangerschaft genährt wurden, fertig werden,

26 Dieser Entwurf einer pränatalen Eltern-Kind-Beziehung basiert auf einer gesunden Elternbeziehung, in der sich beide Eltern in positiver Weise auf das Neugeborene einstellen können. Wie störungsanfällig diese Phase sein kann, wird in den später dargelegten Fallbeispielen gezeigt. Sie bestätigen die These, dass bereits die unbewussten Fantasien der Eltern ursächlich an späteren neurotischen Erkrankungen beteiligt sein können (siehe Kap. 5.3).

- sich an ein Wesen anpassen, das Gefühle von Fremdheit hervorruft,
- die Individualität ihres Kindes akzeptieren und sich trauernd von der Vorstellung des imaginären vollkommenen Kindes lösen,
- sich mit ihrer Angst auseinandersetzen, dem hilflosen Kind zu schaden,
- die Bereitschaft entwickeln, sich auf die totale Angewiesenheit des Kindes und auf die Totalität seiner Ansprüche einstellen und diese Situation darüber hinaus zu genießen (Boothe/Heigl-Evers 1996, S. 151).[27]

Dieser Aufgabenkatalog erweckt ideale Anforderungen an Eltern, deren Erfüllung doch häufig an den konflikthaften Persönlichkeitsanteilen von Eltern nur eingeschränkt möglich ist bzw. auch manchmal scheitert.

2.2 Triadische Kompetenz der Eltern

Die von Brazelton und Cramer erwähnten Elternaufgaben weisen Ähnlichkeiten mit der von Klitzing und Stadelmann entwickelten Elternhaltung der »triadischen Kompetenz« auf. So wird von ihnen die triadische Kompetenz definiert als »die Fähigkeit von Vätern und Müttern, ihre (zukünftigen) familialen Beziehungen zu antizipieren und zu konzeptualisieren – d. h. das Kind als Drittes bereits auf der Ebene der Vorstellung in die eigene Beziehungswelt zu integrieren –, ohne sich selbst oder den Partner aus der Beziehung zum Kind auszuschließen« (Klitzing/Stadelmann 2011, S. 955).

Klitzing und Stadelmann untersuchten in einer großen Längsschnittstudie die triadische Kompetenz von Eltern. Sie umfasst die Zeitspanne von der Schwangerschaft bis zum neunten Lebensjahr der Kinder. Mittels differenzierter Interviews und Fragebögen wurde die Qualität der elterlichen Objektbeziehungen untersucht. Sie umfassten die »Flexibilität der elterlichen Vorstellungen vom Kind, das trianguläre Niveau dieser Vorstellungen, die Qualität des elterlichen Dialogs und die Kohärenz der elterlichen Erzählungen über die eigene Herkunftsgeschichte, insbesondere die Erfahrungen mit den eigenen Eltern als elterliches Paar« (ebd., S. 956).

Auf diese Weise wollten die Forscher herausfinden, ob eine triadische Kompetenz von Eltern während der Schwangerschaft Aussicht hat, auch im späteren Alter der Kinder Bestand zu haben und sich positiv auf die psychische Gesundheit der Kinder und ihre prosozialen Fähigkeiten auszuwirken.

27 Boothe sieht diese Aufgaben lediglich bei der Mutter verankert. Ich möchte sie ausdrücklich auch auf den Vater beziehen, da dieser in den letzten Jahrzehnten auf umfangreiche Art in die frühe Beziehung und Betreuung des Säuglings eingebunden wurde (Dammasch 2009).

So mag es nicht erstaunen, dass Eltern, die während der Schwangerschaft bereits über eine triadische Kompetenz verfügten, diese auch später nicht verloren. »Je höher die triadische Kompetenz der Familie im Alter des Kindes von einem Jahr, desto weniger emotionale und Verhaltensprobleme wies das Kind auf und desto höher war das Ausmaß seines prosozialen Verhaltens« (ebd., S. 963). Klitzing/Stadelmann sehen in diesem Ergebnis v. a. eine Bestätigung für die These, dass für Kinder ein triadisches Beziehungsfeld von Anfang an notwendig ist, um früh eine eigene Beziehungskompetenz entwickeln zu können (ebd., S. 967).

Die Autoren konzedieren weiteren Forschungsbedarf v. a. analytisch kreativer Konzepte, um die frühe Beziehungsentwicklung zu konzeptualisieren und damit »ein Stück der psychoanalytischen Entwicklungstheorie neu zu schreiben« (ebd.). Hierbei sollte es v. a. um den Nachweis gehen, dass die Abwesenheit eines bedeutungsvollen Dritten für Kinder ebenso problematische Folgen haben kann wie die Erfahrung einer Mutter, die nicht sensitiv genug auf das Kind eingeht (ebd., S. 958).

Klitzing und Stadelmann resümieren für den therapeutischen Kontext, dass zunächst die triadischen Kompetenzen von Eltern eines therapiebedürftigen Kindes erfasst werden sollten. Dabei sind offensichtlich ähnliche Vorstellungen wirksam wie bei J. Novick und K. K. Novick, die Eltern von einer »geschlossenen« zu einer »offenen« Haltung gegenüber dem Kind fördern wollen. Klitzing und Stadelmann betonen die Wichtigkeit des »Dritten« in der kindertherapeutischen Behandlung in Form von Symbolen, Spielen und Narrativen. Daraus entstehende Konsequenzen für eine begleitende Elternarbeit werden von den Autoren aber nicht weiter ausgeführt. In Bezug auf die therapeutische Arbeit mit Kindern sprechen sie nur von »technischen Schwierigkeiten« mit den real noch so bedeutsamen Eltern in einen kooperativen therapeutischen Dialog zu kommen (ebd., S. 969).

2.3 Mentalisierungsfähigkeit der Eltern

Peter Fonagy und seine Mitautoren sind die Pioniere der Theorie der Affektregulierung und Mentalisierung. Sie verbinden die »theory of minds« (Leslie 1994, zit. nach Fonagy et al. 2004), also die auf neurowissenschaftlichen Forschungen beruhende Theorie des Geistes oder des Mentalen, mit der psychoanalytischen Theorie der Affekte und ihrer frühen Entwicklung und Ausbildung. Genetisch ist der Säugling bereits mit einem »Startset an Spiegelneuronen« (Bauer 2005) ausgestattet, das von Anfang an die Beziehung zwischen dem Kind und seinen Eltern bestimmt:

> »Zwischen dem Neugeborenen und der Hauptbezugsperson beginnt nun etwas, dessen Zauber nur noch mit der Situation von Frischverliebten zu vergleichen ist. Und tatsächlich

passiert aus neurobiologischer Sicht in beiden Fällen etwas sehr Ähnliches: ein wechselseitiges Aufnehmen und spiegelndes Zurückgeben von Signalen, ein Abtasten und Erfühlen dessen, was den anderen gerade, im wahrsten Sinne des Wortes, bewegt, begleitet vom Versuch, selbst Signale auszusenden und zu schauen, inwieweit sie vom Gegenüber zurückgespiegelt, das heißt erwidert werden« (Bauer 2005, S. 58).

Fonagy et al. 2004 erweiterten diese Erkenntnisse um die Wirkungen der frühen Beziehungsqualitäten zwischen Eltern und Kind. Sie fanden heraus, dass die mütterliche Fähigkeit, Affekte zu spiegeln, zu containen und schließlich zu markieren, beim Kind die Fähigkeit den Anderen in sich zu erkennen und damit eine mentale Fähigkeit etabliert. Diese Mentalisierungsfähigkeit hilft dem Kind sowohl sich den anderen, also sich sein Gegenüber in seiner mentalen Gestimmtheit vorzustellen als auch im Umkehrschluss eine Vorstellung von sich und den eigenen Gedanken zu erlangen.

Fonagy et al. haben die Eltern-Kind-Beziehungen unter dem Blickwinkel ihrer bindungstheoretischen Forschungen und der objektbeziehungstheoretischen Sicht um eine zentrale Kategorie des Strukturmerkmals erweitert, die wesentlich für das Gelingen der frühen Beziehungserfahrungen verantwortlich ist. Sie beforschten in Langzeitstudien die »Mentalisierungsfähigkeit« und die Bedingungen, unter denen sie sich gut entwickeln kann oder auch behindert werden kann. Mit dem Begriff der Mentalisierungsfähigkeit führen Fonagy et al. ein Konzept ein, mit dem im weitesten Sinne der intersubjektive Austausch in den frühen Beziehungen umfassend und differenziert untersucht werden kann. Damit wird eine Fähigkeit in der psychischen Entwicklung bezeichnet, die bereits in früheren Konzepten ausgearbeitet wurde. So bezeichnete z. B. Melanie Klein den Entwicklungsschritt der Mentalisierung mit der »depressiven Position«, in der ein Kind seine eigene Beteiligung an emotionalen Verletzungen der primären Bezugspersonen erkennen kann (Klein 1932/1987). Bion konzeptualisierte den Begriff der »Alpha-Funktion«, mit der eine Transformation roher emotionaler Bewegungen in eine erträgliche und handhabbare emotionale Erfahrung erreicht wird (Bion 1962). Auch Winnicott beschrieb das »Auftauchen des psychischen Selbst, wenn das Kind sich als denkendes und fühlendes Wesen in der Psyche einer anderen Person wahrnehmen kann. Er bezeichnete dies als die Erfahrung des »wahren Selbst« (Winnicott 1958/1983).

Fonagy et al. legen in ihrer Weiterführung der genannten Konzepte ihren Fokus besonders auf die detaillierte Erforschung der mütterlichen Qualitäten der frühen Beziehungsgestaltung für den Säugling. Mentalisierungsfähigkeit wird definiert als die »in den ersten Lebensjahren auftauchende Fähigkeit, sich mentale Zustände im eigenen Selbst und in anderen Menschen vorzustellen« (Fonagy et al. 2004, S. 31). Mentalisierungsfähigkeit steuert den Prozess der Affektregulierung und trägt dazu bei, dass ein Subjekt mit seinem eigenen subjektiven Erleben vertraut ist und auch die affektive

Gestimmtheit anderer wahrnehmen und in seine Erfahrungen und Verhaltensweisen mit einbeziehen kann. Sie trägt im weiteren dazu bei, negative Affekte zu akzeptieren und sie zu bewältigen. Dies hat unmittelbare Auswirkung auf das intersubjektive Erleben z. B. im Familienkontext.

Mentalisierungsfähigkeit wird von Geburt an von der Mutter[28] durch ihre Art der Versorgung und Betreuung dem Kind vermittelt. Zentrale Begriffe wie Affektspiegelung und Affektmarkierung sind hier als Modalitäten der Entwicklung von Mentalisierungsfähigkeit leitend (Fonagy et al. 2004). Die Mentalisierungsfähigkeit der Mutter ist verständlicherweise tragend für ihre Möglichkeiten, diese beim eigenen Kind zu fördern. Und so entscheidet auch die Mentalisierungsfähigkeit der Mutter darüber, in wieweit sie sich von den o. g. Fantasien über ihr Kind relativierend distanzieren kann, um das Kind als eigenständiges Subjekt von Anfang an betrachten zu können.

Den direkten Einfluss der Mentalisierungsfähigkeit auf die Beziehungsqualität der frühen Objektbeziehungen haben unlängst Gergely und Unoka weiter ausdifferenziert. Sie gehen inzwischen davon aus, dass die bislang vertretene Sichtweise, »zwischen der Ontogenese früher Bindungssicherheit auf der einen Seite und dem Erwerb expliziter Mentalisierungsfertigkeiten auf der anderen Seite bestehe ein – möglicherweise in der Evolution gründender und für den Menschen spezifischer – direkter kausaler und funktionaler Zusammenhang, in wesentlichen Punkten zu revidieren ist« (Gergely/Unoka 2011, S. 871). Es wird also behauptet, dass die Mentalisierungsfähigkeit als solche eine angeborene sozial-kognitive Adaption des Menschen ist. Sie allein führt jedoch noch nicht zur Ausbildung einer emotionalen Kompetenz, bei der eigene Affekte sowie die anderer Objekte in Beziehungen steuernd und sozial eingesetzt werden können. Es wird betont, »dass nach dieser alternativen Sichtweise subjektives Gewahrsein des Selbst und seiner differenziellen affektiven Zustände eine (unter beträchtlichem Aufwand erarbeitete) Entwicklungsleistung ist (ebd., S. 874) Die Selbstwahrnehmung des Säuglings entwickelt sich erst aus der intersubjektiven Erfahrung, dass seine aktuellen inneren Zustände außerhalb seiner selbst, also in den kontingenten Reaktionen der auf das Kind eingestimmten sozialen Umgebung »gespiegelt« und »reflektiert« werden (ebd., S. 876). Hierdurch wird das Kind in die Lage versetzt, seine Mentalisierungsfähigkeit in den Dienst seiner emotionalen Selbststeuerung zu stellen und effizient mit sozialen Beziehungen umzugehen. In einer therapeutischen Arbeit wird Mentalisierungsfähigkeit durch den/die Therapeuten/in zur Verfügung gestellt.

28 Mutter verwende ich im Kontext entwicklungspsychologischer Beschreibungen als gemeinsamen Begriff von mütterlichen und väterlichen Eigenschaften der frühen Versorgung. Es ist hierbei stets auch ein Vater oder eine andere wichtige Bezugsperson als Transporteur dieser Beziehungsqualitäten gemeint.

Auch Bion untersuchte mütterliche Qualitäten wie z. B. die »Rêverie« (Bion 1962) für die emotionale Entwicklung des Kindes. Das Konzept der Rêverie bezeichnet entsprechend des französischen Wortstammes ein »träumerisches Ahnungsvermögen«. Dieses siedelt Bion bei der Mutter an, beschreibt sie als einen psychischer Zustand, auf den der Säugling angewiesen ist, um seinen Gefühlen einen Sinn zu geben. Die Mutter hängt einer gewissen Versonnenheit nach, einem spielerische Denken, das einen spezifischen Zugang zu Bereichen des Denkens ermöglicht, die dem streng rationalen Denken verschlossen ist. Im psychotherapeutischen Kontext beschreibt dieser psychische Raum einen Bewusstseinszustand, der früher bereits mit Begriffen wie der gleichschwebenden Aufmerksamkeit und der freien Assoziation elaboriert wurde. Die Neuerung besteht vor allem darin, dass im Zustand der Rêverie auch nichtsprachliche Vorgänge, z. B. Körperreaktionen und Signale des autonomen Nervensystems erlebt werden, die für den Zeichenaustausch in therapeutischen Interaktionssituationen bedeutsam sind. Damit werden in der Rêverie wertvolle Selbstanteile des Patienten identifiziert.

Er konzeptualisierte weiterhin den Umgang mit dem Abwehrmechanismus der projektiven Identifizierung für die therapeutische Situation vollkommen neu. Er fand hier eine Möglichkeit, unbewusste, aber auch unaussprechbare emotionale Qualitäten zwischen Patient und Therapeut erlebbar und damit der Bearbeitung zugänglich machen zu können. In Kapitel 3.1 wird darauf noch ausführlicher eingegangen.

Zusammenfassend kann gesagt werden, dass Eltern-Kind-Beziehungen vor der Entstehung des Kindes von den Fantasien der Eltern mit bestimmt werden. So beeinflussen die »triadischen Kompetenzen« der Eltern vor und auch nach der Geburt sowie ihre Fähigkeiten, das Kind in seinen beginnenden Affektäußerungen zu spiegeln und zu reflektieren, die emotionale Situation des Kindes. Eltern, die mit diesen Fähigkeiten ausgestattet sind, haben in ihrer Entwicklung vorwiegend befriedigende Objekt- und Selbsterfahrungen internalisiert (Benedek 1960). Gleichwohl kann die weitere Entwicklung des Kindes und der Familie keine lineare vorhersagbare Entwicklung nehmen. Die Introjekte der Eltern unterstützen diese darin, in Situationen der Verunsicherung in der Beziehung zum Kind ihre Angst zu mildern und sie zu stärken, auch um Entwicklungskrisen ihrer Kinder zu bewältigen.

Wie aber werden die Beziehungserfahrungen der Eltern an ihre Kinder übermittelt? Im Folgenden soll der Blick für die unbewussten Mechanismen geschärft werden, die zwischen Eltern und Kindern wirken und so entscheidende emotionale Qualitäten und Botschaften transportieren. Diese zu erkennen und ins therapeutische Handeln mit einzubeziehen, kann dazu führen, die Eltern-Kind-Beziehung strukturell zu beeinflussen.

2.4 Projektive und introjektive Mechanismen in der Eltern-Kind-Beziehung

Die Paarbeziehung sowie die durch Kinder entstandene Form der Familie ist nach Buchholz (1995) kein starres, einmal entwickeltes Modell. »Die Familie« kann nicht als einheitliche Gruppe existieren – sie ist im Widerspruch der Geschlechter und der Generationen angelegt. Das treibt immer erneut ihren Gegensatz, das Paar hervor, was die Einheit der Familie spaltet und zeitweilig aufzulösen droht« (Buchholz 1995, S. 220). Nach Buchholz ist die Familie durch das Voranschreiten der psychischen Entwicklung aller Subjekte in ihr einem ständigen Wandel unterzogen, der stets Anpassung und Integration für den einzelnen bedeutet. Dem Elternpaar kommt hier allerdings eine besondere Bedeutung zu, da Mutter und Vater jeweils ihre biografischen Erfahrungen in die familiären Objektbeziehungen einbringen. »Damit Eltern seiner Entwicklung [des Kindes, G.K.] optimal gerecht werden können, stellt das Kind sie somit vor einen komplexen eigenen Entwicklungsschritt: sich ihrer Kindheit wenigstens in Ausschnitten zu erinnern, um sie aneignend zu überwinden; Regression im Dienst der Progression« (ebd.).

Buchholz leistet mit seinem Hinweis auf den notwendigen elterlichen Entwicklungsschritt einen Beitrag zur weiteren Konzeptualisierung. Zunächst wird deutlich, dass in Familiensystemen Entwicklungsschritte von Eltern zu vollziehen sind.[29] Eltern werden im Lauf der Entwicklung ihrer Kinder immer wieder mit Anteilen der eigenen Kindheit konfrontiert. Für eine gelungene Eltern-Kind-Beziehung sollten sie versuchen, sie in ihr elterliches Handeln reflektierend zu integrieren.

Eltern, die mit ihren Kindern eine Psychotherapie aufsuchen, haben in ihrem Erziehungsprozess für sie selbst unüberwindbare Schwierigkeiten erfahren. Ihnen gelingt es nicht oder nicht mehr, eigene konflikthafte Anteile oder konflikthafte äußere Einwirkungen auf sie oder ihr Kind zu reflektieren und damit zu überwinden bzw. zu integrieren. Vielfach sind die Probleme für die Eltern nicht einfach zu identifizieren. Mit dem Begriff »aneignenden Überwindung« kindlicher Anteile nennt Buchholz eine für die therapeutische Arbeit mit Eltern bedeutsame Kategorie dessen, was in der begleitenden Elternarbeit angestrebt werden kann: Eltern können sich Anteile eigener, v.a. konfliktreicher biografischer Erfahrungen bewusst werden und sie mithilfe der identifizierenden und empathischen Haltung des/r Therapeuten/in von ihren starren, überkommenen Überzeugungen lösen, damit sie in der Beziehung zu ihrem Kind nicht übermäßig stören. Dadurch kann sich ihre Beziehung zum Kind entspannen.

29 Dies bezieht sich meines Erachtens auch auf die vielfältigen Formen familiären Zusammenlebens, wie etwa Familien mit alleinerziehenden Eltern, Patchworkfamilien oder Familien mit homosexuellen Elternteilen.

Bevor der Blick auf die unbewussten Strukturen innerhalb der Familie gerichtet wird, soll zunächst der Beitrag von Autoren wie Horst-Eberhard Richter und Helm Stierlin gewürdigt werden. Mit diesen Autoren begann in den 1960er und verstärkt dann in den 1970er Jahren eine Welle von psychoanalytischen und systemischen Familientherapiekonzepten und -weiterbildungen, deren großer Ertrag es war, die neurotischen Beziehungsstrukturen in Familien beschrieben zu haben.

Vor allem Richter ist bereits in den 1960er Jahren der Frage nachgegangen, wie unbewusst neurotische Strukturen über Generationen hinweg in den jeweiligen Kindern der Familie fortleben. Es war sein Anliegen, »einen Beitrag zur Förderung des *Verständnisses der Verzahnung* zwischen den affektiven Ansprüchen der Eltern und den Reaktionen des Kindes zu liefern« (Richter 1963, S. 258).

Kinder übernehmen nach Richter im Auftrag ihrer Eltern bestimmte Rollen. Rollen versteht er in seiner Arbeit nicht im soziologischen Sinn, sondern er definiert Rolle »als das strukturierte Gesamt der unbewussten Erwartungsfantasien, welche die Eltern auf das Kind richten« (ebd., S. 254).

Richter entwickelt folgerichtig ein Rollen-Modell, in dem er typische traumatische Rollen des Kindes, zu deren Übernahme es innerhalb der Eltern-Kind-Beziehung veranlasst wird, differenziert.

> »Auf die Weise lassen sich folgende zwei Rollen-Skalen differenzieren:
>
> 1. *Das Kind als Substitut für einen anderen Partner*
>   a) das Kind als Substitut für eine Elternfigur
>   b) das Kind als Gatten-Substitut
>   c) das Kind als Substitut für eine Geschwisterfigur
>
> 2. *Das Kind als Substitut für einen Aspekt des eigenen (elterliche) Selbst*
>   a) das Kind als Abbild schlechthin
>   b) das Kind als Substitut des idealen Selbst
>   c) das Kind als Substitut der negativen Identität (›Sündenbock‹)«
>
> (Richter 1963, S. 81; Hervorh. i. O.).

Richter stellt diese Klassifizierungen als Ergebnisse seiner Untersuchung über den Zusammenhang zwischen »elterlichem Konflikt und kindlicher Rolle« dar und hebt die traumatische Wirkung der elterlichen Rollenzuweisung dergestalt hervor, »dass diese verhängnisvolle Rolle die seelische Entwicklung umso stärker belasten wird, je früher sie dem Kind zugemutet wird« (ebd., S. 249). Die Rollenzuschreibungen sind begleitet von elterlichen Haltungen wie »Ambivalenz«, »Härte«, »Verwöhnung«, »Perfektionismus«, »Ablehnung«, »Über-Protektion« (ebd., S. 253). Gerade für die therapeutische Arbeit mit Kindern gilt Richters Feststellung: »Wenn man diese unbewussten Phantasien [der Eltern, G.K.] nicht kennt, kann man indessen überhaupt nicht verfolgen, ob und wie das Kind diese aufnimmt und sich damit auseinandersetzt« (ebd.).

Auch Helm Stierlin differenzierte einige Jahre später die Familienstrukturen weiter aus und untersuchte v.a. die Bindungsmuster in Familien. »Ich unterscheide drei wesentliche Bindungsmodi: die Bindung, die Delegation und die Ausstoßung« (Stierlin 1974, S. 11). Er spricht davon, dass Eltern ihren Kindern auf den verschiedenen Strukturebenen Delegationsrollen zuweisen können. So können Kinder abgewehrte Es-Bedürfnisse für die Eltern übernehmen, aber auch als abgewehrtes Ich-Ideal die unerfüllten Träume der Eltern erfüllen usw. (Stierlin 1982, S. 13f.).

Während die unmittelbare Reaktion auf diese Erkenntniszusammenhänge damals mit einer heftigen Erschütterung und Wut auf die Elterngeneration einherging[30], richten sich aktuelle Forschungsinteressen vermehrt auf die Stärkung und Unterstützung der Elterngeneration, um präventiv wirken zu können, damit spätere neurotische Entwicklungen verhindert werden können.[31]

In Fortführung der Erkenntnisse über Rollenzuschreibungen in der Familie und Projektionen von Eltern auf ihre Kinder wurde und wird der Frage nachgegangen, wie die unbewussten Mechanismen in den Familienbeziehungen wirken, um sie für therapeutische Interventionen nutzen zu können. Projektions-, Introjektions- und Identifizierungsprozesse sind hierbei geeignet und wurden dazu neu untersucht und konzeptualisiert.

Projektion und Introjektion und projektive Identifizierung zählten lange ausschließlich zu den unreifen, frühen Abwehrmechanismen der Subjekte. Sie wurden den frühen narzisstischen und Borderline-Störungen zugeordnet, wiesen auf ein geringes Strukturniveau hin und wurden deshalb nur zögerlich zur Beschreibung psychodynamischer Bewegungen im Beziehungsgeschehen verwendet (OPD, Bürgin 2003, S. 124ff.). Erst mit der Entwicklung der Psychoanalyse von der Betrachtung der intrapsychischen Konfliktebenen hin zu den interpersonellen und intersubjektiven Aspekten der Individuen in den Beziehungen zu den Objekten konnte die starre Einordnung und Verwendung der Abwehrmechanismen überwunden werden. Melanie Klein konzeptualisierte den Abwehrmechanismus der »projektiven Identifizierung«, um die frühesten Entwicklungsschritte in der Säuglingszeit zu konzeptualisieren Das Kind benutzt die projektive Identifizierung, um archaische Ängste und schlechte Gefühle loszuwerden, indem diese in einer aggressiven Weise in das mütterliche Objekt eindringen, Teile davon in Besitz

30 Die Verkaufszahlen des Buches »Eltern, Kind, Neurose« von 350.000 Exemplaren sprechen für das große Interesse der »Nachkriegsgeneration« an Richters Erkenntnissen.

31 Aktuell zeugen z.B. Forschungen über frühe Elternschaft davon, wie sie auf der 13. Sandler-Konferenz des Sigmund-Freud-Institutes im März 2012 vorgestellt wurden.

zu nehmen und es von innen her zu kontrollieren versuchen. Auf diese Weise entsteht zunächst eine omnipotente Fantasie, die, wenn sie nicht von der Mutter in transformierender Weise zurückgegeben wird, pathologische Spaltungsprozesse und Verfolgungsängste nach sich zieht. Eine Integration wird dann erreicht, wenn eine Mutter die projizierten Anteile in sich aufnimmt, sie wie etwas Eigenes empfinden kann und in einer für den Säugling verdaulichen Weise re-introjiziert (Klein 1962).

In Erweiterung von Freuds These von der Vorherrschaft des Lustprinzips (Freud 1926d), die die Suche des Säuglings nach umfassendem Lustgewinn als vordringlichstes Streben beschreibt, beschäftigte sich Melanie Klein mit der Bewältigung archaischer, verfolgender Ängste und Fantasien in diesem frühen Stadium.[32] Da der Säugling noch nicht über differenzierte psychische Bewältigungsmechanismen verfügt, vollzieht sich die Bewältigung von Ängsten hier noch in großer Angewiesenheit auf das mütterliche Objekt. Das in weiten Teilen dyadische Leben zwischen Mutter und Säugling, in dem die Mutter mittels ihrer Fähigkeiten des Affektspiegelns und der -resonanz (vgl. Fonagy et al. 2004, S. 188ff.) sich auf den Säugling einstimmt, dient hier als Bühne von Affektcontainment und -bewältigung.[33] Der Säugling verlagert seine unerträglichen Ängste und Fantasien projektiv identifizierend in die Mutter hinein, sodass diese sie auch selbst fühlen und erleben kann. Die Mutter nimmt nun die unaushaltbaren Affekte – wie Bion konzeptualisiert hat – wie in einem Behälter/Container (Bion 1962, S. 26) in sich auf und verarbeitet sie zunächst stellvertretend für den Säugling. Sie unterscheidet sie nach ihrer Qualität und Bedrohlichkeit, nimmt ihnen die paranoiden Anteile und gibt sie dem Säugling auf eine für ihn »verdauliche« Art und Weise zurück. So können die Affekte vom Säugling wieder als Teil seiner selbst introjiziert und als produktive Form von Angstbewältigung gespeichert werden, was insgesamt sein Selbst stärkt.

Für die psychische Entwicklung des Säuglings sind ebenso die introjektiven Identifizierungen von Bedeutung. Mit diesem Mechanismus introjiziert der Säugling die guten und befriedigenden Anteile des mütterlichen Objektes. Sie führen zur Ausbildung der mütterlichen Objektrepräsentanz. Die im Wechsel stattfindenden projektiven und introjektiven Mechanismen bewirken beim Säugling allmählich das Wahrnehmen ganzer Objekte. Im Erkennen des vollständigen mütterlichen Objektes mit seinen befriedigenden und seinen versagenden Anteilen entsteht im Kind die von Melanie Klein konzeptualisierte depressive Position, die eine Empathie für das Objekt, sowie Frustrationstoleranz und das Ertragen von Ambivalenz ermöglicht.

---

32 Vgl. Melanie Kleins Todestriebtheorie (Klein 1962, S. 171) in Abgrenzung zu anderen Autoren wie Winnicott (Winnicott 1974, S. 84).

33 Bion umschreibt diese komplexe mütterliche Fähigkeit mit dem Begriff der »Rêverie«, der Fähigkeit zur Träumerei (vgl. Bion 1962, S. 18).

Bion hat die von Klein beschriebene frühe Abwehrfunktion der projektiven Identifizierung weiterentwickelt. Für ihn bedeutet die projektive Identifikation nicht mehr nur allein ein Mechanismus zur Abwehr pathologischer Affektkonstellationen.

> »Ohne die Grenzen, innerhalb derer Normalität liegt, zu definieren, gehe ich davon aus, dass es ein normales Maß an projektiver Identifizierung gibt und dass dies in Verbindung mit introjektiven Identifizierungsvorgängen die Grundlage darstellt, auf der die normale Entwicklung beruht« (Bion zit. nach Bott-Spillius 2002, S. 121).

Damit nimmt Bion diesen frühen Abwehrmechanismus aus der Gruppe ausschließlich pathologischer Abwehrmechanismen heraus und schreibt ihm eine normale, entwicklungsfördernde Funktion innerhalb der frühen familiären Kommunikation zu.

> »Wenn Mutter und Kind aufeinander abgestimmt sind, spielt die projektive Identifikation dabei eine bedeutende Rolle; das Kind ist durch die Einschaltung eines rudimentären Wirklichkeitssinnes imstande, sich so zu verhalten, dass die projektive Identifizierung, gewöhnlich eine omnipotente Phantasie, ein realistisches Phänomen darstellt. Wenn Klein von übermäßiger projektiver Identifizierung spricht, so sollte die Bezeichnung ›übermäßig‹ meiner Ansicht nach sich nicht allein auf die Häufigkeit beziehen, mit der projektive Identifizierungen vorgenommen werden, sondern auch auf das Übermaß des Glaubens an die Omnipotenz. Als *realistische* Aktivität sind projektive Identifizierungen ein Verhalten, das sinnvoll darauf abzielt, in der Mutter diejenigen Gefühle hervorzurufen, die das Kind loszuwerden wünscht« (Bion 2002, S. 230; Hervorh. i. O.).

Er umreißt die Kommunikation zwischen Mutter und Kind also als produktiven und entwicklungsfördernden Vorgang für beide. Mit dem Begriff »kommensal« und zeigt er damit die Perspektive von gegenseitigem Wachstum im Zusammenleben von Eltern und ihren Kindern auf.

> »Mit ›kommensal‹ meine ich, dass ♂ und ♀ für ihr Wohlergehen und für die Vermeidung von Leid wechselseitig aufeinander angewiesen sind. Im Modellfall zieht die Mutter Nutzen aus der Erfahrung und gelangt zu seelischem Wachstum; das Kind gewinnt dabei gleichfalls und wächst« (Bion 1962, S. 147).

Damit hat Bion den Mechanismus der projektiven Identifizierung für jede intime Kommunikation als geeignet erklärt. Dies gilt nun also nicht mehr nur für die frühe Mutter-Kind-Beziehung, sondern für alle Familienbeziehungen. Damit können auch die narzisstischen Projektionen der Eltern auf ihre Kinder, wie Richter sie konzeptualisiert u. a. mit dem Mechanismus der projektiven Identifizierung verstanden werden. Es ist ein vorwiegend unbewusster Vorgang für die Eltern. Sie verlagern ihre Selbstanteile in die Kinder, die diese entsprechend aufnehmen und als Teil ihrer Selbst identifizieren.

> »Wir kennen ferner den Fall, dass Eltern in ihren ›unbewussten Phantasien‹ das Kind als Substitut für eines ihrer Geschwister oder für den Ehepartner ansehen und an ihm einen Konflikt zum Austrag bringen wollen, der sich ursprünglich auf jene anderen Objekte bezieht. In allen bisher genannten Modell-Fällen versammelt das Kind auf sich seitens der Eltern libidinöse Regungen, Aggressionen oder Abwehrformen, die ihm stellvertretend für ein anderes Objekt zugewendet werden« (Richter 1960/2011, S. 97).

Ferro hält Kinder für besonders geeignet, projektive Identifizierungen anzunehmen, da sie aufgrund ihrer psychischen Unreife und Infantilität nicht in der Lage sind, sie abzuwehren.

> »Kinder sind für die projektiven Identifizierungen der Familiengruppe sehr offen. Ich würde nicht einmal zögern zu behaupten, dass das Kind beinahe immer der ›Träger‹ der häufig latenten Krankheit der gesamten Familiengruppe ist« (Ferro 2003, S. 230).

Zusammenfassend lässt sich feststellen, dass der Mechanismus der projektiven Identifizierung in intimen Beziehungen, wozu neben den Paarbeziehungen auch die Familie zu zählen ist, einen Bestandteil der alltäglichen Kommunikation darstellt. Jede Familie besitzt ihre eigene affektive Kultur (Ferro 2003), sie bildet den Raum für psychische Entwicklung und versammelt in sich die verschiedensten Abwehrformen zur Abwehr von Angst. In familiären Beziehungskonstellationen findet eine zumindest partielle Identifizierung mit Objekten aus der elterlichen Herkunftsfamilie statt, die unbewältigte Affekte und Gefühlskonstellationen bei einem Elternteil zurückgelassen haben und die immer noch virulent sind. Solange der Mechanismus der projektiven Identifizierung nicht ins Pathologische abgleitet, d.h. ein Subjekt eine omnipotente Fantasie (Klein 1962/2006, S. 145f.) in den anderen hineinverlagert und damit übermäßig destruktiv vorgeht, gilt er als Bestandteil von Normalität, wie Bott-Spillius skizziert: »Die mannigfachen Gründe für projektive Identifizierungen – der Wunsch, das Objekt zu kontrollieren, seine Eigenschaften zu übernehmen, eine böse Eigenschaft abzustoßen, ein gute zu schützen, Separation zu vermeiden – sie alle werden unter dem allgemeinen Begriff aufs nützlichste zusammengefasst« (Bott-Spillius 2002, S. 106). Und Ferro kommt zu dem Schluss:

> »Normalität, […], beruht auf der Elastizität dieser Abwehrformen; es ist außerdem normal, dass sie auftauchen, wann immer sich innerhalb oder außerhalb der Gruppe Veränderungen

> ergeben. […] die ›Familiengruppe (stellt) den Behälter für den unreifsten und symbiotischsten Persönlichkeitsanteil‹ [dar], […] damit ›sich der differenziertere und besser angepasste Teil der Persönlichkeit außerhalb der Gruppe entfalten kann‹« (Ferro 2003, S. 228).

Die Normalität der Familienstruktur kann auf zweierlei Weise zusammenbrechen: Entweder findet die von Ferro erwähnte Anpassung der Persönlichkeit des Kindes außerhalb der Familie nicht mehr statt, dann kommt es zu Auffälligkeiten in den sozialen Kontexten wie Kindergarten und Schule, oder aber die Elastizität innerhalb der Familiengruppe ist nicht gegeben, wodurch entweder das Kind oder die Eltern phasenweise dekompensieren, d.h. die minimale Abwehrleistung kann nicht mehr aufgebracht werden.

Es wird im Folgenden zu zeigen sein, wie sich die Erkenntnisse über das unbewusste Zusammenwirken der Mitglieder einer Familie innerhalb der intimen Kommunikation in der psychotherapeutischen Arbeit heranziehen lassen, um das Verständnis des/der Therapeuten/in für die projektiven Prozesse und ihre Transformationen zu erweitern. Diese neue und durchaus wichtige Betrachtung des therapeutischen Prozesses wird in Kap. 3.2 um weitere Beobachtungskriterien und Messinstrumente (Szenisches Verstehen, Gegenübertragungsanalyse) erweitert, die schon seit längerem in der wissenschaftlichen Betrachtung von Fallstudien (z.B. Poscheschnik 2009, Stuhr 2007) herangezogen werden. Die Fokussierung auf die Wahrnehmung der projektiven Identifizierung an dieser Stelle ist deshalb angebracht, da sich auf ihrer Grundlage die unbewusste Interaktion der Eltern auf eine neue Weise verstehen und erklären lässt.

3 Das therapeutische Feld

3.1 Die Feldperspektive

Der Umgang mit der projektiven Identifizierung in der psychotherapeutischen Arbeit ist von Bion ausführlich konzeptualisiert worden. Ohne hier auf die Geschichte der Entwicklung seines Konzeptes eingehen zu können, sei erwähnt, dass Bion das Kräfteverhältnis zwischen Analytiker/in und Patient/in grundlegend neu definiert hat. Bion fordert, dass der/die Analytiker/in mit dem ganzen Gewicht seines/ihres psychischen Lebens im therapeutischen Feld präsent sein möge.

> »Projektive Identifizierungen sind nicht lediglich störende Operationen, die der Patient vornimmt, um etwas auszuscheiden und in den Analytiker hinein zu verlagern. Sie stellen zudem eine völlig normale menschliche Kommunikation dar. Daraus folgt, dass sie wechselseitig vonstatten gehen und einander überschneiden« (Ferro 2003, S. 40).

So wird deutlich, dass der/die Therapeut/in von Beginn an aktiv an der Gestaltung des therapeutischen Geschehens beteiligt ist. Ferro entwickelte ein Modell, das den therapeutischen Prozess als ein von Analytiker/in und Patient/in gleichermaßen gestaltetes Feld betrachtet. »Das Konzept des ›Feldes‹ ist weiter als das der Beziehung. Es umfasst die gesamte analytische Beziehung einschließlich des Settings und der Regeln und eröffnet eine breitere Perspektive, als es dem Begriff Beziehung möglich ist« (ebd., S. 49).[34]

Patient/in und Therapeut/in werden hier als ein Paar verstanden (Bion 1992), das eine einzigartige Begegnung erlebt, bei der die »Geschichte« des/r Patienten/in neu

34 Ferro übernimmt den Begriff des »Feldes« von W. und M. Baranger (1969a), die die analytische Situation als bipersonales Feld beschreiben, in dem lediglich die unbewusste Fantasie des Paares erkannt wird (Ferro 2003).

betrachtet und verstanden werden soll. Der/die Therapeut/in soll hierbei die gleichen Gefühle der Furcht, Angst und Panik empfinden wie der/die Patient/in. Er/sie soll sich auf das ständige Oszillieren zwischen der paranoid-schizoiden Position und der depressiven Position einlassen. Gleichzeitig behält er/sie aber die Kontrolle über das Geschehen, er/sie stellt seinen/ihren psychischen Apparat zur Verfügung, um den Prozess des Denkens voran zu bringen. Es erweist sich häufig, dass dies dem/der Therapeuten/in nicht immer gut gelingt, »dass auch der Analytiker höchst unvollkommen ist«, dass er aber im Patienten seinen »besten Mitarbeiter« haben wird, der unmittelbar registriert und reagiert, wenn sich der Analytiker von ihm entfernt (Bion 1983, zit. nach Ferro 2003).

Das Modell des Feldes eignet sich, um die Komplexität des therapeutischen Prozesses zu erfassen. Der therapeutische Prozess ist kein duales Geschehen, in dem der/die Patient/in seine unbewussten Anteile einbringt und sie von dem/der Therapeut/in gedeutet bekommt. Das Feld impliziert verschiedenste Einflüsse auf das Geschehen, das sich zwischen Patient/in und Therapeut/in entfaltet. Der/die Therapeut/in benutzt als wichtiges Instrument die Rêverie, um diese Einflüsse aufnehmen zu können. Dieses von Bion eingeführte Konzept der Rêverie bezeichnet die Fähigkeit des/der Therapeuten/in, mentale Zustände zu erfassen, die einerseits das Unbewusste des/der Patienten/in reflektieren, andererseits aber auch die eigenen seelischen Aktivitäten während einer Sitzung mit einbeziehen. Ogden lieferte ein eindrückliches Beispiel, in dem er nachweist, wie ein privater Gedankengang von ihm während einer therapeutischen Sitzung wertvolle Hinweise für die aktuelle psychische Dynamik bei seinem Patienten ergab. Dies gelang durch eine fokussierte Aufmerksamkeit eigener Fantasien für die therapeutische Arbeit mit Patienten (Ogden 2006, S. 44ff.). In einer Therapie mit einem Kind können in diesen Selbstbeschäftigungen u. a. die Gedanken und projektiven Identifizierungen der Eltern enthalten sein, aber auch mögliche Fantasien über die Eltern-Kind-Triade.

3.1.1 Feldperspektive mit dem Kind

Die Feldperspektive erweitert das bedeutungsvolle Geschehen auf mehreren Ebenen. So wird das Spielen zum vollwertigen Bestandteil des Feldes und somit auch von beiden Teilen des Paares – Therapeut/in und Kind – bestimmt. Die Kommunikation vollzieht sich in wichtigen Teilen über die projektive Identifizierung, wodurch eine emotionale Textur erzeugt wird, die dem Paar gemeinsam ist (Ferro 2003, S. 109). Insofern wird das Kind das Spiel benutzen, um zu erzählen, was unter seinem Blickwinkel im emotionalen Feld geschieht. Der Inhalt ist für den/die Therapeuten/in oft nicht unmittelbar verständlich. Er/sie muss sich weit genug in das Spiel hineinziehen lassen, um Scheitelpunkte zu finden, die die Geschichte des/der Patienten/in weiter erhellen.

> »Es ist im Grunde nicht von Belang, wer die Phantasien des Paares während des Spiels zum Ausdruck bringt. Das Spiel ist nichts anderes als eine – wenn auch in eine spezifische Sprache gefasste – Narration der im Zimmer lebendigen Emotion, und es benutzt Figuren, die anthropomorph sein können, aber nicht müssen« (ebd.).

In seiner Fähigkeit zu beobachten und seinen psychischen Apparat zur Verfügung zu stellen konzentriert sich der/die Therapeutin vorrangig auf das Funktionieren des Paares. Das Kind hat einen Teil seiner mentalen Anteile in den/die Therapeuten/in verlegt, so gelangen diese ins Feld. Der/die Therapeut/in wird Deutungen auf der Grundlage der vom Kind eingebrachten Figuren vornehmen. Oft handelt es sich bei einer Figur um symbolische Rollen, die ein Kind entwickelt und in einem gemeinsamen Spiel entfaltet[35]. Er/sie verlässt nicht den Boden der Geschichte, die das Kind erzählt, um deren Entfaltung nicht zu unterbrechen. Das Kind wird sie akzeptieren oder ablehnen und auf diese Weise zur Herstellung der spezifischen und nicht wiederholbaren Geschichte dieses Paares beitragen. Ferro verweist in diesem Zusammenhang auf die Bedeutung von *ungesättigten* Deutungen (Bion 1962). *Ungesättigte* Deutungen zeichnen sich durch ein hohes Maß an Ungewissheit aus. Dadurch eröffnet sich dem Kind die Möglichkeit, die Geschichte in eine neue Richtung entwickeln zu können. *Gesättigte* Deutungen verweisen darauf, dass sich alles Wissen bei dem/der Therapeuten/in befindet und das Kind dadurch weniger zu eigenen emotionalen Bewegungen (Denken) veranlasst wird. Auf eine *gesättigte* Deutung hin bleibt einem Kind häufig nur ein Spielabbruch möglich, um aus der Position der Unterwerfung herauszufinden. *Ungesättigte* Elemente hingegen schaffen eine Ebene der Intersubjektivität, in der das Spiel wie das gemeinsame »analytische Dritte« (Ogden 2006) wirkt. Hierdurch wird der psychische Apparat von beiden, dem Kind und dem/der Therapeuten/in verwandelt, und es kommen Fantasien aus der inneren Welt des Kindes zum Tragen. Gleichzeitig dient das Spiel aber auch der Widerspiegelung der äußeren Realität des Kindes. Es ist nicht leicht zu entschlüsseln, welches Material auf die infantilen Beziehungselemente der Elternimagines verweist, und wie andererseits auch die ganz normalen und gesunden Abhängigkeiten von den Eltern im Spiel repräsentiert sind. Überhaupt hat es der/die Therapeut/in bei einem raschen, oft wechselnden und nie ruhenden Spiel eines Kindes mit rasant wechselnden Gegenübertragungen zu tun, die häufig von dem/der Therapeuten/in zunächst abgewehrt werden, um den eigenen psychischen Schutz zu sichern. Dies scheint zwar zunächst unvermeidlich, gleichwohl ist es wichtig in der Reflexion der Sitzung zur »Neutralität« (Freud 1913, S. 454ff.) bzw. mit Bions Worten zu »no memory no desire« (Bion 2002b) zu-

35 Weitere Figuren bilden z.B. Zeichnungen und Träume, die vom Kind in das therapeutische Feld eingeführt werden (Ferro 2003).

rückzufinden, um die Offenheit für den therapeutischen Prozess zu bewahren. Eine frühe deutende, theoretische Festlegung und Einordnung, die manchmal von den Wünschen des/der Therapeuten/in geleitet sind, verstellen den Blick auf das Unbekannte, das es zu entdecken gilt. Ferro schlägt vor: »Wir müssen statt dessen versuchen, ein kontinuierliches Oszillieren zwischen verschiedenen Standorten des Zuhörens zu erreichen und zwischen Scheitelpunkten zu wechseln, die sowohl die Vergangenheit, die innere Welt, die Phantasien und die Beziehung berücksichtigen« (Ferro 2003, S. 243).

Der/die Therapeut/in ist hierbei zunächst der Behälter (Bion 1962), der alle möglichen projektiven Identifizierungen und Konfliktanteile (als Beta-Elemente) des Patienten aufnimmt. In der therapeutischen Arbeit mit dem Kind wird es nach intensivem Austausch der projektiven Anteile zu Transformationen (Bion 1997) kommen können, die die Erlebensweise des Kindes nachhaltig verändern. Die Transformationen sind eingebettet in eine Beziehungsform zum/zur Therapeuten/in, die die früheren Beziehungsformen des Kindes verändern. Sie beinhalten neben anderen Anteilen eine erweiterte Fähigkeit des Denkens als lebenswichtiger Funktion, das dem Kind ermöglicht, mit seinem psychischen Apparat arbeiten zu können (Ferro 2003).[36] Die reale Lebenssituation des Kindes, d.h. seine objektive emotionale und reifungsbezogene Abhängigkeit von den Primärobjekten, zwingt das Kind auf besondere Art, die in der Therapie erlangten Veränderungen in sein Umfeld zu integrieren. Dies kann es meist nicht allein bewerkstelligen, weshalb die Notwendigkeit der Arbeit mit dem familiären Umfeld so unausweichlich erforderlich ist, um die in der Therapie entstandenen Veränderungen des Kindes zu stützen. »Das entscheidende Instrument der Veränderung ist schließlich die Therapie des Kindes, auch wenn wir nicht vergessen dürfen, dass das Kind weiterhin in ebenjener Umgebung lebt, die seine Krankheit ausgelöst hat, und dass es unerlässlich ist, diese Umwelt zu verändern« (Ferro 2003, S. 231).

3.1.2 Feldperspektive mit den Eltern

Aufgrund der genannten Abhängigkeiten zwischen Eltern und Kindern partizipieren Eltern sinnvollerweise am »therapeutischen Feld«. Die Eltern sind es ja, die ihr Kind zur Psychotherapie bringen. In vielen Fällen – gerade bei jüngeren Kindern – zeigen zwar außerfamiliäre Institutionen wie Kinderkrippe, -garten und Schule[37] die Notwen-

36 Es ist im Rahmen dieser Arbeit nicht möglich, die Merkmale therapeutischer Wirkmechanismen vollständig zu referieren (vgl. z.B. Rosenberg 2009).

37 Die ICD10 Ziffern der F90er Gruppe belegen die Häufigkeit der kindlichen Symptomatik im psychosozialen Kontext.

digkeit für eine psychotherapeutische Behandlung auf. Gleichwohl müssen Eltern die Kraft aufbringen, die professionelle Hilfe aufzusuchen und – im Falle einer Behandlung – auch über mehrere Jahre aufrecht zu erhalten.[38] Die Psychotherapie mit einem Kind braucht zu allererst und zunächst ausschließlich das Bündnis mit den Eltern (J. Novick/K. K. Novick 2009, S. 103f.). Wenn die Eltern nicht erlauben, dass ihr Kind eine bedeutungsvolle Beziehung mit dem/der Therapeuten/in eingehen darf, wird es nicht zu einer Behandlung kommen können, da das Kind – auch wenn seine Beziehung zu seinen Eltern schlecht und belastet ist – in seiner Loyalität an die Eltern gebunden ist.[39] Es bedarf von Anfang an des Respekts vor den Gefühlen der Eltern, die ihr Kind zur Psychotherapie bringen ungeachtet der manchmal offensichtlichen Beteiligung der Eltern am Leid des Kindes. Eltern fürchten eine moralische Bewertung vonseiten psychotherapeutischer Instanzen.

> »Psychoanalytiker haben aber nicht die Aufgabe, Eltern zu beschuldigen. Eltern sind so wenig wie andere Menschen davor bewahrt, es an Liebe, Verständnis, sittlicher Stärke, Autorität, Langmut und Humor fehlen zu lassen. […] Sie mögen verzweifeln über das, was sie erreicht, im Vergleich zu dem, was sie gewollt haben« (Boothe/Heigl-Evers 1996, S. 87).

Auch die Eltern nehmen sogleich wahr, dass sie in dem Dreieck »Therapeut/in – Kind – Eltern« die schwierigste Rolle zugewiesen bekommen bzw. einnehmen werden. Sie befinden sich am Rande der Therapie, erhalten weniger Aufmerksamkeit von dem/der Therapeuten/in als ihr Kind und müssen ertragen, dass ihr Kind eine fremde Person eine Zeitlang stark libidinös besetzt, was der Liebe des Kindes zu ihnen abträglich erscheinen mag.

> »Die Eltern haben das Gefühl, draußen gelassen zu werden, und entwickeln deshalb Gefühle der Rivalität und Konkurrenz dem Therapeuten gegenüber; oder sie sind neidisch bzw. ziehen sich zurück, um solche schmerzlichen Gefühle und die damit verbundene Gefahr, zu einem heimtückischen Behandlungshindernis zu werden, auszuschließen; sie treten aus dem Kräftefeld einer lebendigen Beziehung zu dem Kind heraus und übergeben es einer erfahreneren und besser unterrichteten Autorität« (Winnicott 1972, S. 223).

---

38 Kinder unter zehn Jahren werden in der Regel von ihren Eltern zur Therapie gebracht und auch wieder abgeholt. Diese übernehmen Verantwortung, das Kind auch zu Zeiten von Widerstand und Unlust zu bringen und müssen ebenso eigene Hemmungen überwinden und die Therapietermine einhalten.

39 »Das ist vor allem dann der Fall, wenn es Familiengeheimnisse gibt oder wenn die Störung des Kindes so wenig an eine Störung des Elternteils gebunden ist, daß ein unbewußtes Einverständnis zwischen dem Elternteil und dem Kind durch die Behandlung bedroht wird« (A. Freud/J. Sandler 1980, S. 74).

Wie viel sich an intensivem Neid bei Eltern entwickelt, hängt u.a. davon ab, ob Eltern selbst erhebliche Störungen in der frühen Versorgung erlebt haben (Hirsch 1998, S. 192f.). Weiterhin sind es Gefühlskomplexe um Schuld und Scham bei Eltern während der Behandlung, die sich zu hartnäckigen Widerstandsnestern (Ferro 2003, S. 48; Wolff 1999, S. 363) entwickeln können. Schuldgefühle empfinden Eltern, wenn sie ihr Kind in Therapie geben müssen. »Guilt may then be defined as a shameful experience, which activates an inner judgement of the behaviour and creates a subsequent need to make amends« (Frick 2000, S. 76). Sie empfinden ein Schuldgefühl darüber, sich ihrem Kind gegenüber falsch verhalten bzw. Erziehungsfehler begangen zu haben. Dieses Schuldgefühl ist bewusstseinsnah, Eltern können darüber berichten. Wie Frick ausführt, entsteht ein unmittelbarer Wunsch nach Wiedergutmachung, womit oft der Antrieb für die Psychotherapie verbunden ist. Eltern sehen hier bereits eine Form von Wiedergutmachung erreicht (ebd.).

Weit komplizierter verhält es sich mit den Schamgefühlen von Eltern. »Scham dagegen betrifft eher das Sein und das, was man sich selbst schuldet, indem man nicht so ist, wie man sein könnte oder müßte« (Hirsch 1998, S. 32). Schamgefühle von Eltern sind oft im Kontext eigener Traumatisierungen angesiedelt: »When a parent, as a child, has experienced physical or emotional neglect, humiliating treatment, or trauma and never received help to process this, the parent feels shame« (Frick 2000, S. 76). Als narzisstischer Affekt ist Scham verborgen, die Betroffenen vermeiden eine mögliche Konfrontation mit diesem Affekt. In der Elternarbeit bewirkt dies oft ein Übertragungs- und Gegenübertragungsgeschehen, das hoch aggressiv aufgeladen ist, ohne dass eine Ursache dafür gefunden werden kann. »When a parent is ashamed, complications of another type may arise. She or he may hide this feeling and instead become aggressive, without knowing why, if we miss the shaming experience« (ebd., S. 77).

Es gilt für die Elternarbeit insgesamt, dass der/die Therapeut/in seine/ihre Aufmerksamkeit auf die von den Eltern angebotenen Übertragungen richten muss. »Nevertheless, manifest positive motivations can also co-exist with latent unconscious »destructive« wishes, feelings, and impulses« (Green 2000, S. 26). Die Abwehr dieser unbewussten, unliebsamen Gefühle verlangt von Therapeuten/innen bei der Herstellung eines Arbeitsbündnisses mit den Eltern von Anfang an intensive Beachtung. Sie müssen ihre Wahrnehmung einerseits auf die bewusst gestaltete Zusammenarbeit mit den Eltern lenken, parallel dazu empfangen sie aber die nonverbalen, bzw. auf dem Enactment beruhenden Botschaften, oder projektive Identifikationen, die als unbewusste Anteile der Eltern zu verstehen sind.

Ist der therapeutische Prozess herangereift und hat sich eine vertrauensvolle Arbeit zwischen den Eltern und dem/der Therapeuten/in entwickelt, können erste Transformationen unbewusster Elemente beobachtet werden. In der Regel[40] haben die Eltern hier

40 Ich werde weiter unten auf die möglichen Komplikationen dieses Prozesses eingehen.

bereits positive Veränderungen bei ihrem Kind und in ihrer Beziehung zu ihm erlebt, was sie hoffnungsvoll stimmt und zu weiteren Vertiefungen ermutigt. Der/die Therapeuten/in trägt die Schwierigkeiten der Eltern, einst selbst kein Speicher für die Gefühle ihres Kindes gewesen sein zu können, in sich. Er/sie verbindet sie mit den Informationen aus den Biografien der Eltern und versucht sie so verstehen zu können. Die Eltern haben die Suchbewegungen des/der Therapeuten/in hin zu einer Verknüpfung der emotionalen Gegebenheiten der Eltern mit denen ihres Kindes erlebt und erfahren, dass diese sich hierbei angstfrei und neugierig zeigte. Wenn die Eltern beobachtet haben, dass sich ihr Kind aus seinen emotionalen Verstrickungen zu befreien beginnt und neue, v. a. differenziertere Formen der Kommunikation probiert, können auch sie meist wieder neugieriger und offener auf ihr Kind blicken und fassen weiteres Vertrauen in die Therapie. Dies ist für die Entwicklung des Kindes unabdingbar, wie Ferro beschreibt:

> »darüber hinaus bleiben sie [die Kinder, G. K.] jenem oft pathogenen Milieu der basalen emotionalen Familienkultur weiterhin verhaftet. Auch wenn sich diese Kultur dank der Transformationen, die die Therapie im Kind bewirkt, verändern kann, benötigt sie Hilfe, um sich dergestalt transformieren zu können, dass dem Kind weitere progressive Veränderungen möglich werden« (Ferro 2003, S. 230f.).

In den Elterngesprächen wird den Eltern ermöglicht, ihre in ihren Primärbeziehungen gemachten Erfahrungen nicht als schicksalhaft und damit für immer einschränkend erleben zu müssen. Vielmehr können die Eltern an den Entwicklungsmöglichkeiten ihres Kindes teilhaben, indem auch sie ihre verkrusteten Haltungen aufgeben dürfen. Inwieweit dieser Prozess gelingt, hängt natürlich zu einem großen Teil von den durch ihre frühen Erfahrungen entstandenen Belastungen der Eltern ab. Die Eltern können dann wieder an die normale Entwicklung anknüpfen, indem sie mit ihren Kindern ihre eigenen psychischen Konflikte »neu« verarbeiten können, wie es Th. Benedek ausführt[41].

Eltern können im positiven Verlauf die Haltung des/der Therapeuten/in introjizieren, indem sie seinen/ihren unvoreingenommenen, neugierigen Blick auf ihr Kind übernehmen können. Sie erlangen hierdurch wieder mehr Sicherheit in ihrer Elternhaltung, fühlen sich angstfreier und können ihrem Kind dadurch wieder mehr Halt und Sicherheit geben. Die Transformation bezieht sich v. a. auf die von den Eltern und dem Kind erlebte destruktive Kraft der eigenen und gegenseitigen Gefühle. Der/die Therapeut/in hat in seiner/ihrer Fähigkeit, die projektiven Identifizierungen von Kind und Eltern zu »con-

41 In ihrer Arbeit »Parenthood as a developmental phase« plädiert Benedek für eine stetige Veränderung und Reflexion und Integration der Eltern-Kind-Beziehungen angesichts der Entwicklungsnotwendigkeiten von Eltern und Kindern (Benedek 1973, S. 377ff.).

tainen«, gezeigt, dass er/sie die Angriffe auf ihn/sie aushält und überlebt. In seiner/ihrer Arbeit mit dem Kind findet der intensive therapeutische Prozess statt, wie in Kapitel 3.1.1 ausgeführt wurde.

In der Arbeit mit den Eltern werden die in der Arbeit mit dem Kind erkennbaren »Knoten« in der Kommunikation zwischen ihm und seinen Eltern mit den Informationen über die Eltern verbunden, die v. a. mittels der projektiven Identifizierung transportiert wurden. Im günstigen Fall kann es zu Transformationen kommen, die eine verbesserte Kommunikationsstruktur zwischen den Eltern und ihrem Kind erlauben. Wie in den Fallstudien aufgezeigt wird gelingt hierdurch bei einem positiven Verlauf v. a. die Reduktion des elterlichen Über-Ichs, das einst strafend und unerbittlich die emotionale Nähe zwischen Eltern und Kind destruktiv belastet hat. Der Prozess soll weiterhin die Akzeptanz der eigenen Persönlichkeit der Eltern erhöhen, indem ambivalente Gefühle dem Kind gegenüber besser ertragen werden können und die Eltern ihr einst überhöhtes Eltern-Ideal perspektivisch in die Richtung einer »hinreichend guten Elternschaft« (Winnicott 1965/1984) akzeptieren können.

Indem Eltern sich mit ihren schwachen und abhängigen Anteilen in der Therapie gesehen fühlen und dafür nicht verurteilt werden, können sie sich bei ihrem Kind gewährender und hoffnungsvoller mit dessen entwicklungsbedingten Schwankungen des emotionalen Erlebens und Handelns zeigen. Meltzer beschreibt das Zusammenspiel der Familiengruppe so:

> »Daher kommt es bei den abhängigen Gruppenmitgliedern zu einem labilen Gleichgewicht zwischen zwei Tendenzen: sowohl in Richtung introjektive also auch in Richtung projektive Identifizierung. Dieses Gleichgewicht variiert je nach der Fähigkeit der liebenden Person, den abhängigen Mitgliedern die Möglichkeit einzuräumen, die durch ihre Unterlegenheit und Bedürftigkeit geweckten Unlustgefühle zu empfinden, also je nach ihrer Bereitschaft, ihnen vor jedem helfenden Eingriff genügend Raum und Zeit zu gewähren« (Meltzer 2009, S. 215).

Das Prädikat »hinreichend gut« stellt auch für den/die Therapeuten/in ein wichtiges Kriterium im Arbeitsprozess mit den Eltern dar. Er/sie wird mit begrenzten Veränderungsmöglichkeiten von Eltern konfrontiert, muss damit eigene ideale Vorstellungen von Elternschaft für das Kind den Möglichkeiten der Eltern anpassen.

Kommunikation zwischen Eltern, Therapeut/in und Kind findet zu einem Großteil in den verbalen Äußerungen von Gedanken, symbolischen Rollenübernahmen im Spiel und im gemeinsamen Gespräch wie dem Elterngespräch statt. Darüber hinaus sind die vielfältigen Formen nonverbaler Kommunikation, Gesten und Blicke wertvolle Quellen nicht nur in diagnostischer Hinsicht. An ihnen zeigen sich häufig auch Aspekte von Transformation während eines psychotherapeutischen Prozesses, wie im folgenden Abschnitt erläutert wird.

3.2 Interaktion im psychotherapeutischen Feld

3.2.1 Symbolische Inszenierungen und Handlungsdialog

Obwohl S. Freud bereits in den körperlichen Symptomen beispielsweise der Hysterie einen Symbolcharakter[42] erkannte, suchte er aber vorrangig den »ursprünglichen Wortsinn« (Freud 1895d), um die Inhalte des Unbewussten zu verstehen. Dies vollzog sich in vorwiegend monopersonaler Richtung, d. h. der »Fall« konnte von Freud interpretiert und analysiert werden, ohne dass er als Analytiker und behandelnder Therapeut mit seinen Gegenübertragungshaltungen und anderen Ausdrucksformen beteiligt war.

Diese Haltung änderte sich einerseits mit den Erkenntnissen über die Gegenübertragung (Heimann 1969)[43], andererseits gewannen szenische und symbolische Inszenierungen in der Therapie eine neue Bedeutung. So wies z. B. A. Lorenzer[44] darauf hin, dass die Symbolisierung vorsprachlich und unabhängig von der Einführung von Sprache existiert. Er belegte es an Freuds eigenem Beispiel des Garnrollenspiels, bei der das Kind durch sein Spiel mit der Garnrolle eine stabile Verbindung zur zuvor erlebten Trennungssituation von der Mutter herstellt. Indem er die Garnrolle aktiv heranzog und wegstieß, konnte der Junge die ängstigenden Gefühle angesichts der Trennung von der Mutter verarbeiten und damit seine Angst vor zukünftigen Trennungssituationen mildern. Diese von Lorenzer als »Erinnerungsspuren« (Lorenzer 1983, S. 107) bezeichneten Interaktionserfahrungen führen zu einer »sinnlich-symbolischen Interaktionsform«. Sie in der therapeutischen Situation herzustellen stellt für Lorenzer eine zentrale Aufgabe dar. »*Das szenische Moment verbindet das sprachlose Zusammenspiel mit den Bilddarstellungen und diese mit dem ›Beim-Namen-Nennen‹*. […] Die Resymbolisierung und das heißt das Bewußtwerden des Unbewußten verläuft in dieser Linie« (ebd., S. 114; Hervorh. i. O.). Er wirbt dafür, dass der Analytiker sich selbst auf die Bühne des Patienten begeben soll, um den Patienten wirklich verstehen zu können. Dazu sollte er sich in die Szene begeben, die der Patient darstellt. »Nicht das Verstehen bildet das Zusammenspiel, sondern die Wirklichkeit des szenischen Zusammenspiels konstituiert das Verstehen« (ebd., S. 113). Einen ähnlichen Ansatz vertritt Alfred Argelander mit seinem Begriff des »Szenischen Verstehens«, der zum grundlegenden Bestandteil psychoanalytischen Arbeitens geworden ist (Argelander 1970). Argelander hat sein

42 »wenn die Hysterika der affektbetonten Vorstellung durch Symbolisierung einen somatischen Ausdruck schafft« (Freud 1895d/1952, I, S. 250).

43 Ich gehe auf Heimanns Konzept der Gegenübertragung in Kap. 4.2 ausführlicher ein.

44 Neben Lorenzer ist auch Alfred Argelander (1970/2011) mit seinem Konzept des »Szenischen Verstehens« auf den nichtsprachlichen Austausch eingegangen.

Konzept v. a. in psychoanalytischen Erstinterviews eingesetzt und hierbei wertvolle Erkenntnisse für die Psychodiagnostik eines Patienten gesammelt.

Spätere Psychoanalytiker (z. B. Klüwer 1983; Streeck 2000 und Moser 2001, 2012) entwickelten dieses Konzept weiter, indem sie den nichtsprachlichen Äußerungen im therapeutischen Prozess auch für innere Veränderungen im Patienten bzw. in der Patientin einen beachtlichen Stellenwert zuschrieben.

R. Klüwer schuf das Modell des »Handlungsdialogs«, das aus dem ehemals rein widerstandsgeleitetem »Agieren« (Freud 1938, S. 97ff.) eine sinnhafte Abfolge von interaktiven und kommunikativen Handlungen des/r Patienten/in und auch des/r Therapeuten/in sah.

> »Je mehr sich schließlich der Begriff des Agierens im Hinblick auf seine kreativen, informativen und kommunikativen Seiten differenzierte, und auch die Übertragung im Zusammenhang mit der Gegenübertragung gesehen wurde, desto mehr rückte auch die Verbindung zwischen dem *Agieren des Patienten und Mitagieren des Analytikers* ins Blickfeld« (Christian-Widmaier 2008, S. 63; Hervorh. i. O.).

Im Handlungsdialog lassen sich nach Klüwer Therapeuten/innen in eine konkordante oder komplementäre Rolle hineinziehen, um ein Verständnis für die unbewusste Bedeutung der nichtsprachlichen Tendenz des/r Patienten/in zu erhalten. Hierbei lassen sie sich selbst zu Enactments oder Rollenübernahmen verleiten, die sie dem/der Patienten/in entgegen bringen. Sobald er/sie dies erkennt, kann er/sie dem/r Patienten/in sein/ihr Verstehen zur Verfügung stellen und sich aus der Verstrickung lösen.

> »Das Konzept der Übertragung als einer unbewußten Rollenbeziehung stellt eine bedeutsame Erweiterung des Übertragungskonzeptes dar, die es uns erlaubt, in neuer Weise das Zusammenspiel von Subjekt und Objekt zu betrachten, und die den in jeder Therapie zu beobachtenden Phänomenen besser Rechnung trägt. Die szenischen Angebote des Patienten enthalten gewissermaßen Einladungen an den Therapeuten, den vakanten Platz des Rollenangebots zu besetzen. Denn in jeder Aktion (Handlung) will ein Subjekt mit einem Objekt aktiv etwas tun oder passiv vom Objekt etwas getan bekommen« (Klüwer 1983, S. 833).

Das Konzept des Handlungsdialogs eignet sich, um Behandlungsverläufe in ihren verschiedenen Sequenzen aufzuschlüsseln und zu bewerten. Es erlaubt eine Mikroperspektive auf Enactmentverläufe von Behandlungen und soll helfen nichtsprachliche Handlungssequenzen auf die Ebene des Verbaldialogs zu bringen (Klüwer 2002)[45].

---

45 Klüwer entwickelte einen idealtypischen Handlungsdialogverlauf (Entstehung, Konstitution, Auflösung des Handlungsdialogs), auf den hier nicht näher eingegangen werden kann.

Im psychotherapeutischen Kontext mit einem Kind ist die Ebene der symbolischen Handlungen von jeher eine bedeutungsvolle und wichtige Interaktionsform im therapeutischen Geschehen. In der vorliegenden Studie, die das Zusammenspiel zwischen Kind, Eltern und Therapeutin untersucht, muss nun zum szenischen Verständnis der Kindertherapie die Interaktion mit und von den Eltern hinzugenommen werden.

Neben den begleitenden Gesprächen mit den Eltern findet eine weitreichende Interaktion in kurzen Sequenzen des Bringens und Holens des Kindes, im Vergessen von Terminen des Kindes u.v.m. statt, die sowohl sprachlich als auch nonverbal konnotiert ist, wie im Folgenden näher ausgeführt wird.

Um die Verknüpfungen untersuchen zu können, bietet sich eine mikroperspektivische Sicht auf das Geschehen im therapeutischen Feld mit Kind und Eltern an. Neben Klüwer haben auch U. Streeck (2006) und U. Moser (2001) wertvolle Weiterentwicklungen der Enactmentverläufe in Psychotherapien entwickelt. Im Rahmen dieser Untersuchung erscheint das Modell von U. Moser geeignet, um die Mikroprozesse von Kind und Eltern im Verlauf einer Therapie zu beschreiben und zu bewerten. Hierzu soll das Modell im Folgenden kurz skizziert werden.

3.2.2 Analyse der interaktiven Prozesse in der psychotherapeutischen Situation mit Kindern und Eltern

Um die interaktive Struktur der psychotherapeutischen Situation des Kindes und seiner Eltern genauer analysieren zu können, bietet Moser mit seinen »Regeln des analytischen Settings« (Moser 2001) eine Möglichkeit der Strukturierung mikroanalytischer Prozesse. Er unterteilt die psychoanalytische Behandlung in vier Phasen der Beziehung zwischen Patient/in und Therapeut/in. Für die vorliegende Studie soll die Dimension der Elterninteraktion einbezogen werden. Die erste Phase (1) stellt die Eröffnung einer Stunde dar, in der der/die Patient/in den Raum des/der Therapeuten/in betritt und beide sich begrüßen. Beide gestalten mit ihren Erwartungsfantasien und den begleitenden affektiven Reaktionen die Eröffnung. Die zweite Phase (2) bezieht sich auf die »psychoanalytische Mikrowelt« (Moser 2001, S. 99), in der sich die Prozesse von Übertragung und Gegenübertragung sowie der Interpretation und anderer Gestalten des therapeutischen Prozesses ereignen. Diese Gestaltung wird nach Moser durchgehend von der realen Beziehung zwischen Patient/in und Therapeut/in getragen. Diese *»direkte Beziehung«* (ebd., S. 99) muss wie jede Beziehung reguliert werden. Die dritte Phase (3) besteht in der Auflösung der psychoanalytischen Mikrowelt aus dem konkreten Teil der Beziehung am Ende der Stunde. Es entwickeln sich nachträgliche Fantasien im inneren Erleben, die aus der Therapiestunde herausgetragen werden. Die letzte Phase (4) besteht nach Moser in dem Komplex der Beziehungsgestaltung außerhalb des therapeutischen Raumes. Sie umfasst die Interaktionsstruktur des Paares (Patient/in-Therapeut/in), die jeweiligen inneren Repräsentanzen sowie eine *»konstante emotionale Bindung«* (ebd.), die in Abwesenheit des Objektes erlebt und aktualisiert wird.

Überträgt man diese Phasen nun auf eine Kinderpsychotherapie, so wird sofort deutlich, dass zumindest zwei Phasen von einer Interaktionsbeteiligung der Eltern mitgetragen werden: Phase (1) umfasst die Eröffnung und Begrüßung zur therapeutischen Sitzung. Kinder unter zehn Jahren werden in der Regel von ihren Eltern zur Stunde gebracht und wieder abgeholt, manchmal warten auch die Eltern in einem Warteraum während der Therapiestunde auf ihre Kinder. Dies bedeutet, dass es zur Begrüßung »auch« zu einer Interaktion zwischen Therapeut/in und Eltern kommt. Äußerlich erscheint die Kommunikation als eine außertherapeutische (reale) Beziehung, wenn Eltern sich verbal oder nonverbal auf die Begegnung mit dem/der Therapeuten/in ihres Kindes einstimmen. Der/die Therapeut/in stimmt sich seiner-/ihrerseits affektiv nicht nur auf die Begegnung mit dem Kind, sondern auch auf die Begegnung mit den Eltern ein. Besonders in der Interaktion mit den Eltern am Beginn einer Stunde findet weit mehr als verbale Interaktion statt. Hierbei empfängt der/die Therapeut/in sowohl Übertragungsangebote der Eltern als auch projektive Identifikationen und manchmal sogar allein zu den Eltern gehörende Mitteilungen und Anliegen. Dem/der Therapeut/in obliegt es, hierbei die Beziehung zu den Eltern zu regulieren (Streeck 2006, S. 177). Ihm/ihr muss daran liegen, einerseits die im Anschluss an die Begrüßung stattfindende Stunde mit dem Kind von den »Belastungen« der Eltern möglichst frei zu halten, andererseits aber auch die Eltern so wahrzunehmen und zu berücksichtigen, dass diese sich ausreichend wertgeschätzt fühlen, aber auch die eigenständige Beziehung ihres Kindes zum/zur Therapeuten/in akzeptieren können. Etliche Eltern entlassen ihre Kinder in die Therapiestunde mit dem Ausspruch: »Viel Spaß«. Dieser Wunsch ist vieldeutig und kann nur im Einzelfall auf seinen wahren Hintergrund hin geprüft werden. Er macht allerdings deutlich, dass die Interpretation pendeln kann zwischen einem wohlwollenden Wunsch, das Kind möge eine gute/produktive Zeit mit dem/der Therapeuten/in verbringen bis hin zu einer entwertenden und/oder aggressiven Aussage, die Therapiestunde sei nichts anderes als die wöchentlich stattfindende Turnstunde im Verein.

In der Phase (2) sind Therapeut/in und Kind allein miteinander in einem Raum und treten in die Mikrowelt der jeweiligen Stunde ein. Auch wenn der/die Therapeut/in mit seiner/ihrer Aufmerksamkeit versucht, ganz beim Kind und der von ihm eingebrachten Thematik zu sein, kann er/sie in ihrer Rêverie mit Anteilen der Eltern beschäftigt sein. Diese laufen reflektierend ab, während er/sie sich auf die vom Kind zugewiesene Rolle im Spiel einlässt.

> »Nicht oft genug kann ich betonen, dass ich hier selbstverständlich einen spezifischen Scheitelpunkt des Zuhörens beschreibe, der mit dem übrigen oszillieren muss: mit dem Verständnis des Spiels als Ausdruck von Phantasien über die innere Welt und dem Verständnis des Spiels als Widerspiegelung äußerer und historischer Fakten« (Ferro 2003, S. 110).

In dieser Weise übernimmt der psychische Apparat des/der Therapeuten/in die Aufgabe, einen Weg zur Darstellung dieses noch »unverdauten« Materials zu finden (Will 2012). Es sind sowohl diese Beschäftigungen mit den Eltern, als auch die Selbstbeschäftigungen mit eigenen Themen (Ogden 2006), die zu den Präsentationen des Kindes im Spiel oder einer anderen Aktivität hinzukommen. Dem/der Therapeuten/in kommt hierbei die Aufgabe der *psychischen Figurabilität* zu, die Will definiert als »die Fähigkeit und Notwendigkeit, psychisches Material zu figurieren und ihm eine sinnliche Gestalt zu geben, bevor es repräsentiert werden kann« (Will 2012, S. 293).

In Phase (3), der Verabschiedung und Lösung aus der therapeutischen Mikrowelt, sind die Eltern wieder beteiligt, indem sie meist unmittelbar real präsent sind, ihr Kind wieder in Empfang nehmen oder aber draußen warten, bis ihr Kind zu ihnen kommt. Dies bedeutet, dass dem Kind keine Übergangszeit bleibt, um sich von dem/der Therapeuten/in zu verabschieden und den Eltern wieder zu begegnen. Hier ereignet sich erneut ein Handlungsdialog von Reden, Schweigen, nichtverbalen Phänomenen, den die Eltern aktiv mit gestalten. Der/die Therapeut/in empfängt wieder Signale von den Eltern, die ihn/sie in Phase (4) beschäftigen werden.

Die Phase (4) ist die Zeit zwischen den Therapiestunden und wird von den am therapeutischen Feld Beteiligten individuell und zunächst ohne gegenseitige Mitteilungen erlebt. Das Kind berichtet von sich aus kaum von seinen realen und inneren Beschäftigungen zwischen den Stunden. Allerdings sind die begleitenden Gespräche mit den Eltern in dieser Phase angesiedelt. In diesen Gesprächen teilen die Eltern Informationen über das Beziehungsleben zwischen Eltern und Kind und den Veränderungen, die sich ergeben haben, mit. Weiterhin sind diese Gespräche für die Eltern der therapeutische Raum, in dem sie sich mit ihren Anliegen und Befindlichkeiten ausbreiten können. Der/die Therapeut/in kann mit der Fähigkeit der Kreuzidentifikation (Winnicott 1974, S. 136ff.) zwischen der Empathie und Identifikation mit den Eltern und der Identifikation mit dem Leid des Kindes hin- und her pendeln, so wie es die Situation erfordert. Die Schweigepflicht gegenüber dem Kind verbietet es, das therapeutische Paar (Kind-Therapeut/in) den Eltern gegenüber zu offenbaren. »Wenn der Fall günstig gelagert ist, kann man sich gegen die Eltern auf die Seite des Kindes stellen und zugleich das Vertrauen der Eltern erwerben und behalten« (Winnicott 1958, S. 271). Die Arbeit an den »inneren Eltern« mit dem Kind muss vor den realen Eltern geschützt sein. Dennoch wird es je nach dem Zeitpunkt im therapeutischen Prozess und der psychischen Struktur der Eltern Möglichkeiten geben, mit den Eltern an ihrem Gewordensein und ihren, die Beziehung zum Kind bestimmenden Haltungen zu arbeiten. Der/die Therapeut/in kann hier nun ebenfalls Fantasien und projektiven Identifikationen über die Eltern-Kind-Beziehung, die er/sie in Phase (1) (2) und (3) gewonnen hat, einfließen lassen und – wenn möglich – mit den Eltern daran arbeiten.

Es ist bereits deutlich geworden, dass die Analyse der interaktiven Verläufe zwischen Therapeut/in, Kind und Eltern von intensiven reflektierenden Prozessen begleitet sind. In der vorliegenden Arbeit werden dem Umgang mit Reflexivität und der Verknüpfung derselben in den am therapeutischen Prozess Beteiligten ein hoher Stellenwert verliehen. Der Begriff der Reflexivität wird hierbei im Kontext der Konzeptualisierung von Moser und Zeppelin (2009) gebraucht.[46] Diese gehen zunächst davon aus, dass sich im einzelnen Subjekt eine implizite Reflexivität vollzieht, durch die psychische Verarbeitung stattfindet. Sie ist nicht an sprachliche Strukturen gebunden, wird von sensorischen Wahrnehmungen und Fantasien bestimmt, wie sie sich u. a. im Traum ereignen. In einer Externalisierung werden Informationen aus der impliziten Reflexivität in Fantasie gestaltet, in Bildern oder Sprache zur Wahrnehmung gebracht (Moser/Zeppelin 2009, S. 1186) und im Falle einer Interaktion mit der Reflexivität eines anderen Objektes verknüpft. In der psychotherapeutischen Arbeit mit einem Kind und seinen Eltern ist der/die Therapeut/in in ihrer impliziten Reflexivität mit Wahrnehmungen und der Rêverie aus der Mikrowelt mit dem Kind ebenso beschäftigt, wie auch mit projektiven Identifizierungen durch die Eltern und den eigenen Wahrnehmungen aus der Interaktion mit ihnen. In der therapeutischen Arbeit kommt es im günstigen Fall zu Transformationen bei dem Kind und den Eltern, die – wie in der folgenden Studie aufgezeigt wird – von reflexiven Verknüpfungen der Therapeutin unterstützt werden. Dies geschieht infolge einer Rückführung ihrer reflexiven Mikrowelt in eine interaktive Reflexivität der beiden Bezugssysteme Kind und Eltern (Moser/Zeppelin 2009), wie in den vorgelegten Fallstudien diskutiert wird.

46 Ralf Zwiebel definierte den Begriff der Reflexion als eine grundlegende Fähigkeit des Menschen, eigene unbewusste Vorgänge wahrzunehmen, sich auf sie einzulassen, sich mit ihnen denkend auseinanderzusetzen und sie kommunikativ einzusetzen (Zwiebel 2003).

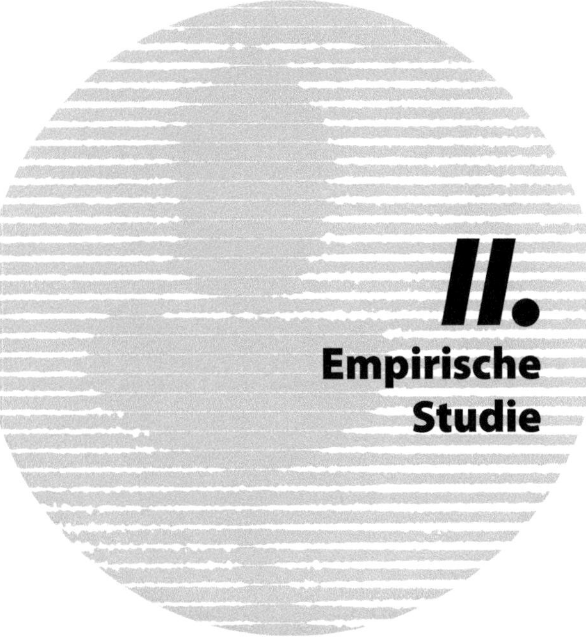

II. Empirische Studie

4 Methodisches Vorgehen

Nach der Schaffung des theoretischen Rahmens erfolgt nun die praktische Anwendung vor dem Hintergrund einer empirischen Analyse von psychotherapeutischen Behandlungen von Kindern und der begleitenden Arbeit mit ihren Eltern, bei denen der Fokus besonders auf die Wechselwirkung der beiden Behandlungsstränge – der mit dem Kind sowie der mit den Eltern – gerichtet werden soll. Im ersten Abschnitt dieses Kapitels (4.1) werden die Annahmen und Fragestellungen der Untersuchung aufgeführt Im zweiten Abschnitt (4.2) werden die Grundzüge der qualitativ-inhaltsanalytischen, hermeneutischen und mikroethnografischen Erschließung des dokumentierten Materialtextes ausgeführt sowie die Methode der teilnehmenden Beobachtung als psychoanalytische Wahrnehmungseinstellung dargestellt. Abschließend (4.3) wird die Anlage und Vorgehensweise der Untersuchung beschrieben. Zur vollständigen Wahrung der Anonymität der Patienten/innen sind die biografischen Daten soweit verändert worden, dass die Patienten/innen nicht zu erkennen, die psychodynamischen Zusammenhänge aber erhalten geblieben sind.

4.1 Fragestellung und Annahmen

In der Beschäftigung mit der Wechselwirkung therapeutischer Prozesse zwischen einem Kind und seinen Eltern während einer psychodynamischen Psychotherapie mit dem Kind haben sich folgende Annahmen und Fragestellungen entwickelt, die sich für eine detaillierte Untersuchung eignen:

1. In der psychodynamischen Kinderpsychotherapie nimmt die begleitende Arbeit mit den Eltern einen bedeutenden Stellenwert ein. Sie kann für das Gelingen oder Scheitern einer Psychotherapie mit einem Kind eine entscheidende Bedeutung haben.

2. Die begleitende Arbeit mit den Eltern wird – ebenso wie die therapeutische Arbeit mit dem Kind – von Übertragungs- und Gegenübertragungsanteilen bestimmt, ohne dass jedoch eine eigenständige Psychotherapie mit Eltern stattfindet.
3. Im psychotherapeutischen Feld findet neben dem psychotherapeutischen Prozess des Kindes eine bedeutungsvolle Interaktion der Eltern mit dem Kind und mit dem/der Therapeutin statt. Es ereignen sich auf mehreren Ebenen Handlungsdialoge, die nonverbal stattfinden und anhand veränderter Interaktionen zwischen Eltern und Kind zu beobachten sind.
4. Therapeuten/innen befinden sich an der Schnittstelle der Interaktionen mit dem Kind und seinen Eltern. Sie werden von identifikatorischen Anteilen des Kindes und der Eltern wechselweise besetzt. Damit stellt sich die Frage nach einem Umgang mit diesen Kreuzidentifikationen, der förderlich und nicht hinderlich für den psychotherapeutischen Prozess ist.
5. Projektive Identifizierungen sind Bestandteil von unbewusster Kommunikation in intimen Beziehungen, so auch in familiären Beziehungen. In einer kindertherapeutischen Behandlung, auch in der begleitenden Arbeit mit Eltern finden sie permanent statt. Zu fragen ist daher, wie sie die Beachtung finden können, die ihrem Einfluss auf die therapeutische Arbeit im Feld mit Kind und Eltern entspricht.
6. Die begleitende Arbeit mit den Eltern folgt übergreifenden und allgemeinen Bewegungs- und Verlaufsmustern, deren Beschreibung derart zu leisten ist, dass sich Barrieren und produktive Ergänzungen in der Psychotherapie des Kindes ausmachen lassen.

4.2 Empirische Einzelfallstudie als wissenschaftliche Forschungsmethode

Die vorliegende Untersuchung entstand aus der klinischen Praxis einer analytischen Kinder- und Jugendlichenpsychotherapeutin und gehört somit zu den klinischen Fallstudien, welche die Theorie der Psychoanalyse anhand der Darstellung und Reflexion einer Krankengeschichte seit Freud voran gebracht haben wie bei Freud (1895d, 1905, 1909a, 1909b), Melanie Klein (1932), D.W. Winnicott (1972 und 1974) und anderen mehr. Die Einzigartigkeit der Fallgeschichten von Sigmund Freud liegt u.a. darin, dass er in ihnen auf der methodischen Grundlage des Junktims von »Forschen und Heilen« (Freud 1926e, S. 293) zentrale Konzepte der psychoanalytischen Theorie und Praxis erstmals entwickelt hat. »Sie [die Fallgeschichten, G.K.] sind lebendige Zeugnisse der Theoriebildungsprozesse und zeichnen das ursprüngliche Ringen um Erkenntnis nach« (V. King 1998, S. 49).

Um wissenschaftlich verwertbare Ergebnisse erarbeiten zu können, bedarf es der Einbettung der Fallgeschichte in eine *empirische Einzelfallstudie,* die als wissenschaftliche Forschungsmethode in der psychoanalytischen Forschung anerkannt ist. So können »Einzelfallstudien [...] Anregungen für spätere kontrollierte Untersuchungen geben. [...] Schließlich können Einzelfallstudien helfen, theoretische Schlussfolgerungen praxisnäher zu demonstrieren« (Wegner 2006, S. 11). Einzelfallstudien haben den unschätzbaren Wert, dass sie » [...] Bereiche menschlichen Erlebens aus einem interaktionellen Kontext darstellbar [...] machen, um auf ihre psychische Kraft, Wirksamkeit und Bedeutung hinweisen zu können« (ebd., S. 23).

Neben der unbestrittenen heuristischen Funktion der Einzelfallstudie wurden in der Psychotherapieforschung Lösungen gesucht, die Ergebnisse der Verlaufsanalyse eines Falles einer Generalisierbarkeit zugänglich zu machen. Dieses Spannungsfeld ist auch bekannt als On-line-(klinische Forschung) und Off-line-(Psychotherapieforschung)-Forschung (Moser 1991, S. 318). Moser plädiert für eine gegenseitige Anerkennung zweier gleichwertiger und sich potenziell ergänzender Forschungsstrategien, ebenso wie Leuzinger-Bohleber für einen »common ground« von praktizierenden Psychoanalytikern und Forschern unterschiedlicher Provenienz wirbt, um beide Haltungen – die der klinisch Forschenden und der empirisch Forschenden – im Sinne des Freud'schen Junktims zu kombinieren.

> »Jeder empirische Forscher weiß, dass Neues nur entdeckt werden kann, wenn eine Grundhaltung des Nichtwissens in einer wissenschaftlichen Untersuchung vorherrscht, Neugierde und ein Überwinden der Angst, nichts herauszufinden. Devereux (1967) hat schon vor Jahrzehnten hellsichtig von der ›Angst des Verhaltensforschers vor seinem Gegenstand‹ gesprochen« (Leuzinger-Bohleber 2007, S. 967).

So ist die Grundhaltung des Nichtwissens analytisch arbeitender Therapeuten/innen in der klinischen Tätigkeit vertraut und geradezu wegweisend in der Arbeit mit dem/r Patienten/in. In jeder Begegnung mit Patienten/innen begibt sich der/die Therapeut/in von neuem in eine aufnehmende, nichtwissende, wahrnehmende und reflektierende Haltung, um Neues und Unbekanntes im analytischen Raum zu entdecken. Weiterentwicklungen in der Theorie der Psychoanalyse sind in der Regel aufgrund von klinischen Erfahrungen entstanden. Seien es – wie im Falle dieser Arbeit – klinische Fallentwicklungen, die von dem/r Therapeut/in nicht gleich verstanden werden, oder seien es Fälle, die den/die Therapeut/in oft persönlich intensiv beschäftigen, weil sie einen schwierigen Verlauf nehmen und neue Behandlungstechniken erfordern.

Ein tragendes Element der Erkenntnisgewinnung in der Einzelfallstudie liegt in dem Bemühen um das *Verstehen* durch den/die Therapeutin. Das *Verstehen,* das als

Grundlage für die therapeutische Technik im psychoanalytischen Prozess dient, ist auch für das *Verstehen* der Fallgeschichte durch den/die Rezipienten/in relevant und kann einen entscheidenden Beitrag zur fortschreitenden Erkenntnis in der psychoanalytischen Gemeinschaft leisten. Hierbei sind die Gegenübertragungsprobleme des/der Therapeuten/in erkenntnisleitend. Diese Auffassung ist seit Paula Heimanns Beitrag zum Umgang mit der Gegenübertragung wegweisend für die psychoanalytische Forschung. Sie beschreibt den Analytiker als »teilnehmenden Beobachter«, wenn er seine »frei bewegliche Aufmerksamkeit« auf die Mitteilungen des Patienten richtet (Heimann 1969, S. 12f.):

> »Der Analytiker nimmt Kenntnis, er merkt sich Dinge, erinnert sich, spürt und hört Anklänge an frühere Situationen. Er stellt sich seinen Patienten vor, wie er in der Gegenwart innerhalb und außerhalb der Analyse sich verhält und was er erlebt, seine gegenwärtigen Interessen, Probleme, Konflikte, Ängste, Abwehrmethoden, Flucht in die Phantasie oder vor der Phantasie usw. Er bewegt sich von der ›psychischen Oberfläche‹ seines Patienten zu seiner Tiefe, von der Gegenwart zur Vergangenheit und umgekehrt« (ebd., S. 13).

Heimann geht noch weiter, indem sie dieses aufmerksame Zuhören des/der Therapeuten/in als vielschichtigen »begleitenden inneren Kommentar« beschreibt, der den therapeutischen Prozess begleitet. In seinen/ihren Imaginationen bewegt der/die Therapeut/in nach Heimann Vorbewusstes (z.B. blitzschnelle Einfälle aus dem Unbewussten) und formt das Material zu Probedeutungen. Wir wissen heute (Buchholz 2011; Leuzinger-Bohleber 2007), wie umfassend Psychotherapeut/innen mit ihrer Gegenübertragung auf das von Patienten/innen eingebrachte Material reagieren. Gegenübertragungsphänomene wie bestimmte Affekte, Körpergefühle, Fantasien und Handlungsimpulse stellen eine Erweiterung von Heimanns »begleitendem inneren Kommentar« und »Imaginationen« dar, die sie als notwendige Ich-Funktionen des Analytikers beschreibt, um erkennen zu können, ob die in der Gegenübertragung vorhandenen Gedanken und Fantasien zum Patienten oder zu ihm/ihr gehören (Heimann 1969, S. 13ff.).

In der vorliegenden Studie erweitert sich der »begleitende innere Kommentar« um eine weitere Kategorie, die besonders die Verknüpfungen der Eindrücke der Therapeutin aus der Begegnung mit dem Kind und der Begegnung mit den Eltern herstellt. In der »analytisch-therapeutische Position des Analytikers – ATP« (Zwiebel 2003)[47] finden

47 Zwiebel (2003, S. 37) hat in seinen Ausführungen an Heimann anschließend die »Teilnehmende Beobachtung« als spezifische psychoanalytische Wahrnehmungseinstellung definiert, indem er ein Spannungsfeld im Analytiker erkennt, das sich zwischen der teilnehmenden Beobachtung

sich Bipolaritäten in der psychischen Aktivität des/der Therapeuten/in, die das Aushalten von Widersprüchlichkeiten und Spannungen im therapeutischen Feld erfordern. Die in Kap. 3.2 beschriebenen vielfältigen verbalen und nonverbalen Interaktionsformen in der Psychotherapie mit Kindern und deren Eltern erschweren das *Verstehen* und *Verknüpfen* der innerpsychischen Prozesse des Kindes mit den intersubjektiven und realen Beziehungsanteilen und -angeboten der Eltern. Der/die Therapeut/in nimmt mit seiner/ihrer Gegenübertragung die Anteile von Kind und Eltern auf und kann sie fortlaufend in einem inneren Kommentar versuchen zu verstehen und mit eigenen kognitiven Haltungen reagieren. Hierbei wird der Fokus auf der Annahme projektiver Identifizierungen der Eltern liegen. Sie werden von der Therapeutin gehalten und v. a. toleriert, als multiple Verbindungen (Zwiebel 2003, S. 50) verstanden. In einem positiven Verlauf des therapeutischen Prozesses können sie integriert werden und den Eltern als erweiterte Fähigkeit im Elternselbst zur Verfügung stehen oder sich im ungünstigen Verlauf als Barrieren im Verständnis der Eltern ihrem Kind gegenüber erweisen.

Fremd- und Selbstbeobachtung sollen eine Einheit bilden, bei der die künstliche Trennung von Subjekt und Objekt aufgehoben ist. Die Psychotherapeutin lässt sich selbst zum Gegenstand von Forschung erklären und damit wird die Intersubjektivität zwischen Patient/in – Eltern – Therapeutin zum beforschenden wissenschaftlichen Objekt. »Indem diese operationale Differenzierung zwischen Forscher und Objekt vorgenommen wird, wird die gemeinsame Konstitutionsleistung der Daten, die intersubjektive Produktion des Textes zugleich anerkannt und methodisch zugänglich« (Devereux 1967, S. 309ff.). Es gilt das dadurch entstehende Spannungsverhältnis immer wieder auszubalancieren, sodass eine aktive Teilnahme möglich ist, zu große Nähe und Distanzverlust aber vermieden werden. Dabei werden nicht nur das Verhalten und die Interaktionen untersucht, sondern auch latente Motivations- und Beziehungsstrukturen ergründet (Christian-Widmaier 2008). Im Fall der vorliegenden Studie bezieht sich dieses Muster v. a. darauf, dass die Therapeutin die vielfältigen Familienbeziehungen des Kindes, das sie in Behandlung hat, die Delegationen der Eltern, die Konflikte der Eltern untereinander sowie derer, die aus ihren Herkunftsfamilien resultieren, stetig mit dem therapeutischen Geschehen abgleicht und auf ihre Veränderbarkeit hin prüft.

Es ist bis heute eine Herausforderung, dieses »hyperkomplexe« Geschehen (Stuhr

und der gleichschwebenden Aufmerksamkeit einerseits und einer distanziert-beobachtenden Haltung, die er seinem Erleben aus der teilnehmenden Beobachtung des/der Patienten/in entgegenbringt, bewegt. Hierdurch oszilliert der/die Therapeut/in nach Zwiebels Auffassung zwischen seiner professionellen psychischen Aktivität und seiner analytisch-therapeutischen Position. Dies ist u. a. notwendig, da sich das Material des/der Patienten/in nicht nur verbal zeigt, sondern durch viele nonverbale Informationen oder Handlungsdialoge mitgeteilt wird, die selbst für den/die Therapeuten/in nicht immer bewusst sind (wie z. B. bei der projektiven Identifizierung).

2007, S. 953) für wissenschaftliche Erkenntnisse überprüfbar und möglichst transparent zu gestalten. Zur Anlage einer empirisch wissenschaftlichen Einzelfallstudie bemerkt Overbeck (1993), dass sie

> »mit ausführlich angelegtem Originalmaterial, an die Möglichkeit zur Nachvollziehbarkeit und Nachprüfbarkeit von Erhebung, Auswertung und Schlußfolgerung besteht, um auf diesem Weg eine möglichst hohe Objektivierbarkeit vorgelegter Hypothesen zu erreichen. Oder aber eine Kasuistik zielt genau in die entgegengesetzte Richtung, nämlich auf nachvollziehbare Erlebbarkeit der dargestellten Behandlung und die Möglichkeit der subjektiv emotionalen Teilhabe daran« (ebd., S. 43f.).

Stuhr verweist in diesem Zusammenhang auf die Schwierigkeiten der Nachprüfbarkeit mittels objektivierbarer Instrumente. So berichtet er von den Problemen, dass die von Ratern erhofften Übereinstimmungen meist nur unzulänglich sind, und damit die Inter-Reliabilität sehr kritisch zu betrachten sei (Stuhr 2007, S. 951). Die in Overbecks Äußerungen vorgeschlagene zweite Variante der Einzelfallstudie, eine nachvollziehbare Erlebbarkeit der dargestellten Behandlung und möglicher subjektiver Teilhabe des Lesers zu gewährleisten bietet sich für die o.g. Forschungsmethode an. Informationen und Erkenntnisse dieser Art können zudem mit keinem anderen Forschungsmittel (z.B. Fragebögen, Rating-Skalen etc.) erreicht werden (Stuhr 2007). Selbst die immer wieder verlangten Verbatim- bzw. Tonbandaufzeichnungen von Behandlungen zeigen eine Widersprüchlichkeit auf. Zum einen wird sicher eine größere Objektivität in das Material gebracht und damit die subjektive Färbung bei Gedächtnisprotokollen durch die behandelnden Psychotherapeuten/innen weitgehend ausgeschlossen (Kächele/Thomä 2006, Bd. 2). Neben diesen unbestrittenen Vorteilen sind aber in jüngster Zeit auch erhebliche Nachteile dieser Dokumentationsform aufgezeigt worden. Zum einen ist die große Materialfülle der Verbatimprotokolle zu nennen. Zur weiteren wissenschaftlichen Verwendung muss auch hier eine Auswahl vorgenommen werden, die auch von Reflexions- und Distanzierungsprozessen begleitet ist, ähnlich wie das Gedächtnisprotokoll. Weiterhin entbehren die Verbatim- oder Tonbandprotokolle der wichtigen Ebene des emotionalen und kognitiven Kontextes der Gesprächs- bzw. Handlungssituation zwischen Patient/in und Therapeut/in bzw. Therapeutin. Und schließlich werden die nicht verbalisierten Anteile in Form von Gedanken der Therapeuten/innen, Stimmungen, Gegenübertragungsreaktionen, die auf die einmalige und ausschließliche Beziehung zwischen Patient/in, den Eltern und den Behandelnden hinweisen durch Verbatimprotokolle nicht erfasst (Kächele/Thomä 2006; Stuhr 2007).

Die psychotherapeutische, am Einzelfall orientierte Forschung der teilnehmenden und nachträglichen Beobachtung muss stets um eine Öffnung zu einer hermeneutischen Betrachtung bemüht sein. »Die Qualität der psychoanalytischen Forschung, insbesondere der klinischen Forschung, hängt wesentlich davon ab, ob diese Prozesse reflektiert oder unreflektiert, bewusst oder unbewusst, privat oder öffentlich ablaufen« (Leuzinger-Bohleber 2002, S. 31). Diese Öffnung entsteht zunächst durch eine detaillierte hermeneutische Gegenübertragungsanalyse, die als diagnostisches Forschungsinstrument am Text anzuwenden ist. In der vorliegenden Studie sind die umfassenden Protokolle der Behandlungen auf Textteile reduziert worden, die nach qualitativ-inhaltsanalytischen Gesichtspunkten für die Wechselwirkung der Eltern und des Kindes charakteristisch erschienen. Hierbei wurde das Übertragungs- und Gegenübertragungsgeschehen untersucht im Hinblick auf die Erschließung der psychodynamischen Bedeutung des spezifischen Austauschs projektiver und identifikatorischer Anteile aus der Eltern-Kind-Beziehung, repräsentiert in der Behandlerin.

Für eine Einzelfallstudie als empirische Forschungsmethode gilt es Kriterien zu erfüllen, die wissenschaftliche Handhabbarkeit erleichtern sollen. Stuhr (2007) hat diese Kriterien in Anlehnung an Freud aufgeführt, sie werden hier referiert und auf die vorliegende Studie bezogen.

- Die Anonymität ist zu gewährleisten, damit der behandelte Mensch geschützt wird.
- Der Erfolg der Behandlung sollte nach der Therapie transparent und multiperspektivisch dargestellt werden. Die Aussagen der Kinder sowie die der Eltern können die Eindrücke des/der forschenden Therapeuten/in ergänzen und komplettieren. Weiterhin wird beschrieben werden, wo der/die Patient/in zu Beginn der Behandlung stand und wohin er mit Beendigung der Therapie gelangte.
- Es sollte eine Dokumentation durch Tonbandaufzeichnungen erfolgen. Dieses Kriterium wurde weiter oben bereits diskutiert, im vorliegenden Fall liefern nachträglich angefertigte Protokolle der Sitzungen die Datenbasis der Studie.
- Innerhalb der Dokumentation sollte erzählt werden, was sich in der Therapie zwischen Patient/in und Therapeut/in ereignet. »Auf der unmittelbaren Ebene des Kontakts zwischen Patient und Therapeut aber sollte unbedingt das Instrument des Menschen, nämlich sein »Verstehen« erhalten bleiben, um auch die Subjektivität in der Datengenerierung zu erhalten« (Stuhr 2007, S. 956). Die Notwendigkeit der externen Validierung durch Supervision und Interpretation ist unbestritten, sie dient in dieser Studie einem Triangulierungsschritt neben der Triangulierung in der Therapeutin.
- »Der Vorteil der erzählten Fallgeschichte liegt zusammenfassend darin, daß sie einen intimen, aber differenzierten Zugang zum interagierenden Geschehen zwischen Therapeut und Patient garantiert, der beim Leser Phantasien anregt bzw. freisetzt und derart Gegenübertragungsreaktionen ermöglicht; so vermag

die Fallgeschichte Bedeutung, Sinn, ja Subjektivität zu transportieren und ist in dieser Hinsicht rein quantitativen Modellen der Einzelfallstatistik weit überlegen« (ebd., S. 959).

- Eine Fallgeschichte bedarf der Verdichtung bzw. Verkürzung. Diese Frage der Anlage der Untersuchung und Aufarbeitung des Materials wird im nächsten Abschnitt behandelt.

4.3 Anlage und Methode der Untersuchung

Die vorliegende Studie basiert auf sechs Behandlungsfällen, die für die Untersuchung protokolliert, dokumentiert und wissenschaftlich aufbereitet wurden.

Die Auswahl der Behandlungsfälle orientierte sich daran, gemeinsame Rahmenbedingungen in den Behandlungen zu schaffen in Bezug auf das Alter der Kinder, die Länge der Behandlung und das Arbeiten mit beiden Elternteilen, um unterschiedliche Muster herausarbeiten zu können. Einzig das Geschlecht der Kinder stellte eine systematische Differenz dar:

- Alle untersuchten Kinder befinden sich in der Vorschul- bzw. Latenzzeit (fünf bis zehn Jahre). In dieser Altersspanne ist die reale Abhängigkeit von Elternfiguren noch relativ hoch. Dies ist insofern bedeutsam, als zum einen allein die Eltern über Beginn und Ende der psychodynamischen Kinderpsychotherapie entscheiden und zum anderen ein hohes Loyalitätsempfinden der Kinder zu ihren Eltern besteht. Die Entwicklung einer intensiven Übertragungsbeziehung zur Therapeutin kann zu konkurrierenden Gefühlen im Kind führen. »Die analytische Arbeit mit Kindern und deren Eltern zeigt uns dies vielleicht noch deutlicher, weil jedes Gefühl therapeutischer Allmacht, wann immer es uns anwandeln sollte, sogleich seine Korrektur findet an der realen Macht der Eltern, dem Kind zu nützen oder zu schaden« (Dannenberger/Eppel 1980, S. 337).
- Bei allen Kindern wurde mit beiden Elternteilen gearbeitet. (Bei einer Familie beschränkte sich die Arbeit mit einem Vater auf zwei Gespräche – danach trennte sich das Elternpaar).
- Die Dauer der Behandlungen bewegte sich zwischen einem und dreieinhalb Jahren, bzw. 50 und 150 Stunden der Kinder, bei 20 bis 33 Stunden mit den Eltern. Sie entsprechen damit alle den Kriterien einer Langzeittherapie (Faber/Haarstrick 2003, S. 30).
- Bei den behandelten Kindern handelt es sich um jeweils drei Jungen und drei Mädchen, um mögliche Aussagen über Geschlechterdifferenzen treffen zu können.

Das Rohmaterial besteht aus handschriftlichen Protokollen der therapeutischen Sitzungen mit dem Kind und der Elterngespräche, die in der Regel nach den Stunden als Gedächtnisprotokoll angefertigt wurden. Im Sinne der teilnehmenden Beobachtung und des begleitenden inneren Kommentars wurden den Protokollen die Gegenübertragungsfantasien und -eindrücke der Therapeutin sowie ihre reflexiven Gedanken und Verknüpfungen von Kind und Eltern beigefügt. Der Wert der Teilhabe des Lesers an den Interaktionen und Gegenübertragungsreaktionen der Therapeutin durch die Präsentation einer spezifischen »Fallgeschichte« ist bereits erwähnt worden (Kap. 4.2).

Um nun aus diesen subjektgeleiteten Protokollen und Beschreibungen der Therapeutin, der Fallnarration also, forschungsrelevante Aussagen und Erkenntnisse gewinnen zu können, müssen das Fallmaterial und die Beschäftigung mit ihm Phasen der Triangulierung durchlaufen. Eine erste Triangulierung vollzieht sich bereits in der Therapeutin in und zwischen den therapeutischen Sitzungen selbst, wenn sie den Pol der Teilnahme am Erleben des Kindes und seiner Eltern im Sinne einer empathischen Identifizierung mit dem Pol des beobachtenden und bedenkenden Distanzieren und Abstandnehmen von diesem Erleben als ein oszillierendes Spannungsfeld begreift (Zwiebel 2003, S. 42). Des Weiteren hat die Therapeutin Gedächtnisprotokolle nach den Sitzungen angefertigt und hierbei nachträgliche Gedanken und Gegenübertragungsgefühle mit einfließen lassen. In einer externen Supervision hat sie eine äußere, distanzierte Reflexion auf die Behandlungen und die protokollierte Ausarbeitung hinzugenommen. Zur Erstellung dieser Studie erfolgte letztlich eine Auswahl und Komprimierung der Protokolle, wodurch ein zusammenhängender Text entstand, der im weiteren in einer Interpretationsgruppe von psychoanalytisch arbeitenden Kollegen/innen diskutiert wurde und abschließend neue Erkenntnisse in den Text eingearbeitet wurden.

Hierdurch ist eine weitere Validierung und qualitative Triangulation (Stuhr 2007) gegeben.

> »Die analytische Fähigkeit, sich, natürlich auch mit Hilfe externer psychoanalytisch geschulter Interpretationsgruppen, den eigenen Text immer wieder als etwas Fremdes zu vergegenwärtigen, ohne den Kontakt zur Beziehungsbasis der therapeutischen Behandlungserfahrung zu verlieren, entscheidet über die Fruchtbarkeit dieser Forschungsbemühung. Das analytische Fallverstehen auf der Basis der dyadischen Interaktionserfahrung in der Therapie und die Textinterpretation sind die zwei Säulen, auf denen die Forschungsergebnisse aufliegen« (Dammasch 2000, S. 97).

In der vorliegenden Studie ging es der Therapeutin u. a. darum, die zeitlichen und inhaltlichen Schnittstellen der Kinder- und Elternarbeit herauszustellen, an denen eine Produktivität des therapeutischen Prozesses deutlich wurde, bzw. ebenso umgekehrt eine Barriere auszumachen war, die eine Behinderung des therapeutischen Prozesses sichtbar machte. Eine solche »Zusammenfassung« (Mayring 2000) bezweckt, »das Material so zu reduzieren, dass die wesentlichen Inhalte erhalten bleiben, aber ein überschaubarer Kurztext entsteht (ebd., S. 472). Die so vorgenommene Dekontexualisierung und spätere Rekontextualisierung[48] (Stuhr 2007, S. 959) des zu beschreibenden Forschungsprozesses machen die Verstehbarkeit von Fallbeschreibungen aus.

Die »Transformation« und »Reduktion« der Stundenprotokollnotizen in einen »Text« dient nach Flick (2000, S. 157ff.) einer gezielteren Handhabung des umfangreichen Materials.

Dies geschah hier in der Anwendung einer parallelen Darstellung, durch die die Behandlungssequenzen mit dem Kind Interaktionen mit den Eltern gegenüber gestellt werden konnten. Diese »Strukturierung« will bestimmte, z.B. inhaltliche Aspekte »aus dem Material herausfiltern« und unter vorher festgelegten Ordnungskriterien aufbereiten, beispielsweise dem »einen Querschnitt durch das [zu] Material legen« (ebd., S. 58).

Diese Strukturierung dient in der vorliegenden Arbeit zum einen der Nachvollziehbarkeit der gegenseitigen Beeinflussung der Arbeit mit dem Kind und der Interaktion mit den Eltern. In bisher vorliegenden Fallbeschreibungen, die zur theoretischen Erarbeitung eines bestimmten Störungsbildes dienen, wird die Arbeit mit den Eltern meist nur kurz und oft nachträglich referiert. Hierbei lässt sich aber der wichtige Teil der Interaktion zwischen Therapeut/in, Kind und Eltern nicht erkennen[49]. Daher nimmt in der vorliegenden Arbeit die Darstellung der Interaktion mit den Eltern einen wichtigen Teil der Gesamtnarration und Reflexion der Fälle ein. Gleichzeitig wurden Behandlungssequenzen ausgewählt, an denen Reflexivität belegt werden kann. Gleichwohl wurde Wert darauf gelegt, dass der therapeutische Prozess als Ganzes zu erkennen bleibt. Um den Rahmen dieser Arbeit nicht zu sprengen, wurden lediglich drei der sechs Behandlungen in entsprechender Ausführlichkeit dargestellt. Drei weitere Therapien werden in den zum Verständnis der Reflexivität notwendigen Ausschnitten dargestellt.

Psychoanalytische Forschung bedient sich der hermeneutischen Methode, um unbewusste Prozesse zu verstehen und auch für eine wissenschaftliche Forschung auszuwerten. Hermeneutisches Verstehen verlangt Vertrautes und Fremdartiges, um Bedeutung zu erfassen. So soll ein Teil im Ganzen erkannt werden und das Ganze aus seinen Teilen verständlich sein. Im psychotherapeutischen Verfahren wird das Ganze in Teile zerlegt,

---

48 Das erste von der Therapeutin angefertigte Gedächtnisprotokoll wurde auf wichtige *»pointer«* (Moser/Hortig 2012, S. 131) hin untersucht und zu einem neuen Text zusammengefügt, das als »segmentiertes Protokoll« (ebd., S. 125) verstanden werden kann.

49 Dies ist auch nicht von größerem Interesse in diesen Fallberichten, weil der therapeutische Prozess mit dem Kind im Zentrum steht. Dennoch bleibt ein Unbehagen darüber, dass die Elternarbeit nicht konkreter ausgeführt wird (siehe Kap. 1.2).

in der synthetischen Methode entsteht aus den Teilen wieder das Ganze in verändertem Verständnis. Beide Erkenntnishaltungen sind aufeinander angewiesen, sie sind weder rang- noch zeitmäßig geordnet. Psychoanalytische Hermeneutik bewegt sich in der Dialektik von Verstehen und Nicht-Verstehen, welches sich alterierend während des Prozesses und in der nachträglichen Rekonstruktion des Prozesses des Verstehens vollzieht.

In einem hermeneutischen Zirkel (Rattner/Danzer 2009, S. 137ff.) bewegte sich die Therapeutin in einer reflektierenden Haltung oszillierend in den durch den therapeutischen Prozess entstehenden Spannungen und versuchte Bedeutungszusammenhänge zu erkennen. Der vertraute Part der Hermeneutik ist durch die Professionalität der Therapeutin in der Psychotherapie gewährleistet. Sie hat gewisse Vorannahmen gestellt, um sich im Feld zu orientieren. Zudem war sie selbst am therapeutischen Prozess beteiligt. Aus dieser Position entfernte sie sich immer wieder und distanzierte sich von dem Geschehen in sich und dem Patienten oder seinen Eltern. Hier erscheint das Fremdartige, die Selbstreflexion, mit der die Therapeutin sich immer wieder distanzierend außerhalb des dynamischen Geschehens stellte. Die so vorgenommene Triangulierung in der Therapeutin wurde zusätzlich durch eine Supervision unterstützt, indem sie ihr unmittelbar Erlebtes aus einer Therapie mit einem Kind und seinen Eltern jemand Vertraut/Fremden gegenüber preisgab. Auch hier brauchte es die dialektische Position, indem die triangulierende Person vertraut mit der Methode der Psychotherapie war, also eine Kollegin. Diese war allerdings fremd gegenüber dem präsentierten Fall und konnte dadurch eine unabhängige Sicht haben. In der Präsentation des Fallgeschehens durch die Therapeutin konnte sie neue Aspekte aufgrund von Gegenübertragungseindrücken aufdecken, die die Therapeutin aufgrund ihrer empathischen Beteiligung manchmal nicht erkennen konnte. In der vorgestellten Forschungsarbeit bestand die supervisorische Aufgabe vor allem darin, die identifikatorischen Anteile der Therapeutin zu differenzieren und Verknüpfungen herzustellen. Nicht selten war die Therapeutin so sehr mit einem Kind identifiziert, dass ihr der Blick auf die Eltern verstellt war. Andersherum konnte aber auch die Gegenübertragung auf die Eltern die Therapeutin so intensiv beherrschen, dass die therapeutische Arbeit mit dem Kind beeinträchtigt war. Manchmal war die Therapeutin aber auch so angefüllt mit einer projektiven Identifikation, die zu Konfundierungen führten, aus denen sie sich schwer lösen konnte, um einen distanzierten Blick zu erlangen. Anschließend begab sich die Therapeutin erneut in das therapeutische Feld, um mit dem reflektierten Verständnis neue Zusammenhänge zu erfahren. Dies begleitete den gesamten Prozess.

Auch die Reflexion in der Textproduktion zur vorgelegten Arbeit vollzog sich in einem hermeneutischen Zirkel, bei dem die Therapeutin die angefertigten Protokolle in einen komprimierten Text umwandelte, der den Prozess der Verknüpfungen und das Verstehen abbilden kann. Diese nachträglich zusammengestellte Datenmenge sollte das Ziel verfolgen, im Sinne einer Verlaufsanalyse die wichtigen Episoden und Interaktionen aufzuzeigen, die zu Transformationen aufseiten des Kindes, aber auch aufseiten der Eltern geführt haben. Die Produktion des Textes, die als Akt des schöpferischen Interpretierens betrachtet werden kann, durchlief zunächst wieder in der Therapeutin/Forscherin eine reflektierende Prüfung dessen, was aus dem Datenmaterial für das Verständnis des Textes wichtig war und was entbehrt werden konnte. Ein weiterer Triangulierungsschritt erfolgte in einer Interpretation von außen durch eine Gruppe, indem der Text ohne vorherige Kenntnis der Fälle rezipiert wurde und mit der Therapeutin/Forscherin diskutiert wurde. Hierbei traten besonders die durch Auslassungen entstandenen gegenübertragungstechnischen Probleme im Umgang mit Aggression zu Tage. So entzog beispielsweise Mias Mutter der Therapeutin Mia stets dann, wenn ihre eigene Aggression drohte, an die Oberfläche zu gelangen (Kap. 5.1). Um diese kontrollieren zu können, zog sich die Mutter zurück und verlagerte ihre Aggression projektiv identifizierend in die Therapeutin. Die Mutter beobachtete genau, ob die Therapeutin so »ausstoßend« reagierte, wie es die Mutter antizipierte.

Ein anderes Beispiel stellt Moritz' Fall dar (Kap. 5.5). Zum Ende blendete die Therapeutin aus, dass die Mutter zur letzten Stunde nicht erschienen ist. Sie fragte nicht nach ihrem Verbleib, sondern agierte ihrerseits ihre Aggression über die spärliche verbale Interaktion mit den Eltern. Damit übersah sie die Entwicklung, die die Eltern »im Stillen« vollzogen haben, welche die Mutter dann in ihrer letzten Begegnung hat offen legen können. Erst die tiefenhermeneutische Reflexion ermöglichte diese Erkenntnis und ging als überarbeitete Interpretation in den Text ein.

Weiterhin hat im Fall Markus (Kap. 5.4) die Mutter eine bedeutende Information – die außereheliche Beziehung mit einem Kollegen – zunächst zurück gehalten. Diese Täuschung der Therapeutin, die allerdings auch als Selbsttäuschung verstanden werden kann, konnte mittels des tiefenhermeneutischen Verständnisses als Unbewusstes zugänglich werden und wurde in die abschließende Textproduktion aufgenommen. Hier konnte die Therapeutin in ihrer Rolle als Forscherin eine erneute Prüfung der Auswahl der Protokolle vornehmen, so das die widerstandsfähige Illusion der Eltern im Text erkennbar werden konnte.

Die mikroanalytische Auswertung des Datenmaterials führte letztlich zur Einteilung der Dokumentation in bestimmte Abschnitte. Die sequenzielle Phasierung der psychoanalytischen Begegnung, wie sie in Kap. 3.2.2 dargestellt wurde, ermöglichte die genaue Analyse von »Handlungsdialogen« bzw. »Enactments« während der Therapie. Hier interessierte besonders die Veränderung in den interaktiven Mustern zwischen Eltern-Kind-Therapeutin im Zuge des psychotherapeutischen Prozesses. So war besonders in den Begrüßungs- und Abholsituationen eine deutliche Veränderung im Verhalten der Eltern zu erkennen, je nachdem, ob sie den therapeutischen Prozess mit ihrem Kind unterstützen konnten oder nicht. Aber auch die »nachträglichen Phantasien« der Therapeutin, die sich im Zwischenraum der stattfindenden Stunden ereigneten, gaben Aufschluss über das Eltern-Kind-Geschehen.

Durch diese Aufarbeitung des Materials werden letztlich auch Transformationen deutlich, die sich bei den Kindern, aber v.a. auch bei den Eltern zeigen. Es wird zu entfalten sein, wie die Therapeutin mit ihren reflexiven Verknüpfungen diesen Prozess begünstigt, bzw. auch behindert hat.

5 Fallstudien

Die im Folgenden dargestellten Fallstudien sollen ein großes Spektrum an unterschiedlichen Elternkonstellationen und Behandlungsverläufen zeigen. Wie schon in Kap. 4.3 erwähnt, werden Kinder beiderlei Geschlechts im Entwicklungsstadium der Latenz, also zwischen fünf und zehn Jahren behandelt. In diesem Alter haben Kinder entwicklungsbedingt eine ähnliche und damit vergleichbare Abhängigkeitsstruktur zu ihren Eltern. Es soll gezeigt werden, dass trotz der Unterschiedlichkeit in den Elternkonstellationen verallgemeinerbare Muster aufzufinden sind, die in der Behandlungstechnik Berücksichtigung finden können.

5.1 Mia (5 Jahre) und ihre Eltern (getrennt): Enkopresis und Impulsdurchbrüche mit depressiver Verstimmung

Die Arbeit mit Mia und ihren Eltern ist als Beispiel einer fruchtbaren therapeutischen Arbeit anzusehen, bei der es trotz schwieriger Entwicklungsmomente zu wichtigen Transformationen in Mias innerem Erleben und der Verknüpfung mit ihrer Lebenswirklichkeit gekommen ist. Die Arbeit mit den Eltern, vorrangig der Mutter, war ebenfalls von verwirrenden und schwer handhabbaren Anteilen geprägt, konnte aber immer wieder mit der Entwicklung von Mia verknüpft werden.

Die analytische Kinderpsychotherapie mit Mia umfasste 150 Stunden und 30 Stunden begleitende Elternstunden. Zwei dieser Elternstunden fanden gemeinsam mit dem Vater statt, die übrigen mit der Mutter allein. Anfangs konnte nur im einstündigen Setting gearbeitet werden, nach ca. neun Monaten wurde ein zweistündiges Setting möglich und in den letzten sechs Monaten der Behandlung wurde wieder ein einstündiges Setting gewählt. Die Elternstunden wurden unregelmäßig abgehalten, anfangs ca. alle sechs Wochen, in einer mittleren Phase dann 14-tägig und am Ende monatlich. Die Behandlung fand in einem Zeitraum von dreieinhalb Jahren statt.

5.1.1 Die Eltern

Die Mutter stellte ihre fünfjährige Tochter vor, weil sie sich Sorgen um ihren psychischen Zustand mache. Mia habe große Schwierigkeiten in sozialen Kontakten. Sie könne sich im Kindergarten nicht integrieren, spiele meistens allein. Wenn sie nachmittags mit ihr zum Spielplatz ginge, verstecke sich Mia hinter ihr, um nicht von anderen Kindern angesprochen zu werden.

Zu Hause ereigneten sich hingegen »wahre Katastrophen«. Mia bekomme heftige Wutanfälle. Die Mutter beschreibt die Ausbrüche, »wie aus dem Nichts kommend, eine Riesenwelle, Mia hat keinen klaren Blick mehr, schmeißt sich schreiend und tretend auf den Boden«. Man könne nie sagen, wann es zu Ende sei, weil sie sich dann so schlecht erreichen lasse. Mia starre dann mit leerem Blick vor sich hin, sei apathisch und abwesend. Die Mutter könne in solchen Situationen auf kein bewährtes Mittel des Trostes oder der Strenge zurückgreifen.

Die Mutter berichtete diese Vorgänge selbst in einer chaotischen Weise, sie stockte mitten im Satz, wendete den Blick ab, ihr schienen viele andere Gedanken in den Kopf zu schießen. Es brauchte viel Zeit und Abwarten meinerseits, bis sie fortfahren konnte in ihrer Beschreibung. Während solcher Pausen betrachtete ich sie. Sie ist eine hübsche junge Frau (Mitte Dreißig) mit blonden langen Haaren, die zu einer modisch gesteckten Frisur gefasst sind. Sie ist schlank und kleidet sich extravagant-alternativ im »secondhand«-Stil. Sie besitzt eine Vorliebe für Accessoires – Ketten, Broschen, Pulswärmer, bunte Strümpfe –, die ihre Profession unterstreichen. Mias Mutter ist ausgebildete Schauspielerin, Mias Vater hat Violine studiert und arbeitet als Musikpädagoge. Ich empfand große Sympathie für die Mutter, die ihre eigene Verstörtheit nicht zu verstecken versuchte. Allerdings schien sie sich zu schämen, dass sie nun auch ihre Tochter zu einer Therapeutin bringen musste, da sie selbst so lange bereits Therapie gemacht hatte und es doch »viel besser machen wollte als ihre Eltern«. Sie müsse sich nun allerdings eingestehen, dass ihr Leben so kompliziert sei, dass ihre Tochter doch auch Hilfe brauche. Immerhin käme sie bald zur Schule, dann müsse sie bestimmte Dinge einfach können.

Mia ist das erste Kind ihrer Eltern. Sie wurde in einem anderen Bundesland geboren, der Vater wohnt noch heute dort. Beide Eltern sind psychisch stark belastet. Die Mutter benannte eine Borderline-Störung bei sich, die sie bereits in mehreren Therapien bearbeitet hat und sie – nach ihren Angaben – heute relativ gut bewältigen kann. Der Vater hat eine bipolare Depression, die bis heute neben einer Verhaltenstherapie mit starker Medikation behandelt wird. Die Eltern lernten sich während ihres Studiums kennen. Obwohl Mia von beiden Eltern erwünscht war, hätten die Paarprobleme ziemlich unmittelbar nach der Empfängnis begonnen. Die Eltern zogen erst während der Schwangerschaft zusammen. Nach der Geburt habe sich schnell heraus gestellt, dass der Vater die kindlichen Ausdrucksformen

Mias nur schwer ertragen konnte. Alle Spontaneität und unkontrollierte Lebendigkeit überforderten ihn und ließen ihn abwechselnd depressiv und aggressiv reagieren. Als Mia zwei Jahre alt war, zog die Mutter mit ihr in eine eigene Wohnung im selben Haus. Gleichzeitig war sie erneut schwanger mit Zwillingen. Die Mutter beschrieb, dass diese Distanz für alle sehr förderlich war. Als Mia drei Jahre alt war, kamen dann die beiden Brüder zur Welt und sprengten das familiäre Miteinander gänzlich. Ein halbes Jahr später beschloss die Mutter, mit den drei Kindern wieder in den Wohnort ihrer Eltern zu ziehen, da diese ihre Unterstützung angeboten hatten. Die Mutter hat selbst jüngere Zwillinge als Geschwister und näherte sich über ihre Söhne auch wieder ihren eigenen Eltern an, mit denen sie lange keinen guten Kontakt hatte. Ihren Eltern sei es stets nur um eine gute Erziehung gegangen, sie habe sich als Kind nicht gesehen gefühlt. Sie habe ihre Gefühle selbst bewältigen müssen, v. a. seit ihre Zwillingsgeschwister auf die Welt gekommen waren.

Ihre heutige Annäherung an die Eltern sei einerseits als eine Folge ihrer Angewiesenheit auf die Unterstützung der Eltern, andererseits aber auch als Versöhnung mit der Mutter zu sehen, mit der sie sich nun als Mutter von drei Kindern wesentlich besser identifizieren konnte. Ihr eigener Vater spreche seit der Geburt ihrer Söhne nicht mehr mit ihr, da er mit weiteren Kindern nicht einverstanden gewesen sei.

Seit der Trennung war der Kontakt zum Vater Mias nun auf 14-tägige Wochenendbesuche beim Vater beschränkt. Der Vater holte sich oft die Unterstützung seiner eigenen Mutter, um mit den Kindern zurechtzukommen. Er betonte, dass ihm seine Kinder trotz seiner eigenen Probleme sehr wichtig seien.

Mia habe sich weitgehend normal entwickelt. Es habe ein antiautoritärer Erziehungsstil geherrscht, beiden Eltern seien künstlerische und musische Akzente in der Erziehung Mias sehr wichtig gewesen. Auf die Geburt der Brüder reagierte Mia zunächst sehr liebevoll, fügte sich rasch in die Rolle der großen Schwester. Allerdings nahmen parallel die oben beschriebenen Ausbrüche zu. Weiterhin mussten beide Eltern ihren Erziehungsstil ändern, weil sie sonst den lebhaften und äußerst robusten Jungen nicht gerecht geworden wären. Mia besucht seit ihrem dritten Lebensjahr den Kindergarten und soll im nächsten Jahr eingeschult werden.

Ich erfuhr erst durch den Vater, den ich nach einem halben Jahr zum ersten Mal sprach, dass Mias weiteres großes Problem das Einkoten war. Die Mutter hatte dies aus Scham verschwiegen. Für den Vater schien dies einfacher zu erzählen zu sein, da er selbst bis zu seinem sechsten Lebensjahr an Enkopresis litt.

5.1.2 Das Kind

In der ersten Begegnung wurde ich von Mia sofort in ihre Problematik eingeführt. Sie schaute misstrauisch und finster, blieb hinter der Mutter verborgen. Sie reagierte nicht auf meine Ansprache, schenkte mir keinen Blick. Die Mutter musste während der ganzen Stunde mit im Behandlungszimmer bleiben. Kontakt war nur über Handpuppen möglich. Ich ergriff intuitiv eine große Kuh, mit der Mia dann auch sprach und allmählich vertrauter wurde. Sie holte alle möglichen anderen Handpuppentiere, die mit der Kuh sprechen konnten. Hierbei war auffällig, dass sie sich bei jeder neuen Handpuppe versichern musste, dass dies kein böses Tier ist. Im Laufe der Stunde beförderte sie alle Tiere in die Ritterburg, wo sie bei einem »lieben Ritter« wohnen wollte. Ich verstand dies als Ausdruck einer starken Sehnsucht nach einem guten väterlichen Objekt. In der Dreiersituation Mia, Mutter und mir wurde deutlich, dass die Mutter sehr besorgt darüber schien, dass Mia nicht zu schnell und zu viel Kontakt zu mir bekommen sollte. In der Gegenübertragung wurde eine starke Konkurrenz spürbar.

In einer der nächsten Stunden konnte Mia schon allein zu mir ins Behandlungszimmer kommen, allerdings wollte sie wieder nur über die Handpuppen mit mir sprechen. Sie zeigte eine starke Fantasietätigkeit, sie dachte sich immer wieder neue fantasievolle Spiele für die Stofftiere aus, die sie mir präsentierte. Mia spielte allein mit sich und den Puppen, bezog mich nicht ein und reagierte kaum auf Bemerkungen von mir. Sie wirkte hierbei wie in einem geschützten Raum mit sich selbst und ihren imaginierten Objekten, entwickelte eine mütterliche Fürsorge für diese. Ich schien in diesem Geschehen überflüssig zu sein, fühlte mich ausgeschlossen. In einer Stunde nahm ich mir den Tiger als Stofftier und testete ihre Ansprechbarkeit auf Aggression. Sie reagierte zunächst abwartend, zurückhaltend, antwortete dann aber so, dass sie selbst eine eklige große Stoffspinne nahm und ihr ihren bunten, schillernden Fingerring an einen Fühler steckte. Ich verstand dies als Wunsch, das Aggressive und Eklige integrieren zu können, um es nicht dauerhaft abspalten zu müssen.

5.1.3 Hypothesen zur Eltern-Kind-Beziehung

Mia hatte als erstes Kind eines Künstlerpaares mit vielfältigen Problemen zu kämpfen. Beide Eltern waren psychisch stark belastet und konnten demzufolge Mia nicht die notwendige Aufmerksamkeit in Form einer abgegrenzten Affektspiegelung geben. Auch die haltenden und Orientierung verleihenden Haltungen waren bei den Eltern nur unzureichend ausgebildet. Gleichwohl wurde Mia von ihren Eltern geliebt und idealisiert, allerdings ganz im Spiegel verzerrter Wahrnehmungen bei beiden Eltern. Die Mutter sah in ihr ein Ideal ihrer selbst, sie identifizierte sich mit Mia, um ihre eigene narzisstische Kränkung durch ihre Eltern kompensieren zu können. Demzufolge konnte sie für Mia kaum ein Resonanzboden für ihre »wahren« Bedürfnisse sein, sondern sah vorwiegend sich selbst in ihr und reagierte dann meist verschmelzend und wenig abgegrenzt. Wenn ihre eigene psychische Verfassung es nicht möglich machte, auf Mia zu achten, konnte sie Mia auch »vergessen«. Ihre Container-Funktion war zeitweilig außer Kraft gesetzt, sodass Mia mit ihren Gefühlen der Trennung und des Verlassenseins mit sich allein war. Fonagy et al. beschreiben »deviante Stile der Affektspiegelung«, die einer »erneuten Traumatisierung« gleichkommen. »Dieses strukturelle Spiegelungsmuster ist bei Müttern zu erwarten, die negative Affektausdrücke ihres Säuglings aufgrund eigener ungelöster intrapsychischer Konflikte nicht containen können, sondern von ihnen überwältigt werden« (Fonagy et al. 2004, S. 200). Der Vater konnte in dieser Beziehungsstruktur nur wenig hilfreich sein, hatte er doch selbst zu Mia eine narzisstisch-ödipal gefärbte Beziehung. Er bewunderte sie einerseits, verbrachte viel Zeit mit ihr, stieß sie aber gleichzeitig abrupt und unberechenbar von sich, wenn seine Affekte ihn überwältigten.

Hinsichtlich der Thematik des Einkotens orientierte ich mein Verstehen an Binét, die die psychodynamischen Hintergründe des Einkotens wie folgt darstellt:

> »Das Kind wird von einem Separationstrauma oder einer entsprechenden Traumaserie betroffen, muss die Trennung von der Mutter hilflos und erniedrigt ertragen. In dieser Situation trifft es der Befehl, sich zu schämen und dieser Befehl fixiert die Selbstaufgabe und das Symptom. Das Kind fühlt sich dann ausgeliefert und gedemütigt [...]. Die Enkopresis erweist sich so als Symptom eines Sich-selbst-Aufgebens« (Binét 1979, S. 1116f.).

Wenn die Eltern für Mia aufgrund ihrer eigenen psychischen Probleme nicht erreichbar waren, wird sie dies als Beziehungsverlust erlebt haben, da die Objektkonstanz nicht hinreichend erlangt wurde. Mit dem Symptom des Einkotens gab sie sich – wie Binét ausführt – einerseits selbst auf, andererseits konnte sie sich durch den intensiven Geruch den Elternobjekten wieder annähern, indem diese sich über die notwendige Körperpflege ihr zuwenden mussten. Die Eltern-Kind-Bindung konnte also nur konkret erlebt werden, eine Symbolisierung des abwesenden Objektes konnte nicht ertragen werden, archaische Ängste überfluteten Mia und äußerten sich in dem psychosomatischen Geschehen.

Mit der Rückkehr zum Wohnort ihrer Eltern war die Mutter erneut mit ihrer Ambivalenz ihren Eltern gegenüber konfrontiert. Sie selbst besaß keinen Führerschein und war dadurch sehr auf die Hilfe der Eltern angewiesen, um alltägliche Aufgaben (z.B. Beförderung der Kinder bei schlechtem Wetter und Krankheit, Betreuungszeiten während notwendiger eigener Termine etc.) überhaupt bewältigen zu können.

In Übertragung auf mich war diese Ambivalenz ebenfalls deutlich spürbar. Einerseits hatte Mias Mutter eine große Skepsis sich einer weiteren »Therapeutenmutter« anzuvertrauen, andererseits zeigte sie überdeutlich, dass sie den eigenen Eltern gegenüber unabhängiger werden wollte und hierbei Unterstützung benötigte.

In meiner Gegenübertragung verspürte ich einen großen Wunsch, das Elternpaar für Mia wieder erschaffen zu können, zumal ich eine Sehnsucht beider Eltern danach wahrnahm.

5.1.4 Behandlungsverlauf

5.1.4.1 Identifikation und Ungetrenntheit zwischen Mia und ihrer Mutter (Kind: 1.–25. Std. – Eltern: 1.–5. Std.)

Nachdem Mia anfangs noch eher schüchtern und ängstlich wirkte, bin ich bald ganz eingenommen von ihrer Präsenz und Darstellungsfreude in den Sitzungen. Sie gebraucht die Stofftiere als Kommunikationspartner, ich bin nur auf dieser Ebene für sie von Bedeutung. Ich vergegenwärtige mir, dass sie fünf Jahre alt geworden ist, und damit diese Art der Kommunikation absolut angemessen erscheint. So möchte sie auch nicht über reale Gegebenheiten sprechen, ja, wirkt geradezu irritiert über eine entsprechende Frage von mir, sondern taucht unmittelbar in das Spiel ein. Zu diesem Zeitpunkt weiß ich noch nichts von der Enkopresis, sie zeigt sich auch noch nicht, es geht »lediglich« um ein mögliches Einnässen. Dieses Thema ist auch gegenwärtig, ich bemerke bei Mia eine hohe urethrale Erregbarkeit beim Spielen, sie geht auch nicht von selbst zur Toilette, sondern nur nach Aufforderung durch mich, dann aber unproblematisch.

> *Der anfängliche Kontakt zur Mutter gestaltet sich zögerlich und vorsichtig. Die Mutter ist zunächst sehr erleichtert, dass Mia bei mir bleibt, sie sich von ihr trennen kann für die Zeit der Therapiestunde. Auch in meiner Gegenübertragung wird die große Belastung der Mutter spürbar. Obwohl sie nicht weit von der Praxis entfernt wohnt, muss sie, um Mia zu bringen, beide Zwillinge (zwei Jahre) in einen Fahrradanhänger setzen, Mia auf den Gepäckträger ihres Fahrrades und dann mit allen zu meiner Praxis radeln. Sind alle angekommen, wollen die Brüder natürlich auch gerne aussteigen und mit hereinkommen. Es erfordert viel Energie von der Mutter, nach einer kurzen Verabschiedung von Mia, die Söhne wieder mitzunehmen. Die ganze Prozedur wiederholt sich beim Abholen.*
>
> *Die Mutter ist selten pünktlich, weder beim Bringen noch beim Abholen. Bevor ich selbst dazu komme, diese Schwierigkeit zu thematisieren, fragt die Mutter »zwischen Tür und Angel«, wie lange die Stunde mit Mia genau dauert. Ich bin in meinem Ärger über die Unzuverlässigkeit gebremst, sehe ich doch die Fragilität des familiären Systems und entnehme der Frage der Mutter auch, dass sie sich ihrer Schwierigkeit, pünktlich zu sein, durchaus bewusst ist.*

Mia hat Spaß daran, die Stunden zu gestalten. Sie bereitet sich meist vor, indem sie sich besonders kleidet oder etwas mitbringt – meist ein Stofftier. Sie nimmt häufig die Rolle der »Mutter« aller Stofftiere ein und erfindet lustige Spiele, die sie mit ihnen spielt und sorgt sich rührend um das Wohlergehen eines jeden Tieres. Ich spiele immer den Part der Kuh, entweder einbezogen in das Spiel oder eine beobachtende Position einnehmend. In einer Stunde kommt sie in glitzernden Leggings und erklärt mir – der Kuh – auf Nachfrage, dass sie zu Fasching als Meerjungfrau verkleidet gewesen sei und sie deshalb heute so gekleidet sei. Sie fragt die Kuh, was sie zu Fasching gewesen sei. Ich antworte spontan: »Ich war Prinzessin auf der Kuhwiese.« Daraufhin korrigiert mich Mia und sagt: »Du bist doch sicher für eine Königin gehalten worden.« Ich bin verblüfft über ihre Einschätzung, staune darüber, dass sie bei unseren »Als-ob-Spielen« trotzdem die Generationengrenze fühlt und einhalten möchte. Ich sinne über meine spontane Idee der Prinzessin nach, merke wie ich in der mütterlichen Übertragung gefangen lieber Freundin als Mutter sein will.

Anschließend möchte sie mit der Kuh ein Bild malen, ein Mädchen als Prinzessin. Ich nehme wahr, dass sie meinen »Traum« aufgreift und für sich in Form des Bildes realisieren möchte. Sie unterhält sich dabei mit der Kuh und gibt mir die Anweisung, auch ein Bild zu malen. Ich male ein Haus mit fünf Fenstern und fünf Gesichtern darin, die alle gleich aussehen. Ich bin innerlich mit der Familie beschäftigt: Vater, Mutter, Mia und ihre beiden Brüder haben alle blonde Haare. Ich spreche darüber beim Malen und frage mich, welches von den Gesichtern wohl Mia sein könnte. Ich frage Mia, die mir antwortet: »Ich will im Dach mit Mama wohnen und unten soll Papa mit meinen Brüdern wohnen.« Ich verstehe dies als einen Wunsch nach einer Identifikation mit dem Weiblichen.

Elterngespräche finden zunächst nur selten statt, da die Mutter keine Betreuung für ihre Söhne hat. Sie hat ganz wenig Geld zur Verfügung, sodass auch eine anderweitige Betreuung nicht infrage kommt. Ich fühle mich mit meinen Wünschen an die Mutter schlecht, ihre Not ist so übermächtig, dass ich auf keinen Fall die Belastung erhöhen möchte. Sie beschreibt auch, wie ungern sie ihre Eltern in Anspruch nehme, weil sie mit so vielen Erziehungshaltungen ihrer Eltern nicht einverstanden sei. Sie reagiert ungehalten, wenn ich ihren Redefluss manchmal unterbrechen muss, weil die Zeit davon fliegt.

Ich versuche sie zu entlasten, indem ich betone, dass alles, was ihr ein wenig Raum zur Entspannung ermöglichen würde, gut sei. Ich versuche auch zu vermitteln, dass Mia keinen Schaden nehmen würde, wenn sie mit unterschiedlichen Erziehungsstilen bei den Großeltern konfrontiert würde, da sie immer unterscheiden könne, wer Mutter und wer Oma ist.

Ich spüre deutlich wie die Mutter etwas entspannt, nachdem ich dies gesagt habe.

Dann kommt sie sehr schnell zu sich und berichtet von ihrer eigenen Therapie in der anderen Stadt, wie sehr ihr diese geholfen habe. Sie ist sehr beglückt, dass ich den Therapeuten zufällig kenne, es entsteht ein Gefühl der Verbundenheit. Beim Erzählen droht ihr oft die Struktur verloren zu gehen, sie weint häufig, erzählt über ihre schwere Kindheit, in der sie sich so wenig von ihren Eltern verstanden gefühlt habe. Sie braucht lange, bis sie sich wieder sammeln kann, um mit Schilderungen zu Mia fortzufahren.

Sie berichtet, wie schwer sich Mia trennen könne, wenn der Vater sie fürs Wochenende abhole. Sie würde sich selbst ganz elend fühlen, weil sie nicht wisse, was gut für Mia sei. Ob sie darauf bestehen solle, mit dem Vater zu fahren, weil sie wisse, dass sie ihn liebe, oder ob sie ihr nachgeben solle und sie bei ihr lassen solle. Mia würde zunächst ganz viel jammern und weinen, irgendwann dann aber in eine Starre gehen und unerreichbar werden. Wenn sie dann vom Vater wiederkomme, hätte sie oft Ausbrüche der anfangs beschriebenen Art.

Es wird deutlich, dass 50 Minuten niemals ausreichen können, um die Mutter in einer tragbaren Verfassung gehen lassen zu können. Oft mischt sich aber auch noch eine Skepsis in die Beziehung. Es scheint der Mutter unangenehm zu sein, sich so ungeschützt vor mir zu zeigen.

Die Mutter überlegt, ob sie sich selbst noch einmal einer Therapie unterziehen sollte. Ich unterstütze sie bei diesem Gedanken, da ich selbst ihre große Bedürftigkeit spüre.

In einer Stunde malen wir wieder. Mia beginnt einen Himmel zu malen. Mir fällt nichts ein, was ich malen könnte. Ohne dass ich etwas sage, fordert mich Mia auf, ihr Bild nachzumalen. In der Gegenübertragung spüre ich wieder ihre große Fürsorge für mich, die mich irritiert. Sie malt in die Mitte ihres Bildes ein großes Muster, das mir wie ein Gesicht mit riesengroßen Augen vorkommt. Als sie fertig ist, äußere ich meine Fantasie der großen Augen. Sie widerspricht zunächst, ich merke aber, dass sie mit meiner Fantasie beschäftigt ist. Dann sagt sie: »Aber es ist doch ein Muster« Ich: »Es kann ein Muster sein und trotzdem kann ich mir eine Fantasie davon machen.« Sie: »Dann ist es ein großer bunter Vogel, der den Himmel trägt und einen großen Hut aufhat.« Ich bin berührt von der Vorstellung, den Himmel tragen zu können oder zu müssen und gehe in meinen Gedanken zu den Eltern Mias mit ihren Problemen und frage mich, ob für Mia der Himmel ihre Eltern symbolisieren könnte. Während ich noch nachdenke, ist sie schon beim Spiel auf dem Fußboden. Sie baut eine Szene mit einem mit Gold gefüllten Koffer – ein Schatz, wie sie erklärt –, der von einem Zauberer und einem Feuer bewacht wird. Keiner solle sich dem Schatz nähern, erklärt sie mir. Dann stellt sie Puppenmöbel drum herum. Bedeutsam erscheint mir die Toilette, die sie aufbaut und nachdenklich die Toilettenspülung betätigt. Ich deute: »Manchmal haben Kinder Angst, der Schatz könnte die Toilette hinunter gespült werden.« Sie schaut mich an, sagt nichts, nimmt eine männliche Puppe, setzt sie auf die Toilette, betätigt die Spülung und legt sie sodann ins Bett zum Schlafen. Ich denke an das väterliche Introjekt, sage aber nichts mehr dazu, da das Ende der Stunde erreicht ist.

Die Mutter schildert einen »enormen Selbstbewusstseinsschub« bei Mia. Sie erzählt, sie habe bei einem Mitmachzirkus sich selbstständig einer Gruppe zugeordnet und sich dort als Seiltänzerin geübt und anschließend mit den anderen Kindern vorgeführt. Auch in anderen Situationen könne sie sich besser von ihr trennen. Auf dem Spielplatz nehme sie Kontakt zu anderen Kindern auf etc. Allerdings habe sich das Problem des Einnässens deutlich verstärkt. Manchmal stehe sie im Zimmer und würde spontan und vor ihren Augen urinieren. Belohnungsversuche seitens der Mutter hätten nur kurz gewirkt. Allerdings gebe es eine Veränderung in der Handhabung der Säuberung. Mia bestehe darauf, sich selbst zu reinigen und umzuziehen. Ich deute dies als eine beginnende Autonomieentwicklung und den Wunsch, selbst die Kontrolle über ihren Körper erlangen zu können.

Die Mutter gibt mir daraufhin weiteren Einblick in die Familienbeziehungen. Sie berichtet von einem Familienausflug mit dem Vater zusammen. Sie hätten einen Safaripark besucht und die Söhne seien sofort losgestürmt, um alles zu entdecken. Mia hingegen habe sich sehr an die Eltern geklammert, sich nicht lösen können und sehr gejammert, das sie nicht so frei wie die Brüder ihre Wünsche umsetzen kann. Es gelingt mir an dieser Stelle, mit der Mutter gemeinsam darüber nachzudenken, wie sehr Mia ihr Alleinsein im Vergleich zu ihren Zwillingsbrüdern spüren muss. Obwohl die Mutter mit ihren Geschwistern eine ähnliche Konstellation erlebt hat, ist ihr die Dimension der Geschwisterrivalität fremd. Ich vermute, dass es der Mutter schwer fällt, aus einer Metaperspektive auf ihre Kinder zu schauen, freue mich aber, dass sie sich auf eine kurze gemeinsame Perspektive einlassen kann. Nun erzählt die Mutter noch von einer Szene mit dem Vater zu Hause. Der Vater habe beim gemeinsamen Essen Gespenst gespielt, indem er laut und angsterregend durch den Raum tobte. Die Mutter betont, dass sie sich unmittelbar vorher mit ihm heftig gestritten habe im Beisein der Kinder. Sie habe den Eindruck gehabt, dass die Kinder die spaßig gemeinte Aktion des Vater nicht hätten einordnen können und alle ganz verängstigt reagiert hätten. Sie bedauert, dass der Vater hier gar keine Empathie für seine Kinder gehabt habe, nimmt ihn aber sofort auch wieder in Schutz, indem sie sein Verhalten mit seiner eigenen Depression nach dem Tod seines Vaters während seiner Jugendzeit, erklärt.

Am Schluss der Stunde entsteht bei der Mutter der Wunsch, den Vater verstärkt in die Elternarbeit mit einzubeziehen. Ich begrüße den Vorschlag und wir verabreden ein nächstes gemeinsames Gespräch, wenn er wieder zu Besuch kommt. Ich bin längst neugierig auf den Vater geworden.

Mia kann sich in der Stunde nach dem Elterngespräch nicht von der Mutter trennen. Ich frage mich, ob ich sie zu euphorisch begrüßt habe oder ob sie auf andere Art irritiert oder verunsichert wurde. Ich hole die Kuhhandpuppe aus dem Therapiezimmer, um sie zum Bleiben zu bewegen, was auch gelingt. Sie ist allerdings die ganze Stunde über passiv, ganz unentschlossen bezüglich eigener Ideen und möchte Vorschläge von der Kuh bekommen. Sie berichtet, dass sie heute ein Kuscheltier vergessen hat mitzunehmen, was sie sehr betrübt. Ich äußere als Kuh Verständnis für ihre Not, überlege laut, was wir machen könnten. Sie wählt einige Gesellschaftsspiele aus, die sie aber ohne großes Engagement mitspielt. Ich spüre selbst eine starke Verunsicherung, empfinde Schuldgefühle, ihr nicht genügen zu können, v. a. aber fällt es schwer hinzunehmen, sie für den Moment nicht verstehen zu können.

In der nächsten Stunde kommt sie mit einer großen Selbstverständlichkeit herein, ich spüre unmittelbare Erleichterung. Sie steuert sofort wieder die Kuh an und jammert darüber, dass sie heute wieder kein Kuscheltier dabei hat. Kuh: »Ob sich die Kuscheltiere wohl daran gewöhnen können, dass Du mal öfters ohne sie ausgehst?« Sie beginnt ein Spiel mit ihren beiden Haargummis. Sie erklärt, Mama habe ihr zwei schiefe Zöpfe geflochten, sie habe sie wieder aufgelöst. Sie wirkt dabei ganz bei sich, das Spiel mit den Haargummis vermittelt mir eine autoerotische Stimmung. Nach einer Weile taucht sie auf, gibt mir ein Haargummi und fordert mich auf, ihre Muster nachzumachen. Ich folge ihr zunächst, erfinde dann aber selbst Muster, die sie verblüffen, vielleicht auch irritieren. In der Gegenübertragung fühle ich mich nicht nur wohl, wenn ich ihr die Führungsrolle überlasse. Sie holt dann schnell wieder die Kuh, die wir dann in großem Einvernehmen mit beiden Haargummis schmücken. Ich tanze dann als Kuh und freue mich, dass ich die schönste Kuh auf der Weide bin. Sie läuft daraufhin zum Schrank, holt eine Pistole, bietet sie der Kuh an mit den Worten: »Aber nur zum Spaß Kuh, wir schießen ein bisschen.« Ich fühle mich an die Situation erinnert, die die Mutter vom Gespenstspiel des Vaters erzählte und betone extra, dass wir jetzt nur spielen. Sie möchte mit der Kuh zusammen jemand Böses jagen. Ich soll die Böse sein. Ich gehe zu den Kuscheltieren und schimpfe sehr laut mit ihnen (Assoziation zum Vater). Daraufhin fesselt sie mich mit Handschellen, während ich schlafe. Auf ihren Wunsch hin soll ich aufwachen und die Fessel entdecken. Sie hat sich nun unter den Tisch verkrochen, hält sich die Ohren zu in Erwartung eines starken Ausbruchs von mir. In der Rolle jammere ich aber nur über meine Fessel und werde dann von ihr – nachdem ich wieder einschlafen sollte – entfesselt. Bei ihr hat sich während des Spiels ein großer Harndruck aufgebaut. Ich empfehle den Toilettengang und sage, ich würde auf sie warten. Sie geht vergnügt weg und kommt ebenso vergnügt wieder um weitere Räuber zu jagen. Anschließend packt sie alle Waffen weg und kündet an: »Jetzt will ich wieder Prinzessin spielen.« Ich freue mich über ihren Mut sich den Aggressionen zu nähern.

Bis zu diesem Zeitpunkt hatte ich wenig Gelegenheit, der Mutter etwas über Mia zu berichten, sie war selbst so voll mit Dingen, die sie vorwiegend über sich, und nur manches über Mia berichten musste.

5.1.4.1.1 Diskussion

Mia nutzte den therapeutischen Raum intensiv für die Darstellung ihrer inneren Problematik. Hierbei blendete sie alles, was in den realen Beziehungen geschah, vollkommen aus. Alles Dramatische, das sich vor dem Beginn der Stunde ereignete, wenn die Familie »anrückte«, schien von ihr abzufallen, wenn sich die Tür des Behandlungszimmers hinter uns geschlossen hatte. So stellte sich die »Eröffnung« (Moser 2001, siehe Kap. 3.2.2) von Mias Therapiestunden häufig dar. Sie zerfiel in zwei Teile, den realen Kontakt mit der gesamten Familie, bei dem Mia kaum sichtbar war, und den Eintritt in Mias innere Welt der jeweiligen Therapiestunde. Die Therapeutin registrierte den immensen affektiven Betrag, der in dem Beginn der Stunde lag, hatte Mühe nicht selbst affektiv zu reagieren und im nächsten Moment mit Mia in die analytische Mikrowelt einzutauchen. Hier übernahm die Therapeutin in Form von projektiver Identifizierung die »familiäre Last« für Mia, damit diese sich in der psychoanalytischen Mikrowelt ihrem Inneren zuwenden konnte. In dieser projektiven Identifizierung konnte die Therapeutin zunächst den emotionalen Druck, der von den Brüdern ausging, bis in körperliche Empfindungen hinein spüren. Aus der relationalen Sicht (Ferro 2003) konnte sie verstehen, wie machtvoll die Zwillinge in ihrer Bedürftigkeit für Mia wirken mussten und sie dabei mit ihren Bedürfnissen verdrängten. Weiterhin konnte die Therapeutin die Schwäche der Mutter spüren, für ihre Kinder ein hinreichend stabiler Container zu sein. Sie hatte nicht die elterliche, strukturierende Macht, die Brüder für den Moment der Übergabe Mias an die Therapeutin ruhig zu halten, um Mia genügend Sicherheit für die Zeit der Trennung zu vermitteln. Dies musste Mia als intensive Verlassenheit empfinden und stand sicher für viele alltägliche Situationen (Kindergarten, Spielplatz, Vaterbesuche), in denen sich Mia von der Mutter trennen musste. In der therapeutischen Mikrowelt der Stunde angekommen, präsentierte Mia zunächst ihre starke Identifizierung mit der mütterlichen Rolle, wenn sie für alle Kuscheltiere eine gute, ja perfekte Mutter darstellte und damit ihre eigene tiefe

Verlassenheit von der Mutter in aktives mütterliches Tun umwandelte und sich dabei beruhigte. Hierbei war allerdings notwendig, dass sie die Situation ganz allein kontrollieren konnte. Sie brachte meistens etwas mit, d. h. sie bereitete sich auf die Stunden vor, nichts sollte außer Kontrolle geraten. Wenn dies manchmal geschah – »ich habe heute das Kuscheltier vergessen« – geriet sie in eine innere Panik, fühlte sich leer und konnte von der Therapeutin in Gestalt der Symbolfigur der Kuh[50] nur mühsam beruhigt werden.

Eine solche Präsentation und Bearbeitung der inneren verlassenen Situation (Entleerung) Mias stellte einen Beginn von Reflexion und Transformation dar (Mias reflexive Mikrowelt).

Den elterlichen Objekten gegenüber nahm sie nach dem Eindruck der Therapeutin eine parentifizierte Rolle ein: »ein großer bunter Vogel mit großem Hut, der den Himmel trägt« – so fantasierte sie ihre omnipotente Rolle angesichts der beiden bedürftigen und unberechenbaren Eltern.

Dahinter verbarg sich die große Angst vor dem Verlust des eigenen Selbst, wie die Symbolisierung des Toilettenspiels. Angst, dass das Selbst den hohen Anforderungen der Realität nicht standhalten könnte. In einem »begleitenden inneren Kommentar« (Heimann 1969) versuchte sich die Therapeutin Mias Beziehung zum väterlichen Introjekt (sie setzte einen Mann auf die Toilette) vorzustellen. Anlässlich der Wochenendbesuche beim Vater kam Mia vermutlich in Kontakt mit ihren eigenen kindlichen Wünschen nach Gesehenwerden, nach männlich-väterlicher Bewunderung für ihre kleine, entstehende Weiblichkeit und dekompensierte angesichts der lauten Bedürftigkeit der Brüder und der psychischen Fragilität des Vaters. Der Vater freute sich wahrscheinlich auch auf seine Tochter, konnte sie aber mit ihren kindlichen Bedürfnissen nicht ausreichend sehen, zumal er von der Aufgabe, für drei kleine Kinder zu sorgen, grenzenlos überfordert war. Seinen realen Rückzug aus dem Kontakt zu Mia musste diese ebenfalls traumatisch verarbeitet haben. Die Auswirkungen auf die Entwicklung von Mias Selbst ist bei Eva Kahlenberg treffend wie folgt beschrieben:

> »Menschen benötigen die erfahrungsbedingte Vorstellung, als Subjekt in der geistig-seelischen Innenwelt bedeutsamer Anderer kohärent und kontinuierlich repräsentiert zu sein, um ihr einzigartiges Selbstsein erleben zu können. Die Anderen sind dabei als kohärente Objektrepräsentanzen in der eigenen inneren Welt verankert. In einem dialektischen Prozess beeinflusst sich die weitere Differenzierung und Integration von Subjektivität und Wahrnehmung von Alterität als das Anderssein des Anderen gegenseitig« (Kahlenberg 2010, S. 62).

50 In verschiedenen Mythologien steht die Kuh für ein »kosmisch weibliches Urwesen« (ägyptische Mythologie) oder eine »produktive Kraft des Universums, mütterliche Sorge und Liebe, Glück und Gedeihen, Fülle und Zeugung« (germanische Mythologie) und »Symbol für das Element Erde selbst« (indische Mythologie) (Zerling/Bauer 2003, S. 180ff.).

Dieses »In-der-geistigen-Welt-des-anderen-aufgehoben-Sein« konnte Mia weder bei Vater noch bei Mutter ausreichend erlebt haben.

Am Ende der Therapiestunden, beim »Heraustreten aus der psychoanalytischen Mikrowelt« ereignete sich häufig dasselbe »Drama« wie zu Beginn einer Stunde. Mia nahm alles unbeteiligt hin, ließ sich auf Mutters Fahrrad setzen und fuhr davon. Hier zeigte sich Binéts Beschreibung von der »apathischen Selbstaufgabe« stuhlinkontinenter Kinder, wenn die Separation vom primären Objekt nicht gelingt (Binét 1979, S. 1116).

Die Therapeutin war im Anschluss an die Stunden – in ihren nachträglichen Fantasien (siehe Kap. 3.2.2) – zunächst damit beschäftigt, ihre intensiven Affekte zu regulieren. Mia hatte ihre Innensicht auf die Introjekte mit der Therapeutin geteilt. Diese differenzierte sie zunächst von eigenen Eindrücken und verband dann das affektive Erleben mit der kognitiven Gestaltung, um eine Integration für Mia vorzubereiten, die für sie in früherer Zeit aufgrund der wiederholten traumatischen Beziehungsverluste nicht möglich war (Moser/Hortig 2012).

In den begleitenden Elterngesprächen stand die Mutter mit ihrer persönlichen Problematik und den Anforderungen ihres alltäglichen Lebens im Zentrum und musste von der Therapeutin intensiv in der Regulierung ihrer Affekte unterstützt werden. Die Therapeutin verzichtete zunächst vollkommen auf das Einbringen konflikthafter Anteile von Mia, da sie das Elternselbst der Mutter nicht stabil genug und noch nicht bereit für reflexive Gedanken zu Mia einschätzte. Sie stand als Container zur Verfügung, um die Mutter zu entlasten, damit diese mehr Energie und Kraft für Mia aufbringen konnte. Die Unfähigkeit der Mutter, schlechte Zustände für Mia zu beheben, zeigte sich deutlich: Sie kam zu spät, ließ sich von den viel lauteren Zwillingen bestimmen und war v.a. im Widerstand gegen die eigenen Eltern gefangen, sodass sie nur wenig inneren Raum für Mia bereitstellen konnte. Allerdings konnte die Therapeutin einen »zarten Anflug« von einer Bereitschaft der Mutter sich einzulassen spüren, z.B. als sie sich von selbst nach der genauen Anfangs- und Endzeit der Therapiesitzung von Mia erkundigte und damit signalisierte, dass sie sich ihrer Verspätung bewusst war und dies der Therapeutin mitteilen wollte. Und sie begann, der Therapeutin mehr von sich und dem Zusammenleben mit den Kindern und dem Vater zu berichten.

Die reale Abhängigkeit von Mia zu ihren Eltern erforderte, die Mutter zu unterstützen, in Zukunft achtsamer auf Mia zu reagieren. Dazu musste die Therapeutin sich Mutters innerer Situation zuwenden. Mia reagierte darauf, indem sie am Stundenbeginn noch zweifelte, ob sie bei der Therapeutin einen eigenen Platz hat. So interpretierte die Therapeutin die schwierigen Trennungsszenen zwischen Mia und der Mutter, nachdem die Mutter in einem Gespräch sehr viel Raum und Zeit bei der Therapeutin eingenommen hatte.

Zur weiteren diagnostischen Abklärung begrüßte sie deshalb den Wunsch der Mutter den Vater einzubeziehen sehr, um sich über die Elternfähigkeiten des Vaters und das elterliche Paar klar zu werden.

5.1.4.2 Die väterliche Repräsentanz (Kind: 25.–70. Std. – Eltern: 6.–15. Std.)

Etwa vier Wochen später findet das erste Elterngespräch gemeinsam mit dem Vater statt. Der Vater kommt als erster – direkt von der Autobahn – in meine Praxis. Kurz darauf trifft auch die Mutter ein. Ich merke sofort, dass sie ganz aufgeregt und angespannt ist. Ich drücke meine Freude darüber aus, den Vater kennen lernen zu können, er ist mir ebenso wie die Mutter sympathisch und wir kommen schnell ins Gespräch über ihn, seine Wünsche an seine Elternschaft und die Schwierigkeiten der Realisierung der Wünsche. Er berichtet freimütig von der Erfahrung, als sein Vater gestorben war, als er 15 Jahre alt war. Er beschreibt, dass er auf gar keinen Fall wolle, dass seine Kinder ohne Vater aufwachsen müssen, dass er andererseits aber derzeit keine Möglichkeit sieht, aus seinem Wohnort wegzugehen, um bei seinen Kindern sein zu können. Er äußert weiterhin Verständnis für die Entscheidung der Mutter, mit den Kindern weg gegangen zu sein, weil er nicht so belastbar ist, wie es nötig wäre. Er berichtet dann von seiner langjährigen Therapie, seiner bipolaren Störung, dass er Medikamente nehme und dennoch seine Emotionen nicht immer unter Kontrolle halten könne.

Der Vater spricht lange, ich habe den Eindruck, er genießt die Aufmerksamkeit von mir, aber auch von der Mutter, die sich nur selten äußert. Wenn sie sich äußert, wird sie schnell vom Vater gebremst, lässt sich auch bremsen, lässt ihm den Raum. Der Vater berichtet ebenfalls, dass er selbst bis zum Alter von sechs Jahren eingekotet hätte und deshalb Mia sehr gut verstehen könne. Ich bin sehr erstaunt über die zusätzliche Symptomatik Mias, zeige dies aber nicht, weil ich die Mutter vor dem Vater nicht bloßstellen möchte, was sicher passiert wäre, wenn ich gesagt hätte, dass ich von diesem Symptom bisher nichts wisse. Der Vater schildert eine hohe Identifizierung mit dem Problem der Enkopresis, schildert wie er selbst als Kind darunter gelitten habe. Ich bin in der Gegenübertragung eher mit Mia identifiziert, fühle Angst und Überforderung angesichts des starken Engagements des Vaters. Dies drückt sich in einer körperlichen Spannung und Erregung aus, ich warte aufgeregt ab, wie sich das Paar verhält. Die Mutter hält sich weiterhin zurück, die Ängstlichkeit in ihrem Gesichtsausdruck bleibt die ganze Stunde über bestehen. Ich habe den Eindruck, dass sie sehr unter Spannung steht, aber froh ist, dass der Vater nun »mit im Boot sitzt«.

Das Stundenende kommt zu schnell, es kam während der Stunde nicht einmal zum »Innehalten, Fragen stellen, Reflektieren o. Ä.«, sodass wir ein weiteres Gespräch in ca. sechs Wochen verabreden.

Die nächste Stunde mit Mia nach diesem Elterngespräch beginnt damit, dass sich Mia so gut vorm Haus versteckt, dass ich mich erschrecke, denke sie sei wieder mit der Mutter weggefahren, weil ich nicht vor ihr schon da war. Dann kommt sie aber aus ihrem Versteck gehüpft und freut sich sehr, dass sie mich wirklich erschreckt hat. Ich spüre ich hierbei, dass der Kontakt immer noch fragil ist, ich jederzeit damit rechne, dass sie aus irgendwelchen Gründen nicht in der Therapie bleiben kann. Im Therapiezimmer angekommen wendet sich Mia sofort dem Sandkasten zu und versteckt ein Zweicentstück darin, das sie mitgebracht hat. Es soll ein Schatz sein. Ein Wolf, ein Hase und ein Fuchs bewachen den im Sand vergrabenen Schatz. Ich rege ein kurzes Gespräch über die Tiere an, frage sie wie gefährlich oder wie lieb diese Tiere sind. Sie antwortet nicht, kommt aber auf die Idee, ich solle Menschen aussuchen, die den Schatz angreifen sollen. Ich möchte, dass sie Menschen aussucht. Sie wählt sogleich Königin und Prinzessin und ändert den Plan, indem sie sagt, dass diese den Schatz ebenfalls verteidigen sollen. Ich soll noch weitere Menschen holen, die sich alle im Kreis aufstellen. Nun holt sie noch einen großen Drachen, der auch schützt, aber dabei auf einen Thron gesetzt wird und von allen anderen bewundert wird. Er steigt selbst von dem Thron hinab und geht ins Gefängnis des Schlosses, wo es nach Mias Aussage »schön warm und kuschelig ist und wo er behütet wird«. Eine Fackel spende ihm Licht. Ich verstehe diese Szene als Symbolisierung ihres tiefen Wunsches nach verlässlicher Geborgenheit, die ihr ebenso wichtig ist wie die narzisstische Bewunderung durch die Primärobjekte.

Gleich nach der Weihnachtspause erfolgt die nächste Stunde mit beiden Eltern. Schon bei der Begrüßung bemerke ich eine hohe Anspannung beim Vater. Das Gespräch beginnt mit der Schilderung des Weihnachtsfestes durch die Mutter. Sie beschreibt hierbei, wie wichtig ihr dieses Fest sei und wie wichtig sie es fände, dass die Kinder dieses Ereignis besonders genießen sollten. Sie äußert wie uneinig sich beide Eltern in der Handhabung der Weihnachtszeit seien und wünschte sich mehr Abstimmung mit dem Vater. Dieser schweigt die ganze Zeit. Ich möchte mich nach seiner Einstellung erkundigen und spreche ihn an. Ohne dass er mich anschaut, berichtet der Vater, dass das Einkoten von Mia bei ihm in den Ferien sehr schlimm gewesen sei und dass er diesem Umstand nicht zuschauen könnte. Es folgt ein herber Angriff auf die Therapie, indem er sagt, er hätte schon das Internet durchforstet, um nach »besseren« Hilfen zu suchen und beschließt seine heftige Rede damit: »Und ich habe Mia versprochen, dass sie nicht mehr in die Hose macht, wenn sie zur Schule kommt.« In der Gegenübertragung spüre ich Wut bei mir und einen sehr hohen Erregungspegel bei ihm, und versuche ihn zunächst zu beruhigen, indem ich ansetze, um ihm die Wirkung und Dauer einer analytischen Therapie bei Kindern zu erklären. Meine Impulse des Ärgers über seinen Versuch der Entwertung meiner Arbeit halte ich hier zurück. Ich verweise darauf, dass es noch acht Monate dauert bis Mia zur Schule kommt und er ein wenig Vertrauen in meine Arbeit aufbringen sollte. Meine Worte kommen aber

> *bei ihm nicht an, er blickt aus dem Fenster und setzt zu einer erneuten Attacke an. Seine Stimme wird immer lauter, er gerät außer Kontrolle und schreit, dass er das alles nicht zulassen werde. Die Mutter ist hier bereits längst in Tränen aufgelöst. Bevor ich wieder etwas sagen kann, ist der Vater aufgestanden und verlässt mit laut knallenden Türen die Praxis. Ich laufe dem Vater noch hinterher, merke aber, dass er entschlossen ist zu gehen. Ich schließe alle Türen und lasse mich erschöpft in meinen Sessel fallen. Nachdem ich mich selbst beruhigt habe, denke ich an Mia und komme zu dem Schluss, dass Mia vor solchen aggressiven Ausbrüchen ihres Vater geschützt werden muss. Mias Mutter hat sich auch wieder gefangen und berichtet, dass sich derartige Szenen zu Hause häufiger ereignen, wenn sie zusammen sind. Sie schildert noch einmal wie wenig der Vater in solchen Momenten erreichbar sei. Sie gehe dann meist mit den Kindern aus dem Raum, und einer der Söhne schleiche sich dann nach einer Weile vorsichtig ins Zimmer um zu schauen, ob der Vater sich beruhigt habe. Ich spiegele der Mutter die Destruktivität der väterlichen Aggression, die sicher seiner psychischen Erkrankung zuzuordnen sei. Ich erkläre wie ängstigend es für Mia und ihre Brüder sei, den Vater in diesem Zustand erleben zu müssen und biete ihr für ein nächstes Treffen an zu schauen, wie es ihr gelingen kann ihre Kinder besser zu schützen.*

Mia ist in der nächsten Stunde nach dem Elterngespräch nicht erreichbar für mich. Sie hat ihren Bären mitgebracht und steuert sofort die Kuhhandpuppe und eine Elefantenhandpuppe an und verwickelt sie in ein für mich unverständliches Tun. Sie gibt mir Anweisungen, wie sich die Kuh verhalten soll. Ich folge, fühle mich aber gelangweilt und leer. In der Rêverie stelle ich mir vor wie es auf Mia gewirkt haben muss, dass ihr Vater ihr versprochen hat, dass sie bis zum Schulbeginn nicht mehr einkotet. Ich denke an die magische Macht, die er damit ausdrückt und mit der er Mia jeden Versuch der Selbstkontrolle wegnimmt. Ich beschließe, dass es für die therapeutische Arbeit wichtig ist, dass Mia weiß, dass ich dies vom Vater erfahren habe. Vorsichtig beginne ich eine Intervention, indem ich über die bevorstehende Einschulung spreche und ihr Gefühl dazu, wenn ihr Vater ihr verspricht, sie werde dann nicht mehr einkoten. Sie leugnet sofort, dass ihr Papa das gesagt habe. Ich lasse ihre Abwehr stehen. Sie beginnt sogleich ein Spiel mit Puppen. Sie findet eine Puppenwindel, erzählt von ihrer Puppe. Nun will sie spielen: Sie ist das Schulkind. Ich bin die Mutter, die die Puppe als Baby gebären soll, während sie in der Schule ist. Als sie nach Hause kommt, freut sie sich mächtig über das Baby und beginnt es mütterlich zu versorgen. Ich spreche nun über regressive Wünsche nach Versorgtwerden, ich spreche über das Wundsein bei Babys, wenn die Windeln voll sind. Während ich spreche, denke ich an die unkontrollierte Impulsivität des Vaters. Mia schweigt zu meinen Ausführungen, ist aber bis zum Ende in das Spiel vertieft.

Das folgende Elterngespräch findet mit der Mutter statt. Der Auftritt des Vaters in meiner Praxis hat eine klärende und befreiende Wirkung gehabt. Die Mutter berichtet, dass sie anhand meiner Reaktion auf den Vater erst gemerkt habe, wie aussichtslos es ist, dass er sich ändern kann. Ich bestärke sie darin, die psychische Erkrankung des Vaters sehr ernst zu nehmen. Ich hatte den Eindruck, dass es sehr wichtig war, dass ich dem Vater keinerlei Schuld an seinem Verhalten zugeschrieben habe und ihr damit die Erlaubnis gegeben habe, die Erziehungsfunktion selbst zu übernehmen. Ich habe die Mutter sehr darin unterstützt, die Sorge für ihre Kinder voll zu übernehmen, zumindest solange sich der psychische Zustand des Vaters nicht verbessert. Konkret habe ich angeregt, dass Mia nicht mehr zum Vater fahren soll, wenn sie es nicht selbst möchte. Ich habe auch gesagt, dass ich es wichtig fände, dass Mia einige Zeit keinen Kontakt zum Vater habe, bis auch sie sich etwas stabilisiert habe. Die Mutter hörte aufmerksam zu, zeigte ihre Verwunderung offen darüber, dass sie den Zustand bisher so bereitwillig ertragen habe, weil sie sich so viele Sorgen um den Vater mache, ihm gegenüber eine große Verantwortung fühle. In Anbetracht ihrer eigenen Strukturschwäche versuchte ich ihr nahezulegen, dass sie mit der Erziehung ihrer drei Kinder sehr gefordert sei und sie alle Kraft brauche, um ihnen hinreichend gerecht zu werden. Auch, dass ihr Einfluss auf den Vater zu gering sei, als dass sie ihm tatsächlich helfen könne. Sie berichtet, dass sie einige Sitzungen bei einem Therapeuten wahrgenommen habe. Sie spricht fasziniert von ihm, er habe ihr so viele wahre Dinge »auf den Kopf zu gesagt«. Sie habe sich erkannt gefühlt, hätte aber dort nicht weitermachen können. Sie wisse nicht warum, es sei so ein Gefühl gewesen.

Mia bringt ihren Bären wieder mit und verkündet gleich zu Beginn: »Der Bär hatte ganz viel Angst herzukommen. Er dachte es passiert Schlimmes mit ihm. Dabei darf er doch nur spielen.« Ich verstehe dies als symbolische Darstellung ihrer eigenen Ängste, die sie zu Beginn der Behandlung hatte. Ich bin auch erleichtert dass nun »alles auf dem Tisch liegt«, worum wir uns in der Therapie kümmern müssen. Während sie knetet, sprechen wir über die Schule. Sie weiß noch gar nichts. Ich staune über die mangelnde Vorbereitung beider Eltern auf die bevorstehenden Termine der Anmeldung an der Schule, sowie der Schuluntersuchung. Sie: »Papa zickt manchmal ganz schön rum.« Ich: »Ja, und wenn Du in die Hose machst, wird das Papa ganz schön ärgern.« Sie lächelt still in sich hinein und sagt: »Ja, ich habe dieses Problem.« Ich: »Ja, und endlich dürfen wir darüber sprechen.«

In den folgenden Stunden gewinnt das Einkoten einen Platz in der Therapie. Mia pubst während des Spielens, ich nehme häufiger auch Kotgeruch war, beschäftige mich in der Rêverie mit der Frage: »Hat sie etwas in der Hose oder nicht.« Ich spüre die Schamgrenze, die mich bremst, zu fragen, zumal Mia nach der Offenbarung aller Geheimnisse in eine offen idealisierende Übertragung zu mir gerät. Ihre Rollenspiele beinhalten Zwillingsfantasien, wenn wir alles gleich machen, alles miteinander teilen, z.B. auch eine böse Stiefmutter. Wir finden eine liebe Mutter, die nicht soviel schreit. Einmal erzählt sie, sie habe sich dies zu Hause auch gewünscht, und es hätte tatsächlich geklappt, dass Mama nicht soviel geschrien habe. Sie bringt ein Buch mit, das die Mutter ihr geschenkt hat. Sie möchte es vorgelesen bekommen und zeigt mir dabei auch, dass sie selbst bereits flüssig lesen kann. Auch das wusste ich bisher nicht. Ich denke es passt zu ihr, dass sie sich in die Pseudoreife begibt, um die kindlichen Wünsche nicht spüren zu müssen. Aber jetzt kann sie offensichtlich beides: An mich den Wunsch richten, vorgelesen zu bekommen und mir zeigen, dass sie bereits lesen kann.

Die Mutter hat im Familienalltag viele Änderungen vorgenommen. Mia fährt derzeit nicht zum Vater, sondern verbringt dafür mehr Zeit bei den Großeltern, weil sie es so möchte. Dies kann die Mutter nun ohne zu viele Schuldgefühle in Anspruch nehmen. Ich habe auch bei ihr das Gefühl, dass sie mich nun als hilfreiche Instanz erfahren kann und sich weiter öffnet.

Es dauert nicht lange, da eröffnet sie mir, dass sie sich nun vom Vater endgültig getrennt habe und sich auf einen anderen Mann einlassen möchte. Er werbe schon einige Zeit um sie, und jetzt fühle sie sich in der Lage dieses Experiment zu beginnen. Ich zeige ihr meine Freude über ihr gewachsenes Selbstvertrauen und die gesteigerte Lebensfreude.

In meiner Rêverie bin ich damit beschäftigt zu überlegen, wie Mia den Objektwechsel der Mutter wohl verkraften kann. Ich hätte mir gewünscht, die Mutter hätte sich ein wenig mehr Zeit gelassen mit einer neuen Beziehung. Ich verstehe aber zugleich, dass sie sich ohne Beziehung vielleicht zu haltlos und einsam fühlt und ihren Kindern damit auch nicht gerecht werden kann.

Die Mutter hat meinem bereits früher geäußerten Wunsch, Mia zweimal in der Woche zu sehen, nun entsprechen können. Darüber freue ich mich und verstehe es als Möglichkeit zur Vertiefung der Arbeit.

Mia kommt mit ihrem Hasen, der ein Schnuffeltuch hat, und ihrem Schulranzen, in dem sie einen Schnuller, ein Haargummi und eine Muschel transportiert. Damit bietet sie sofort einen Gesprächsanlass über die Schuluntersuchung, die sie nicht zu Ende bringen konnte, weil sie in eine Verweigerung geraten ist. Sie berichtet verzweifelt, das Opa und Oma sagen, sie dürfe noch nicht in die Schule, Mama es aber wolle. Mama fände sowieso alles doof, was Oma sage. Sie fände Oma und

Opa aber auch gut, besonders gut fände sie das Fernsehen, das würde sie oft trösten. Zu Hause hätten sie keinen Fernseher. Ich: »Und wenn die Erwachsenen sich so uneinig sind, weißt Du vielleicht selbst auch nicht so genau, ob die Schule jetzt das Richtige ist.« Sie ist mit einem Stuhldrang beschäftigt, ich empfehle den Toilettengang. Sie nimmt den Hasen mit und fragt ihn, ob er »groß oder klein« muss. Sie kommt wieder und erklärt mir, dass beim Hasen auch manchmal nur Luft aus dem Bauch kommt. Nun spielen wir Eisenbahn. Ich soll eine Mutter spielen, die den Hasen als Kind dabei hat. Mia ist die Fahrkartenverkäuferin und gibt mir die Anweisung, dass der Hase schlechte Laune haben soll. Ich spiele nun eine Mutter, die versucht ihr Kind zu »handlen«, das »nicht brav« ist. Als Mutter versuche ich den Hasen zu verstehen und zu beruhigen. Ich äußere aber auch, dass es mir peinlich ist, dass der Hase im Zug so ein Theater macht. Der Hase soll nach seinem Schnuller verlangen, während wir zur Ritterburg fahren und einen Ritterkampf anschauen. Mia betrachtet und kommentiert sehr vergnügt meine »Regulierungsversuche« des kindlichen Hasenverhaltens. Ich verweigere den Schnuller angesichts der »öffentlichen« Situation. Dann fahren wir wieder zurück und sie möchte dasselbe Theater zwischen Mutter und Hase erleben.

Ich verstehe diese Symbolisierung als Externalisierung der Schuluntersuchungssituation, in der sie es nicht geschafft hat, sich über die Zeit hinweg an die äußeren Erfordernisse anzupassen, und in ihren Eltern diesbezüglich auch keine Unterstützung erfahren hat, sondern eher auf Hilflosigkeit und Verzweiflung gestoßen ist.

Die Mutter berichtet ihrerseits von der missglückten Schuluntersuchung. Sie war in Begleitung ihrer Mutter dorthin gegangen und erzählte eindrücklich davon, dass sie mehr mit ihrer Mutter und deren Einstellungen beschäftigt war als mit den Anforderungen der Situation. Sie habe sich auch vorher keine Gedanken gemacht, wie sie Mia auf die Schuluntersuchung hätte vorbereiten sollen. Es stellt sich aber heraus, dass alles nicht dramatisch schlimm ist, da Mia noch einmal einen Einzeltermin erhält und die Mutter tatsächlich keinen Zweifel hegt, dass Mia nicht eingeschult werden könnte – ich auch nicht. Und dennoch bin ich ganz beeindruckt davon, wie die Mutter um ihre Elternfunktion ringt. Wie schnell sie selbst in die Tochterrolle rutscht und damit ihre Kraft und Stärke als Mutter ihren Kindern gegenüber verliert. Ich zeige Verständnis für ihren Wunsch nach Unterstützung durch ihre Mutter, zeige ihr aber auch, dass sie auf diese Weise kaum aus der Konkurrenz mit der Mutter um die bessere Mutter herausfinden könne. Ich ermutige sie, dass sie die Unabhängigkeit von der Mutter erlangen kann und dass ich sie in den Elterngesprächen unterstützen kann ihre Mutterrolle zu finden und einzunehmen. Es ist mir sehr wichtig, der Mutter klar zu machen, dass ich keine Konkurrenz zu ihr aufbauen will, sondern ihr die Möglichkeit aufzeigen will, dass nicht nur Mia sondern sie selbst sich auch weiterentwickeln kann. Und weiterhin versuche ich zu verdeutlichen, dass Mias Fortschritte nur Bestand haben, wenn auch sie sich in ihren Haltungen und Einstellungen verändert.

Die Mutter schaut mich mit großen Augen an und betont, dass ihr diese Sichtweise gänzlich neu sei, sie meine Worte höre, aber noch wenig damit verbinden könne. Ich verweise auf den therapeutischen Prozess, der seine Zeit brauche und sie benötige hierzu Geduld und Vertrauen.

Der zweite Termin der Schuluntersuchung verläuft gut, die Mutter konnte in Ruhe mit der Schulleiterin über die spezielle Problematik von Mia sprechen und Mia wurde zu einer besonders geeigneten Lehrerin in die Klasse eingeteilt.

Die Mutter hat als weiteren Schritt Mia aus dem Kindergarten genommen. Der wichtigste Grund lag darin, dass Mia sich dort unwohl fühlte und die Mutter keine Hoffnung hatte, dass sie sich im letzten halben Jahr dort noch integrieren könnte, zumal sie mit dem Konzept des Kindergartens immer weniger übereinstimme. Sie finde, dass Mia dort mit ihren Fähigkeiten nicht wahrgenommen werde. Im Zuge der vielen Veränderungen kam sie zu dem Schluss, dass diese Maßnahme auch die gesamte familiäre Situation entspannen werde, und wenn Mia zweimal pro Woche zur Therapie käme, sei sie ausreichend gefordert.

5.1.4.2.1 Diskussion

Mit dem Eintritt des Vaters in die Therapie bekam die Therapeutin mehr Klarheit und Einblick in die psychische Konfliktdynamik von Mia. Weiterhin forderte die Realität (Schuluntersuchung) eine größere Beteiligung und gelangte dadurch auch in die psychoanalytische Mikrowelt der Stunden mit Mia. Im Symbolspiel des Schatzes im Sand konnte Mia ihre Reaktion auf die gewachsene Aufmerksamkeit vieler Erwachsener (Mutter, Vater, Oma, Therapeutin, Schulärztin, Schulleiterin) symbolisieren. Bisher hatte sie ihren Schatz des Selbstwertes von Erwachsenen eher bedroht gesehen. (Der Schatz soll gestohlen werden). Sie wählte einen Drachen, der den Schatz zunächst beschützte und dabei bewundert wurde, dann aber selbst in das Gefängnis des Schlosses hinabstieg. Diese Transformation von dem Gefühl der Bedrohung hin zu einer Fürsorge für den »urweiblichen Anteil« – symbolisiert im Drachen[51] ermöglichte Mia eine Separation vom mütterlichen Introjekt und eröffnete den Wunsch, mit ihrem wahren Selbstanteil gefunden werden zu wollen, so wie sie sich anfangs vor der Praxis versteckte, um von der Therapeutin gefunden zu werden. Dieses »Verstecken« ereignete

51 Der Drache wird in der Jung'schen archetypischen Lehre als »verschlingender mütterlicher Aspekt« betrachtet (Jung 1991, S. 126).

sich vor der Stunde nach dem ersten Kontakt zum Vater. Die Therapeutin empfand dieses Geschehen wieder als Anfrage, ob sie Mia wirklich erwartete und sich auf sie einstellen konnte angesichts der massiven Problematik des Vaters. Nach der zweiten Begegnung mit dem Vater war Mia anfangs gar nicht erreichbar für die Therapeutin, vermutlich hatte Mia die Erschütterung der Mutter, aber auch der Therapeutin wahrgenommen und sich gemäß ihrer narzisstischen Abwehr ganz zurückgezogen. Erst als die Therapeutin Mia gegenüber ihre Kenntnis der väterlichen Einstellung erklärte und klar machte, dass sie weder den Vater vernichten wollte noch an Mias weiterer Entwicklung zweifelte, öffnete sich Mia. An dieser Stelle erlebte sie eine Verknüpfung von ihrem Inneren mit dem Außen, was offensichtlich eine große Entlastung darstellte und das Vertrauen in die Therapie stärkte. Sie zeigte dies ganz vertrauensvoll, indem sie ihren Wunsch nach einer gemeinsamen analytischen Arbeit mit der Einbeziehung des traumatischen Ursprungs – noch einmal von der Therapeutin geboren werden wollen – ausdrückte. Hier transformierte sich das Gefühl der Verlassenheit und der Entleerung in eine hoffnungsvolle Aussicht von einer psychischen »Wiedergeburt in der Therapie von einem verlässlichen Objekt« und dadurch mehr Sicherheit zu erlangen. Damit wurde ihr Wunsch nach Geborgenheit, aber v. a. auch nach Orientierung deutlich, um sich in ihre kindliche Rolle begeben zu können. Dies wurde im Spiel der Eisenbahnfahrt aktiviert, als Mia sich mit Freuden in die kindliche Rolle begeben konnte, vor Freude juchzte, weil der Hase sich nicht anpassen mochte, die Mutter (Therapeutin) im Spiel kämpfte, aber nicht unterging, bzw. nicht die Fassung verlor, wie dies ihre Mutter so oft tat (»Mama schimpft soviel«). Die Möglichkeit Regressives (Einkoten, Verweigerung bei der Schuluntersuchung) zu thematisieren, versetzte Mia in die Lage, von sich aus über die realen Beziehungen zu Oma und Opa und Mutter sprechen zu können.

Weiterhin wurde deutlich, dass die Erlaubnis der Mutter, nicht zum Vater fahren zu müssen, eine große emotionale Entspannung bei Mia möglich machte.

Auf der Elternebene bekam der Eintritt des Vaters in das therapeutische Feld eine wichtige Bedeutung. Offensichtlich brauchte es die Sicht einer »dritten« Position auf das Elternpaar, um die Konflikte so erleben zu können, dass die Eltern handlungsfähig werden konnten. Es schien, als befänden sich beide Eltern selbst in adoleszenten Strukturen und brauchten die »Elternfunktion« der Therapeutin, damit sie selbst einen Zugang zu ihren fehlenden Elternqualitäten und -funktionen erlangen konnten.[52] So konnten sich beide Eltern in ihrem Zusammenspiel und in der Gegenwart der Therapeutin so wahr-

52 Siehe hierzu auch Gisela Zeller-Steinrich: »Der Therapeut muss und kann die Familie nicht verändern. Aber er kann den Raum schaffen, in dem Veränderungen möglich sind, weil alle Beteiligten psychisch vollständiger werden, da sie ihre eigenen Konflikte in sich halten und nicht mehr in Doppelbindungen (komm her – geh weg) nach außen projizieren, wodurch sich die starren, entwicklungsbehindernden Muster ausbilden« (Zeller-Steinbrich 2005, S. 193f.).

nehmen, dass die schon lange bestehenden ein- und festgefahrenen Beziehungsmuster gemeinsam erlebbar werden konnten. In der konflikthaften Sitzung mit beiden Eltern konnte der Vater wahrnehmen, wie sehr er in seiner Vaterrolle von seiner subjektiven psychischen Verfassung getrennt war und wie wenig er damit seiner Vaterrolle gerecht werden konnte. Sein Weggang aus meiner Praxis kam einer Flucht aus seiner Erziehungsfunktion und damit einem eingestandenen Unvermögen gleich, weshalb die Therapeutin in der Gegenübertragung nicht lange wütend auf ihn sein konnte, sondern vielmehr eine empathische Haltung zu seiner psychischen Krankheit haben konnte. Gleichzeitig rückte aber Mia in den Blick der Therapeutin und sie konnte ihre grenzenlose Überforderung mit dem väterlichen Objekt unmittelbar erfahren und verstehen. In Identifikation mit ihrer psychischen Not konnte die Therapeutin nun der Mutter vermitteln, dass die Erziehungsarbeit bei ihr liegen musste, denn sie erschien als der psychisch intaktere Elternteil. Die Therapeutin stellte der Mutter ihre affektiven Regungen zur Verfügung. Durch diese Spiegelung bekam die Mutter wiederum Zugang zu ihren abgetrennten Wünschen nach Individuation und Weiterentwicklung. Im Zusammenhang mit ihrer inzwischen zaghaften positiven Übertragung auf die Therapeutin als ein hilfreiches Objekt schien dies wie eine Erlaubnis zu wirken, sich vom Vater trennen zu dürfen.

Die Therapeutin verhielt sich weiterhin vorsichtig im Thematisieren eines vorhandenen Mangels der Mutter, um diese nicht in eine affektüberflutete Situation zu bringen, die sicher den Abbruch der Therapie für Mia bedeutet hätte.[53]

5.1.4.3 Die mütterliche Repräsentanz (Kind: 71.–100. Std. – Eltern: 16.–20. Std.)

Mia wirkt entspannt und fröhlich in der nächsten Stunde. Sie möchte ein Spiel spielen: »Plitsch-platsch Pinguin« – ein Geschicklichkeitsspiel, bei dem Pinguine auf einem wackeligen Eisberg platziert werden müssen. – Während des Spielaufbaus sprechen wir über Eva, Mias Freundin. Mia verkündet: »Eva ist im Moment nicht meine Freundin, weil sie immer allein die Schönste sein will.« Ich äußere Verständnis für ihr Gefühl der Benachteiligung. Sie erklärt weiter: »Frauen sind ja immer schön, aber manchmal sind sie auch nicht schön, auch wenn andere es sagen.« Auf meine Nachfrage fügt sie hinzu, dass sie sich nicht schön finde, obwohl Mama ihr immer sagt, sie sei schön. Aber das helfe ihr nicht. Sie will nun nicht weiter reden, hat schon begonnen die Pinguine aufzustellen. Diese rutschen

53 Moser spricht in diesem Zusammenhang von Affektkonserven bei traumatisierten Patienten, die bei Überflutung zum offenen Ausbruch der Affekte der traumatischen Situation führen können (Moser/Zeppelin 2009).

sowohl bei ihr als auch bei mir oft ab und fallen herunter. Ich deute an, dass ich bald keine Geduld mehr habe und vielleicht bald einen Wutanfall bekommen könne. Sie fragt dann, was ein Wutanfall ist. Ich erkläre einen »einfachen« Wutanfall dahingehend, dass ich z. B. das Spiel umwerfen könnte, weil ich mich so ärgere, dass die Pinguine einfach nicht stehen bleiben wollen. Ich differenziere davon einen ernsten Wutanfall, wie ihn ihr Papa manchmal habe und sie als Kinder dann oft Angst bekämen. Sie sagt nichts dazu, äußert aber sogleich, jetzt keine Lust mehr zu dem Spiel zu haben. Sie holt dann die Kuh und noch einige andere Stofftiere, dabei ist auch ein Küken. Sie assoziiert dazu, dass ihr Papa ein Ei geschenkt habe. Daraus soll ein Küken schlüpfen, wenn man es ins Wasser legt. In ihrer Frage schwingt eine fragende Haltung mit. Ich weiß auch nicht, was das sein soll. Sie sagt, sie wisse nicht, ob das wahr sei. Während sie erzählt, hampelt sie auf dem Stuhl herum und ruft plötzlich, sie müsse aufs Klo. Sie rennt raus, kommt gleich wieder zurück und sagt: »Ich muss aber kaka.« Ich gehe daraufhin mit zur Toilette. Sie verrichtet den Stuhlgang in die Toilette, es ist eine intime Atmosphäre, ich äußere meine positive Bestätigung darüber. Sie: »Ich weiß nicht, ob ich mich abputzen kann.« Ich helfe ihr, indem ich Toilettenpapier abreiße und ihr reiche. Sie schafft es sich abzuputzen, ich äußere wieder Anerkennung, Den Rest der Stunde spielen wir auf ihren Wunsch hin Verstecken.

Die Mutter ist im folgenden Elterngespräch einerseits sehr positiv zu Mia eingestellt. Sie bestätigt einen Selbstbewusstseinsschub bei Mia. Andererseits klagt sie aber über das Einkoten in einer neuen Weise. Ich habe den Eindruck sie traut sich jetzt ihre eigenen Belastung mit dem Symptom auszubreiten. Sie berichtet eindrücklich, wie sehr sie sich selbst ekelt angesichts der eingekoteten Unterhosen Mias. Sie kaufe inzwischen Unterhosen in rauen Mengen auf dem Flohmarkt und schmeiße sie dann weg, weil sie sich bei der Reinigung zu sehr ekelt. Hier spüre ich erstmals gravierende Ablehnungsgefühle der Mutter Mia gegenüber. Sie breitet ihre Überforderung mit drei Kindern, die noch nicht sauber sind, aus. Sie äußert weiterhin ihren Unwillen über Mia, weil sie nicht glauben kann, dass Mia das Geschehen wirklich nicht steuern kann. Ich versuche ihr die Vorgänge entwicklungspsychologisch zu erklären und verweise auf Mias frühe Kindheit, in der sie sich oft ungehalten und unsicher gefühlt haben muss. Die Mutter kann einige Situationen berichten, in denen sie viel und oft mit dem Vater gestritten habe. Sie fügt aber an, dass sie immer für Mia da gewesen sei. Ich registriere, dass sie mit einem Schuldgefühl zu kämpfen hat und versuche die Vielschichtigkeit der Störung hervorzuheben.

Nun kommt die Mutter schnell auf sich zu sprechen, auf ihre unglückliche Zeit damals, in der sie über die psychische Situation des Vaters so verzweifelt gewesen sei.

Sie habe ihn geliebt und gleichzeitig gewusst, dass sie nicht gemeinsam für Kinder würden sorgen können. Sie habe sich auch sehr allein mit der Verantwortung für die Kinder gefühlt, sei psychisch auch labil gewesen und habe aber gewusst, dass sie die einzig verlässliche Person für ihre Kinder gewesen sei. Dies sei letztlich auch der Grund gewesen, warum sie zurückgekommen sei. Sie habe Unterstützung gebraucht und gewusst, dass nur ihre Eltern dazu in der Lage waren, diese Unterstützung zu gewähren. Diesen Schritt habe sie mit großen Ambivalenzen vollzogen, weil sie es z. T. wie eine Unterwerfung unter die Eltern erlebt habe. Die Mutter ist beim Reden emotional stark erregt, sie weint viel und ich habe Mühe, sie zum Ende der Stunde hin zu beruhigen.

Die nächste Stunde mit Mia beginnt dramatisch: Sie möchte gar nicht hereinkommen. Sie weint und versteckt sich hinter der Mutter. Währenddessen sind die beiden kleinen Brüder aus dem Fahrradanhänger ausgestiegen und kommen freudestrahlend und neugierig in die Praxis. Die Mutter berichtet, dass der Konflikt auf dem Weg begann. Mia wollte mit ihrem Fahrrad auf der Straße fahren, was die Mutter verboten hat. Mia argumentierte, dass sie bei der Oma auf der Straße fahren dürfe. Während mir die Mutter dies erzählt, weint Mia immer lauter und klammert sich an sie. Wir bewegen uns alle in Richtung des Behandlungszimmers. Ich versuche beruhigend zu wirken, Mia weint immer lauter, wenn ich etwas sage, als wolle sie nichts hören. Sie sagt ihrer Mutter, dass sie Hunger habe. Während wir zusammen dort stehen, haben die Brüder bereits die Pistolen aus der Schublade geholt und erschießen uns Frauen abwechselnd. Die Mutter zeigt sich dann entschlossen, die Situation zu klären, sie schnappt sich die Jungen, geht zur Praxistür, schiebt Mia zu mir und schließt die Tür. Mia weint laut, während sie an der Tür von innen lehnt. In meiner Rêverie fühle ich mich sicher mit Mia und setze mich deshalb auf den Boden, mit dem Rücken gegen die Tür gelehnt, damit ich nicht so groß für Mia erscheine. Mia heult auch jetzt immer wieder auf, wenn ich etwas sage, sodass ich mich entschließe zu schweigen. So sitzen wir bestimmt zehn Minuten schweigend nebeneinander. In der Gegenübertragung fühlt es sich passend und stimmig an. Ich spiegele dann, dass sie inzwischen wisse, dass auch die Kuscheltiere, insbesondere die Kuh ihr nicht wirklich aus ihrer Verzweiflung helfen können. Ich sage ihr, dass ich aber sicher sei, dass sie inzwischen so groß sei, dass sie sich selbst trösten könne. Sie sagt dazu nichts, wir sitzen weitere fünf Minuten da. Plötzlich krabbelt sie auf allen Vieren ins Behandlungszimmer und lässt sich mit voller Wucht auf den Sitzsack fallen. Dann dreht sie ihn so, dass sie mich nicht sehen muss und veranstaltet Turnübungen darauf. Dann wendet sie sich dem Sandkasten zu, was ich als Aufforderung auffasse und mich ebenfalls dorthin setze. Sie zieht sich daraufhin wieder zurück auf den Sitzsack: »Ich soll dir nicht so nahe kommen«, spiegele ich und setze mich wieder auf meinen Sessel. Dann verschwindet sie auf der Toilette, kommt wieder. Sie hatte ihre Strümpfe ausgezogen, um besser turnen zu können. Jetzt schaut sie mich direkt und offen an, während sie turnt. Ich sage ihr, dass sie heute ganz viel geschafft habe, indem sie eine schwierige Situation mit mir zusammen ausgehalten habe und sich dadurch ihrer selbst versichert hätte. Sie will noch kurz im Sandkasten Murmeln verstecken und lässt sich am Ende bereitwillig von mir helfen, sich anzuziehen, um dann zur Familie nach draußen gehen zu können.

Die Mutter schildert im nächsten Gespräch ihre Zerrissenheit zwischen dem Vater, ihren Eltern und sich selbst. Der Vater locke die Kinder mit tollen Aktionen, die Großeltern würden einen Erziehungsstil vertreten, der ihr nicht gefällt. Und dann sieht sie sich selbst und ihre Bedürfnisse, auch mal ohne Kinder sein zu können, um sich zu entspannen. Sie beschreibt, wie Mia jammere und sich dabei in diesen nur schwer erträglichen Zustand bringe, aus dem sie nicht wieder herausfinden könne. Ich sage der Mutter, dass sie die Entscheidung nicht Mia überlassen dürfe, dass diese damit vollkommen überfordert sei. Ich beschreibe die Notwendigkeit für Kinder, sich sicher fühlen zu können. Deshalb wäre es für Mia gut, wenn sie als Mutter eine Entscheidung träfe, auch wenn sie nicht optimal wäre. Mia käme damit besser zurecht, als wenn sie ihre Mutter schwankend und unsicher erlebe. Es wird deutlich, dass die Mutter sich so sehr mit Mia identifiziert, dass sie sich oft als Kind mit ihren Eltern sehe und dann in große innere Verzweiflung gerate. Ich versuche, sie zu ermutigen, in Mia eine eigenständige Person zu sehen, die auch eigene Mechanismen der Bewältigung haben könne. Dies beruhigt die Mutter so, dass sie ihrerseits erkennt, wie wichtig Mias Vater für Mia ist.

Mia habe aber auch bereits Michael, den neuen Partner, als Ersatzvater angenommen und fühle sich wohl mit ihm. Nachdem die Mutter gegangen ist, beschäftigt mich v. a., wie sehr sie davon bestimmt ist, ihre eigenen Wünsche leben zu können, ohne vor lauter Schuldgefühlen ihren Kindern gegenüber in widersprüchliches Agieren zu kommen, mit dem sie in erster Linie Orientierungslosigkeit bei den Kindern schafft.

In der nächsten Stunde kommt Mia schon fast allein. Ein Bruder hat sich auf dem Weg verweigert, sodass die Mutter warten musste. Mia hatte sich dann – es waren nur noch ca. 50 Meter zu meiner Praxis – abgesetzt und war vorgefahren. Sie hat erzählt, dass sie fünf Tage bei der Oma (der Mutter des Vaters) gewesen war und dabei ihre Brüder sehr vermisst habe. Ich bin beeindruckt von ihrer Selbstständigkeit, denke aber auch kritisch darüber nach, dass sie wirklich viele Bezugspersonen hat, zwischen denen sie sich bewegen und verhalten muss.

In der nächsten Stunde kann sich Mia wieder nicht trennen. Dieses Mal kommt auf Mias Wunsch die ganze Familie mit ins Behandlungszimmer. Mutter und ich sitzen am Tisch, die Jungen spielen mit Begeisterung im Sandkasten mit Ritterfiguren und Mia beschäftigt sich mit der Ritterburg, indem sie eine Familie in den Kerker einsperrt. Alle sind fröhlich, friedlich und spielen für sich und miteinander, während ich mit der Mutter gemeinsam überlege, warum Mia sich heute nicht trennen kann. Ich merke, wie sehr die Mutter die Situation genießt, gemeinsam mit ihren Kindern bei mir zu sein. In der Gegenübertragung spüre ich einen großen Sog von ihr ausgehen. Ich verstehe ihn als Machtbedürfnis der Mutter, alle mögen sich nach ihren Wünschen verhalten.

In der nächsten Stunde kommt Mia wieder problemlos zu mir und spielt die ganze Stunde Schule. Sie ist die Lehrerin, die mir Aufgaben stellt. Obwohl die Mutter und die Brüder schon vor der Zeit draußen zu hören sind, bleibt Mia bis zum Schluss. Nach der Stunde sehe ich aus dem Fenster heraus die Mutter auf den Treppenstufen sitzen, und die Kinder um sie herum spielen. Sie sprechen sie immer mal wieder an, wollen etwas zeigen, und ich habe den Eindruck, dass die Mutter diese Form der Mütterlichkeit außerordentlich genießt.

> *Ich kann mit der Mutter kein Gespräch vereinbaren. Sie habe keine Zeit, wirkt auf mich entfernt und distanziert. Sie hat Mia einmal vergessen zur Stunde zu schicken. Ich spüre Ärger, halte ihn aber zurück, weil ich so wenig verstehe.*

Mia kommt nach der versäumten Stunde fröhlich zu mir. Sie hat einen genauen Plan, was sie in der Stunde machen will. Gleich zu Beginn entweicht etwas aus dem Po. Sie beeilt sich zu sagen, das sei nur Luft. Ihre Anleitung: Wir ziehen um, wir sind beide Mütter von einem Koala und einem Igel. Ich soll der Koala sein und dem Igel von früher erzählen, als ich noch klein war. Ich erzähle von einer schwierigen Situation meiner Eltern, die sich getrennt haben und ich mich ganz unsicher gefühlt habe. Ich sage, ich hätte so gerne einen Panzer gehabt wie der Igel, der sich einigeln kann, wenn ihm etwas zu viel wird. Ich sage ich könnte meine Grenzen nicht gut genug spüren, könne nicht merken, wenn etwas aus dem Po kommt. Mia kommt nun als Igel und sprüht mich mit etwas an, damit mir Igelspitzen wachsen. Dann ziehen wir an den Strand. Mia baut für die Tiere ein Haus aus Bausteinen. Sie sagt, die Tiere sollen sich wohl und sicher fühlen. Dafür packt sie etwas zum Lesen ein, Geschirr und einen Arztkoffer – wir könnten uns verletzen. Wir gehen an den Strand, der im Sandkasten ist, sie baut einen Vulkan, aus dem Wachs geflossen kommt. Sie spielt, dass die Erwachsenen den Kindern sagen, dass sie vorsichtig sein sollen. Nun kommt ganz viel Wachs geflossen, die Kinder haben aber genügend Abstand. Sie sagt am Ende noch, wir müssen uns noch verletzen, sonst haben wir den Arztkoffer umsonst mitgebracht.

Ich spreche den Stundenausfall an. Sie denkt, wenn sie nicht kommt, kommen andere Kinder zu mir. Ich korrigiere ihr Erleben, und sage, dass die Stunde nur für sie wäre und ich auf sie warten würde. Sie hört aufmerksam zu, will am Schluss nicht gehen. Ich sage, wir würden uns nächste Woche noch einmal sehen.

Mia kommt nicht mehr, die letzte Stunde vor den Sommerferien lässt die Mutter wieder ausfallen.

Nach den Sommerferien rufe ich vor der ersten Stunde an. Die Mutter kann sich nicht erinnern, dass sie etwas verpasst hat. Wir vereinbaren zunächst ein Elterngespräch, bevor ich Mia wieder sehe.

Die Mutter kommt zu einem langen, intensiven Gespräch. Es stellt sich heraus, dass sie schwanger war und das Kind verloren hat. Ich bin einerseits voller Mitgefühl, berührt von ihrer fragilen Verfassung und verstehe, dass sie sich deshalb in der letzten Zeit nicht mitteilen konnte, bin allerdings in der Identifikation mit Mia auch sehr ärgerlich, dass sie so wenig an Mias Situation hat denken können.

Sie beschreibt ihre große Zerrissenheit mit einem weiteren Kind. Einerseits möchte sie gerne mit dem neuen Partner ein weiteres Kind, andererseits wisse sie von sich, dass sie während einer Schwangerschaft sehr instabil sei. Sie äußert dass sie sehr erleichtert ist, dass das Kind abgegangen ist, dass sie wieder mit sich allein sei. Mia habe in den Sommerferien die instabile Situation der Mutter gespürt und sei sofort in die Elternrolle gesprungen. »Wir bleiben hier nur noch drei Tage, dann fahren wir nach Borkum« (Dort hielten sich die Großeltern auf). So versuchte Mia Mutters Verzweiflung angesichts eines Zelturlaubs zu regulieren.

Das Einkoten besteht nach wie vor. Die Familie fährt bald für drei Wochen in eine Mutter-Kind-Kur. Ich bin bestürzt über die Haltung der Mutter, die Bedeutung der Therapie für Mia nicht zu erkennen. Ich kann mit Mühe noch eine Stunde heraushandeln, in der Mia kommen kann, bevor sie für drei Wochen wieder weg ist.

Ich sage der Mutter am Schluss, sie möge Mia von mir grüßen. Sie sagt, sie habe nicht einmal nach mir gefragt. Ich erlebe diesen Satz als mächtige Aggression der Mutter gegen mich.

Ich fiebere dieser Stunde entgegen. Die Machtstellung der Mutter, indem sie darüber entscheidet, wann die Therapie stattfinden kann, führt in der Gegenübertragung zu kaum aushaltbaren Ohnmachtsgefühlen. Ich freue mich auf Mia, möchte wissen, wie es ihr geht angesichts der turbulenten Ereignisse und Veränderungen in den letzten Wochen. Sie kommt ebenfalls strahlend und freudig in die Stunde. Eine intensive, fast erotisierte Übertragung ist spürbar. Sie möchte Urlaub spielen. Wir benutzen den Sitzsack als Boot und spielen nach ihren Wünschen einen Ausflug an den Strand mit Kind und Kegel. Sie hüpft auf dem Boot herum, springt auf den Teppich (Wasser), um zu schwimmen. Ich spiegele sowohl den großen Spaß, als auch die fehlende Kontrolle über den Ablauf der Ereignisse. Ich stelle ihr meine Gegenübertragung zur Verfügung, indem ich ihr meine Gedanken während ihrer Abwesenheit mitteile. Hierbei erwähne ich die Sorgen, die ich mir um sie gemacht habe, mich fragte, wie es ihr ginge. Und wie schwer es gewesen sei, nicht zu wissen, warum sie nicht kommen konnte. Sie sagt nichts dazu, ist ganz in das Spiel mit Wasser und Boot vertieft. Zum Ende der Stunde möchte sie noch schnell ein Gesellschaftsspiel spielen. Ich verstehe dies als einen Beginn eigener Strukturierung, weil sie einen Übergang vom intensiven Symbolspiel hin zur Realität finden kann. Dieses Mal können wir uns verabschieden. Ich nutze die Gelegenheit, um Manches zu antizipieren, was sie in der Kur erwarten könnte, was schön werden könnte, was schwierig werden könnte.

5.1.4.3.1 Diskussion

Das Übertragungsgeschehen zwischen Mia und der Therapeutin auf der einen Seite, aber auch zwischen Mutter, Mia und der Therapeutin auf der anderen Seite zeigte sich in diesen letzten sechs Monaten intensiv. Nach der Phase des »In den Raum bringen«, folgte nun die Phase »In die Beziehung zur Therapeutin bringen« (Moser/Hortig 2012, S. 129). Die Therapeutin konnte in ihrer Gegenübertragung Gefühle des Einlassens und ebenso intensive Gefühle des Verlassenwerdens und der Verlorenheit finden. Diese Dialektik spiegelte den Kernkonflikt von Mia wider. »Der Kern der Konflikte des zweiten Lebensjahres liegt in der Simultaneität der Wünsche, sich an die Mutter anzuklammern und sich von ihr loszulösen. Die Dualunion soll erhalten und doch aufgegeben werden« (Binét 1979, S. 1115).

Mia hatte soviel Vertrauen in die Therapeutin entwickelt, dass sie in der Therapeutin *»das Objekt als unabdingbar zur Aufrechterhaltung der Beziehung erlebt«* (Moser/Hortig 2012, S. 129; Hervorh. i.O.). In einer »embeddedness« (Moser/Zeppelin 2009) vertraute sich Mia in den Sitzungen an. Sie regredierte auf den Fixierungspunkt zurück, inszenierte eine frühe mütterliche Fürsorge beim Toilettengang. Hier erlebte sie eine konfliktfreie Begleitung ihrer Versuche der Kontrolle über die körperlichen Ausscheidungsvorgänge. Weiterhin vertraute sie sich mit den einhergehenden Selbstzweifeln an, sich mit der Mutter nicht ausreichend identifizieren zu können, da sie der Mutter nicht vertrauen konnte, wenn diese ihr ihre Schönheit spiegelte. Zu oft vergaß die Mutter sie und enttäuschte sie. Mia hatte das Beziehungsmuster der frühen versagenden Eltern als eigene Schlechtigkeit introjiziert und ihrem Selbst zugeschrieben. Solche introjektiven Beziehungsmuster (Moser/Zeppelin 2009) sind nur schwer zu ändern.

Mia zeigte weiterhin, dass auch die zweite Quelle der Bestätigung ihrer Identität – der Vater – nicht sicher war. Sie zweifelte an seiner Aussage, dass aus dem Ei ein Küken schlüpfen würde, und wurde sich nochmals ihrer frühen Verlassenheit bewusst.

Entsprechend der These Anna Freuds zeigte sich aber bald, dass Mia diese Wünsche ebenso an ihre reale Mutter richtete und demzufolge sich im weiteren Verlauf oft in ihrem Wunsch zerrissen fühlte, zur Therapie zu kommen oder lieber in der Symbiose mit der Mutter zu verweilen.

> »Je kleiner das Kind ist, desto stärker ist seine natürliche Neigung zur Aktion und dazu, die Ergebnisse der analytischen Arbeit geradewegs mit nach hause zu nehmen. Diese Neigung beeinflußt die Interaktion zwischen dem Kind und seinen Eltern und erschwert es dem Therapeuten, Wirklichkeit, Übertragungen, Abwehr und Inszenieren auseinanderzuhalten« (A. Freud/J. Sandler 1980, S. 126).

An dieser Stelle wird deutlich, wie sehr die Mutter in dieses Geschehen eingebunden war und sich ihrerseits mit ihren Konflikten der Mutterschaft einbrachte.[54] So entwickelte sich ein dichter Handlungsdialog, in dessen Verlauf sich die Mutter von der Therapeutin zurückzog, ohne ihr den Grund mitzuteilen. Im Nachhinein wurde deutlich, dass die Mutter auf Mias zaghaftes Nachreifen in der Therapie (Stuhlkontrolle) mit ausstoßenden Tendenzen (ihr Ekel beim Reinigen von Mias Wäsche) reagierte. Sie klagte in den Elterngesprächen sehr über die Symptomatik und beschäftigte sich selbst mit einem »neuen« Kind in sich, mit dem sie, allem Anschein nach, ihre neue Beziehung, aber auch unbewusst narzisstisch sich selbst sichern wollte. Vermutlich erlebte sie die Ablösung Mias aus der engen Gebundenheit auch als bedrohlich.

54 »In der Kinderanalyse entscheidet, wie oben erwähnt, nicht das Ich des Patienten, sondern die Vernunft und Einsicht der Eltern über den Beginn, die Fortsetzung und das Ende der Behandlung. Den Eltern, nicht dem Kind selbst, fällt die Aufgabe zu, das therapeutische Bündnis mit dem Analytiker aufrechtzuerhalten, auch wenn Widerstände und negative Übertragungen in die entgegengesetzte Richtung drängen; wo sie statt dessen für den Widerstand des Kindes Partei nehmen und ihn teilen, kommt die Analyse zum Abbruch. Wo die positive Übertragung ansteigt, steigert sich gewöhnlich auch die Eifersucht der Mutter auf den Analytiker und verstärkt den nie fehlenden Loyalitätskonflikt des Kindes« (A. Freud 1965, S. 2169).

Die Arbeit mit Mia in dieser Zeit war fragil, unsicher, und voller Enactments, die die Kompetenz der Therapeutin herausforderten. Es zeigte sich das therapeutische Feld mit wechselseitigen projektiven Identifizierungen (Ferro 2009) in seiner verwirrenden Uneindeutigkeit, der nur schwer zu begegnen war. Entsprechend der träumerischen Rêverie, die die Therapeutin Mia und auch ihrer Mutter bis dahin bereits entgegenbringen konnte, ließ sie sich auf die von beiden gestalteten Szenen ein. Wenn die Mutter Mia weinend bei der Therapeutin lassen wollte, erlaubte sie es. Wenn Mia wollte, dass alle mit ins Behandlungszimmer kamen, erlaubte die Therapeutin dies. Beide Situationen waren geeignet zum Verstehen der inneren Bewegungen in Mia. Sie waren Teil des therapeutischen Feldes, das durch ein hohes Maß an Unsaturiertheit[55] Möglichkeiten der Neubesetzung und Veränderung ermöglichte. In der ersten Situation – als Mia weinend bei der Therapeutin blieb – konnte sie erleben, wie sie in ihren tiefen Verlassenheitsgefühlen von einem hilfreichen therapeutischen Objekt verstanden wird und dadurch neue Fantasien und Wünsche möglich wurden, die ihr bei der inneren Stabilisierung halfen. Sie fing an zu turnen, sie versicherte sich ihrer Motilität (Winnicott 1958/1983) und konnte sich dadurch lebendig und sicher erleben, um dann wieder in Beziehung zur Therapeutin gehen zu können. Dieses gemeinsame Durchleben ihrer tiefen Einsamkeit und das Erkennen, dass sie sich nicht mehr so abhängig und ausgeliefert fühlen muss wie einst, als sie »zu allein war«[56], stellte den zentralen heilenden Faktor dar.

In der zweiten Situation – als Mia die ganze Familie ins Zimmer holte – erlaubte sie der Mutter, sich durch die Gegenwart des therapeutischen Objektes anzureichern. Dadurch konnte sie sich in ihrer parentifizierten Position für die Zeit der Therapie entlastet fühlen. Parallel dazu zeigte sie der Mutter im Beisein der Therapeutin ihre Wünsche nach Sicherheit in ihrem familiären Gefüge (Familie im Kerker), die durch die Schwangerschaft der Mutter zusätzlich erschüttert worden war.

In den Sitzungen mit Mia ging es um das Erleben einer Dualunion, einer Zweierbe-

---

55 »Wir müssen auch über das Konzept des Feldes sprechen, da es über das Konzept der Beziehung hinausgeht, ein hohes Maß an Nicht-Saturiertheit ermöglicht und insbesondere zur Hervorhebung zweiter Aspekte beiträgt:

Das mentale Funktionieren/Dysfunktionieren des Analytikers in Bezug auf seinen Patienten und das von dem Patienten sind gleich wichtig. Eine dritte Struktur bildet sich heraus, die weder Patient noch Analytiker ist, sondern aus der Begegnung der beiden innerhalb des Settings geboren wird. In diesem Feld gibt es eine vorwärtstreibende Kraft und eine Gegenkraft: geteilte Kräfte, entsprechend dem Wunsch nach Veränderung und der Angst davor. Das Feld ermöglicht auch die Anwendung von neuen Instrumenten, bedingt durch die nicht-saturierten Deutungen, den träumerischen Raum, das Spiel mit Personen, die Hoffnung auf neue Besetzungen« (Ferro 2009, S. 194).

56 »Ziel jeder psychoanalytischen Therapie ist es, sich jenem Zustand anzunähern, in welchem jemand *»zu allein war«*, um selber wirksame Bewältigungsstrategien entwickeln zu können. Kinder sind weitgehend in dieser Position und infolge ihrer Abhängigkeit von der Mutter auf deren Hilfe angewiesen« (Moser/Hortig 2012, S. 133).

ziehung, die von Gemeinsamkeit und Verständnis geprägt war. Ihre Aufforderung, von früher zu erzählen, ist als Wunsch an die Therapeutin zu verstehen, ihre frühe Not mit der fehlenden Sicherheit und Orientierung aufzugreifen und für sie zu bewahren. Die Therapeutin spiegelte den fehlenden Schutz von damals. Mia konnte daraufhin in ihrer gewachsenen Ichstruktur nun die fehlenden Igelspitzen ansprühen – ein heilendes Bild für ihre verletzte Seele.

Im Weiteren war es für Mia wichtig zu erfahren, dass die Therapeutin während ihrer Abwesenheit nicht mit anderen Kindern beschäftigt war. Dies kann im Sinne eines auftauchenden Selbst (Winnicott 1958/1983) verstanden werden, das beginnt, die Umwelt wahrzunehmen und zu sich in Beziehung zu setzen.

Die Mutter zeigte sich in dieser Zeit in ihrer eigenen Fragilität. Es wurde deutlich, dass sie mit Schamgefühlen zu kämpfen hatte, wenn sie ihre Bedürfnisse durchsetzte, und nur wenig auf ihre Kinder achtete. Der Handlungsdialog fand seinen Höhepunkt in der Szene, als die Mutter auf der Treppe vor der Praxis saß, und alle Kinder um sie herum spielten, während sie dies narzisstisch genoss und sicher auch von der Therapeutin in diesem Bedürfnis gesehen werden wollte. Wie aggressiv sie ihre Schamgefühle abwehren musste, wurde deutlich, als sie die Therapiestunden für Mia »vergaß« oder der Therapeutin berichtete, Mia habe in der langen Abwesenheit nicht einmal nach ihr gefragt.

Die konkordanten Gegenübertragungsgefühle der Therapeutin in der letzten Stunde zeugten von einer tiefen Sehnsucht nach dem Vater, resp. etwas Drittem bei Mia, mit dem sie sich gegen die mütterliche Aggression schützen wollte. Die Mutter konnte sich weder in Mia, noch in die Therapeutin einfühlen, während sie Mia der Therapie entzog. Sie konnte nicht für einen Übergang für Mia sorgen, indem sie Verlässlichkeit und eine Möglichkeit für Abschied geschaffen hätte. In der Therapeutin machte sich das Gefühl der Ohnmacht stark bemerkbar und führte zu dem Wunsch, in der einzigen erkämpften Stunde vor der Kur das Zusammensein in einem Sog der gegenseitigen Anklammerung zu erleben. Bemerkenswert war hierbei aber, dass Mia selbst in der Lage war, sich aus der Anklammerung zu lösen und über ein Gesellschaftsspiel den Übergang in die Realität zu vollziehen, sodass ein Abschied mit einem Gespräch über die Zeit der Abwesenheit möglich wurde.

5.1.4.4 Separation (Kind: 100.–150. Std. – Eltern: 21.–30. Std.)

Nach der Kur kommt Mia selbstständig zur Therapie. Sie hat vom Opa ein Fahrrad geschenkt bekommen, mit dem sie sich nun sowohl in die Schule, als auch zur Therapie oder auch zur Bücherei bewegen kann. Wenn sie von ihren Ausflügen erzählt, freue ich mich einerseits über ihre gewachsene Selbstständigkeit, andererseits registriere ich Sorge darüber, dass sie ein wenig vernachlässigt wirkte. Ich beschäftigte mich in der Rêverie mit der Mutter-Tochter-Beziehung und kam zu dem Schluss, dass für Mia die Selbstständigkeit der aussichtsreichere Weg war, als in der ambivalenten Abhängigkeit zur Mutter zu verharren. Mia selbst wirkte heiter und gelöst, wenn sie ohne ihre Familie zu mir kommen konnte.

Die Mutter wurde kurz nach der Kur erneut schwanger und konnte sich dieses Mal auf eine Schwangerschaft besser einstellen als das Mal zuvor. Gleichwohl war sie gänzlich davon eingenommen. Sie beschäftigte sich mit ihrer Partnerschaft zu einem deutlich älteren Mann, fragte sich, ob sie mit ihm eine neue Familie gründen wolle und könne. Dabei wurde deutlich, dass sie nur wenig Erfahrung mit der Integration von Partnerschaft und Kindern hatte. Mit Mias Vater hatte sie faktisch nicht zusammen gelebt, seit sie Kinder hatten.

In einer Stunde bringt Mia eine große Kuscheltierkatze mit. Sie erklärt gleich zu Beginn, dass die Katze bald ausziehen wird, weil sie schon 18 Jahre alt ist. In meiner Rêverie beschäftigt mich, ob Mia angesichts des Familienzuwachses sich in Autonomie flüchten will, um ihre rivalisierenden und aggressiven Gefühle nicht spüren zu müssen. Sie kramt aus ihrer Tasche ein paar Nikolaussüßigkeiten und Katzenfutter und breitet sie auf dem Tisch aus. Ich: »Du hast dafür gesorgt, dass die Katze gut versorgt ist, wenn sie sich auf ihre Selbstständigkeit vorbereitet.« Mia schweigt und holt stattdessen alle Handpuppentiere herbei. Sie teilt sie in männliche und weibliche, dann bildet sie Paare. Hierbei betrachtet sie alle genau, um zu überlegen, wer zusammen passt. Sie weist jeweils sich und mir eine Rolle in den von ihr hergestellten Partnerbeziehungen zu, erklärt, dass wir Freunde werden und umeinander werben müssen. Das erfolgt mit allen Paaren, wir wechseln nach ihrem Wunsch bei der Zuordnung der Geschlechterrollen ab. Dann beziehen wir eine gemeinsame Wohnung und bekommen Kinder. Die Kinder einer Familie laufen den Eltern weg, weil sie einer von Mia ausgelegten Futterspur folgen. Wir sollen sie in der Rolle der Eltern suchen und wieder nach Hause holen. Ich spreche darüber, dass die Tierkinder sich vielleicht nicht gut versorgt fühlen, aber auch noch nicht groß genug sind, um allein zu leben. Dass sie trotzdem auf sich achtgeben müssen. Daraufhin berichtet sie, dass sie gleich nach Hause gehe und ihre Mutter nicht da sei. Dass sie aber einen Schlüssel bekommen habe, worauf sie sehr stolz sei.

In einem Elterngespräch ist Mias Mutter vollkommen aufgelöst, weil sie bemerkt hatte, dass Michael, der neue Partner, ihr nicht immer die Wahrheit erzähle, wann und wo er sich aufhält. Sie schwankte einerseits zwischen einer großen Idealisierung des Partners, bei der eigene Wünsche nach Anlehnung und Geborgenheit in einer

Partnerschaft aufkamen, und andererseits massiven Ausstoßungstendenzen, sich von ihm trennen zu wollen, wenn sie sich nicht 100%ig auf ihn verlassen könne. Es folgen viele Gedanken zu Familie, Familienideal, Verantwortung für Kinder und Modelle von Familie mit Zusammenleben und ohne Zusammenleben. In allem wird der Konflikt der Mutter zwischen Anklammerung und mächtiger Kontrolle über das Objekt und bei Enttäuschung der Wechsel zu Ausstoßung und Verlassen des Objektes allzu deutlich. Die Mutter zeigt sich sehr dankbar für mein Verständnis für ihre Situation und äußert wie hilfreich die Gespräche im Moment für sie seien.

Ich bin in der Rêverie darum bemüht, einen Container zu schaffen, in der die Mutter eine Stabilität finden kann, um ihre eingeschränkte Elternfunktion aufrecht erhalten zu können, damit Mia ihre eigene innere Entwicklung fortsetzen kann.

Nachdem Mia gegangen ist, bin noch sehr beschäftigt mit ihrer zukünftigen Situation in ihrer Familie: Ich denke, dass sie gar keine andere Wahl hat, als sich schnell in die Autonomie zu begeben, weil sie mit ihren kindlichen Bedürfnissen bei Mutter und Vater nur selten gesehen wird, zumal jetzt ein neues Kind kommt und die Mutter eine neue Partnerschaft eingegangen ist, von der sie sehr in Anspruch genommen ist.

Die Mutter kommt stolz mit dem neuen Sohn Frerk ins Elterngespräch. Es ist ein zartes Kind, das die Mutter – wie auch in allen folgenden Elterngesprächen – ganz nah bei sich auf dem Schoß hat. Sie berichtet von der Geburt, davon wie gut sie sich mit Michael und Frerk im Krankenhaus gefühlt habe. Sie habe die neue Familie in vollen Zügen genossen. Sie gibt ihrer Freude Ausdruck, Michael sein erstes Kind »geschenkt« haben zu können. Hierbei beschäftigt mich mein Eindruck, dass die Mutter ihre größte narzisstische Stabilität aus der Mutterschaft gewinnt, nicht aus der Elternfunktion, sondern aus der Bedeutung, die sie aufgrund der Mutterrolle für einen Partner, aber auch für die Kinder erhält.

Die Mutter berichtet, wie schwer sie sich auf ihre anderen Kinder – auch Mia – habe wieder einstellen können. Sie habe sie zwei Wochen lang bei ihren Eltern untergebracht. Mia sei so lange auch nicht zur Schule gegangen.

Mia hat zu ihrem Geburtstag (acht Jahre) von der Oma ein Handy geschenkt bekommen. Wieder ergreift mich die Ambivalenz, ich finde es zu früh, andererseits ist es für Mia eine gute und zusätzliche Unterstützung bei ihrer notwendigen Selbstständigkeit. Sie steht ganz dicht neben mir, als sie mir das Handy erklärt – ein Furz entweicht. Ich denke, Mia muss weiterhin prüfen, ob ich sie auch stinkend mag bzw. ob ich sie auch mit ihren schwachen Seiten mag, nicht nur mit ihren Stärken. Sie vertraut mir das Geheimnis an, dass sie auf dem Handy eine Musik gespeichert hat, die Mama nicht mag, sie hat sie von einem Freund, einem Nachbarsjungen bekommen. Gleichwohl wahrt sie ihre Loyalität, wenn sie sagt: »Ich kann mir die Musik ja anhören, wenn ich nicht mit Mama zusammen bin.«

Ein Rollenspiel: Sie ist der Fuchs, ich bin ein Elefant. Sie ist schön und attraktiv (Mias Worte), der Herr Elefant ist schon älter. Er fragt Frau Fuchs, ob sie denn einen Mann habe. Frau Fuchs entgegnet: »Bisher habe ich mit meiner Mutter gelebt, sie ist 68 Jahre alt.« Mia sucht unter den vielen Tieren einen passenden Partner, hat aber an jedem etwas auszusetzen. Ich: »Bisher passt wohl keiner zu Ihnen?« Ich ergreife den Wolf und stelle ihn Frau Fuchs vor. Ich biete eine Gemeinsamkeit an, Fuchs und Wolf seien beides wilde Tiere, der Wolf sei aber ein Tier, das gerne mit anderen zusammenlebe. Daraufhin möchte Frau Fuchs den Wolf ins Kino einladen. Ich frage in welchen Film sie gehen wollen. Mia: »Fuchs, du hast die Gans gestohlen.« Wir müssen beide sehr lachen, ich bin beeindruckt, wie Mia die aggressive Komponente auf kreative Weise einbringt. Die Stunde ist am Ende. Mia zeigt mir noch ihre neue Handtasche, in der sie ihren Schlüssel und ihren Bibliotheksausweis aufbewahrt. Sie will nach der Stunde in die Bibliothek gehen und neue Bücher ausleihen.

Die Mutter kämpft mit ihrer Enttäuschung, dass Michael sich nach der Geburt des Kindes nicht noch mehr auf sie und die Familie einlässt als vorher auch. Obwohl ich ihre Enttäuschung empathisch nachempfinden kann, bringe ich die Frage ins Gespräch, welcher Typ Mann für sie eigentlich geeignet wäre. Sie berichtet daraufhin, dass Michael eigentlich ihrem Vater sehr ähnelt. Sie spricht von einer innigen Beziehung, die sie bis zur Geburt ihrer Geschwister zu ihrem Vater gehabt habe. Danach habe er nur noch Anpassung von ihr verlangt und sie in ihrer Subjektivität nicht mehr wahrgenommen und unterstützt. Und überhaupt habe die gesamte Familie mit Sorge und Rücksicht auf den Vater geblickt, was sie sehr verärgert habe. Ich biete den ödipalen Konflikt als Grundlage des Verstehens ihrer Situation an: Dass sie sich womöglich nicht mit der gewährenden Haltung ihrer Mutter identifizieren mochte, weil sie sich vom Vater so schroff zurückgewiesen und ersetzt gefühlt habe durch weitere Geschwister. Jetzt habe sie einen Partner gewählt, der dem Vater in seiner männlichen Abgrenzung und Besonderheit ähnlich ist, und wolle von ihm die Unterstützung, die ihr Vater ihr damals verwehrt habe.

Obwohl die Stunde am Ende ist, muss sie noch schnell mitteilen, dass ihre Beziehung zu Mias Vater sich sehr entspannt habe, sie pflegten eine sehr respektvollen Umgang miteinander.

Mia gerät in eine Krise: Der kleine Bruder ist erkrankt und muss mit der Mutter zwei Wochen ins Krankenhaus und sie zu Oma. Sie berichtet, dass sie bei Oma immer Angst beim Schlafen habe, weil alles so dunkel ist. Dass sie aber lieber nicht darüber nachdenken will, damit es nicht schlimmer wird. Ich: »Dann ist es ja gut, dass Du es mir erzählt hast, damit ich es für Dich bewahren kann.«

Die Mutter ist nach der langen Krankheit ihres jüngsten Sohnes wieder zum Elterngespräch da. Sie kommt dieses Mal von allein auf Mia zu sprechen. Sie sei beeindruckt von ihrer Reflexionsfähigkeit und von dem, worüber sie sich Gedanken machen würde. Sie könne inzwischen viele Anteile auch des Vaters in Mia erkennen, seine Art Dinge zu verarbeiten, aber v. a. auch seine Begabung zum Schreiben. Mia habe eine sehr große Kreativität im Geschichtenschreiben entwickelt, mit der sie ihre ganze Klasse und natürlich auch die Lehrerin begeistere. Sie käme im Moment mit Mia gut zurecht, das Einkoten sei nahezu verschwunden. Allerdings gebe es Probleme in der Schule, Mia sei unterfordert und fühle sich in der Klasse nicht wohl. Hier habe sie auch heftige Auseinandersetzungen mit Mia, die allerdings mit den früheren Wutausbrüchen nicht mehr vergleichbar seien. Jetzt ginge es eher darum, dass Mia ihr klar mache, dass sie etwas an Mias schulischer Situation ändern müsse.

Sie könne Michael inzwischen besser akzeptieren in seiner Eigenheit, würde sich im Gegenzug aber auch erlauben, sich von Mias Vater Zuwendung und Ansprache zu holen, die sie bei Michael vermisse.

Mia hat während der Sommerferien zweimal eine SMS an mich geschickt, auf die ich auch kurz geantwortet habe. In der Stunde nach den Ferien spreche ich sie darauf an, sie kann sich erst nicht erinnern, dann fällt es ihr ein. Ich deute ihr, dass sie sich während der langen Pause unserer Beziehung vergewissern wollte, was sie bestätigt. Ich spreche weiterhin die Situation in der Schule an, dass sie sich nicht wohl fühle. Dies bestätigt sie deutlich. Ich frage, ob sie sich vorstellen könne, in der dritten Klasse probeweise eine Woche zu verbringen. Sie: »Probieren können wir es ja!«

Sie berichtet, dass sie sich in der Stadt allein ein Paar Schuhe für fünf Euro gekauft hat. Ich bestätige ihre Selbstständigkeit in vielen Bereichen. Sie spielt mir daraufhin vor, wie die Kinder ihrer Klasse reagieren, wenn sie eine von ihr geschriebene Geschichte vortrage. Sie zeigt mir gespannte, erwartungsvolle Gesichter, liefert mir ein humorvolles Schauspiel.

Nachdem die Mutter Mia auf Hochbegabung hat überprüfen lassen (Mia ist mit einem IQ von 133 getestet worden) und einen Schulwechsel wegen der anhaltenden Probleme Mias in der Schule veranlasst hat, möchte sie die Therapie beenden. Es ist

> *eine berührende Stunde, in der die Mutter darstellt, wie wertvoll die therapeutische Hilfe für sie und Mia gewesen sei. Sie wisse, dass noch viele Krisen auf sie zukommen werden, dass sie sich aber viel gestärkter fühlt, ihnen zu begegnen. »Wir brauchen Sie jetzt nicht mehr, ich fühle mich stark genug, den Weg mit Mia und meiner Familie allein weiter zu gehen.«*

In der vorletzten Stunde kommt Mia in einem hübschen Kleid, sie trägt eine Handtasche, in der sie ihr Handy und ihr Kuscheltier aufbewahrt. In einem Symbolspiel über die ganze Stunde weist sie mir die Rolle einer Hundebesitzerin zu, die mit dem Hund zum Tierarzt muss, den Mia spielt. Sie kümmert sich rührend um meine Ängste, den Hund allein lassen zu müssen. Sie verspricht anzurufen, um mich auf dem Laufenden zu halten. Ich verstehe dies als gelungene Transformation ihrer Trennungsängste hin zu einer sicheren Handhabung der Bewältigung mithilfe von sicheren Übergangsobjekten wie z. B. dem Handy.

In einer Rückschau auf die Therapie frage ich Mia nach den anfänglichen Symptomen und Beschwerden. Auf die Kontaktschwierigkeiten angesprochen, muss sie lachen, das kenne sie gar nicht mehr. Trennungsprobleme habe sie auch keine mehr, sie fahre ja auch selten zu Papa. Das Einkoten sei nahezu verschwunden, es passiere nur noch ganz selten.

Mia verabschiedet sich auf ihre ganz eigene Art. Sie zeigt mir in der letzten Stunde, wie sie sich mit sich selbst beschäftigen kann, sie liest einen Comic und schaltet meine Anwesenheit für sich vollkommen aus. Ich reagiere mit Desinteresse, ein konkordantes Gegenübertragungsgefühl, mit dem sich Mia oft vor überwältigenden Affekten schützt. Auf das Ende angesprochen ergänzt Mia ihre Haltung: »Es ist mir egal, ob wir aufhören.« Ich teile ihr meine Einschätzung mit, dass sie ohnehin nicht selbst bestimmen dürfte, wann die Therapie zu Ende sein soll. Das hat ihre Mutter ganz allein entschieden. Hier entsteht noch einmal eine tiefe Traurigkeit über die fehlende Intersubjektivität der Mutter. Aber ich kann es akzeptieren, weil ich weiß, dass auch Mia ihren Weg gehen wird.

5.1.4.4.1 Diskussion

Trotz der langen Pause war die therapeutische Übertragungsbeziehung so stabil, dass Mia unmittelbar anknüpfen konnte. Sie führte stolz ihr neues Fahrrad vor und die Therapeutin freute sich sehr über die gewonnene Unabhängigkeit vom Bringen und Holen durch die Mutter. Der Zuwachs an Selbstständigkeit konnte auf verschiedene Faktoren zurückgeführt werden. Zum einen war Mia in die erste Klasse eingeschult worden, zum anderen trug die erneute Schwangerschaft der Mutter zu einem Entwicklungsschub bei, sicher war aber auch das zu diesem Zeitpunkt bereits fest internalisierte therapeutische Objekt, das für Mia – bei aller Fragilität der Mutter – doch eine gewisse Verlässlichkeit bekommen hatte. In dieser »embeddedness« war es ihr möglich, ihre Affekte sogar in realen Situationen mitzuteilen (Geheimnisse vor der Mutter, Angst im Dunkeln bei Oma etc.). Auf der Symbolebene entwickelte sie kreative Ideen angesichts der Entwicklungsanforderungen (neue Familie, neuer Bruder, Vater), die sie in den Rollenspielen ausbreitete. Bestimmt waren alle Ideen von den Themen »Separation vom symbiotischen mütterlichen Objekt« und Aufbruch in eine »aufregende ödipale Zeit«, in der sie ihre Fähigkeiten wie das Schreiben und die Intelligenz als Sublimationsquellen entfalten konnte. In Ermangelung eines geeigneten realen ödipalen Objektes nutzte Mia ihre Fantasie und Kreativität, um sich mit ödipalen Beziehungsstrukturen zu beschäftigen.

Dies alles war auch möglich, weil die Mutter sich in den Elterngesprächen intensiv mit ihren eigenen inneren Anforderungen an die neue Situation auseinandersetzen konnte. Die Therapeutin konnte der Mutter gegenüber das Innenleben Mias geschützt halten, dies hat der Mutter wiederum die Freiheit vermittelt, sich um sich selbst kümmern zu dürfen. Die so erlebte Beziehungskonstanz und Sicherheit trugen auch die Mutter in ihrer Entwicklung. Sie konnte ihre eigene Begrenztheit und die ihres Partners sowie auch die von Mias Vater akzeptieren und sich dabei stimmig und intakt fühlen. Die Therapeutin stellte immer wieder heraus, dass es eine Weiterentwicklung von Mutter und Mia geben darf. Es ist weiterhin anzunehmen, dass die Mutter ihre Auseinandersetzung mit dem inneren Vater auch deshalb so intensiv betreiben konnte, weil sie ein unbewusstes Wissen darum hatte, dass sie alle ihre Beziehungserfahrungen an ihre Kinder weiter gibt – es sei denn, sie kann diese Beziehungserfahrungen für sich transformieren. Dies ist ihr in Ansätzen gelungen. Die Übernahme der elterlichen Rolle (Überprüfung der Hochbegabung, Schulwechsel) kann als Zeugnis dieser Entwicklung betrachtet werden.

Dass sich Mia am Ende auf ihre Weise verabschieden musste, wird im Zusammenhang der Rückgabe der Erziehungsrolle an die Mutter gesehen und als Anklingen der anfänglichen Beziehungsstruktur der »affektentleerten Beziehung« (Moser/Hortig 2012, S. 138) verstanden werden. Zudem hat Mia damit geprüft, ob die Therapeutin aushalten kann, von ihr verlassen zu werden. Sie meldete sich seit dem Ende der Therapie in großen Abständen per SMS, um kurze Informationen über sich zu geben. Dies weist auf eine sichere Verankerung des therapeutischen Introjektes hin, mit dem sie einen inneren Dialog führen kann.

5.1.5 Zusammenfassung

Das therapeutische Feld im Fall Mia ist auf vielfältige Art und Weise erkennbar geworden. Neben der intensiven analytischen Arbeit mit Mia und ihren frühen Verlassenheitsängsten zeigte sich, wie sehr die Mutter ihren eigenen Raum im therapeutischen Feld gesucht hat. Die anfänglich vorherrschende Skepsis über eine mögliche Konkurrenz zwischen der Therapeutin und ihr wich schnell einer Hoffnung auf ein Verständnis der Therapeutin für ihre innere Situation. Weiterhin spürte sie bald das Containment der Therapeutin – auch für sie. Die Therapeutin konnte diese Behälterfunktion bereitstellen, weil sie das negative introjektive Beziehungsmuster zwischen Mia und ihrer Mutter als das vorrangig störende Moment in sich repräsentierte und alle folgenden Bewegungen im therapeutischen Feld darauf ausgerichtet wahrnahm. Hiermit ist gemeint, dass die Therapeutin in den Interaktionen zwischen Mutter und Mia stets auch liebevolle Anteile erkennen konnte, die auf befriedigende frühe Beziehungsanteile hinwiesen. Vor diesem Hintergrund sind die aggressiven und versagenden Anteile der Mutter Ausdruck eines negativen introjizierten Beziehungsmusters, das die Mutter vermutlich bereits aus der Beziehung zu ihrer Mutter in sich trägt. Dies zu unterscheiden, und die Mutter nicht stellvertretend wie das negative mütterliche Introjekt zu behandeln, war die Aufgabe der Therapeutin. Hier zeigten sich wiederkehrende Situationen, in denen die Therapeutin eine projektive Identifizierung annahm und in sich bewahrte, bis sich eine für Mia, aber auch für die Mutter mögliche Darstellbarkeit (Will 2012) ergab.

- Zunächst ist die Haltung der Therapeutin der Mutter gegenüber ohne Bewertung oder Verurteilung für ihre versagenden Anteile in der Beziehung zu Mia gewesen. Die Therapeutin konnte von Anfang an die Mutter eingebettet in einen eigenen Zirkel von erlebten Traumatisierungen annehmen und war ebenso um die Verbesserung der mütterlichen Situation bemüht.
- Die Mutter konnte ebenfalls ein eigenes Begehren an die Therapeutin richten, indem sie sich ihr gegenüber bezüglich ihrer Beziehung zum Vater, zum Partner und zu ihren Eltern geöffnet hat.
- Die aus Scham über die Nichtwahrnehmung ihrer Tochter entstandenen aggressiven Tendenzen der Therapeutin gegenüber verstand die Therapeutin als solche und behielt sie solange in sich, bis die Mutter selbst begann Mia mehr zu sehen und anzuerkennen.
- Die Therapeutin repräsentierte immer, besonders jedoch im letzten Behandlungsabschnitt die innere Verbindung zwischen Mutter und Mia, sodass sich beide ihren je eigenen Entwicklungen zuwenden konnten, ohne aus Angst vor dem Unbekannten in alte Beziehungsmuster zurückzufallen.

In Mias Behandlung wirkte sich die Elternarbeit vorwiegend positiv auf die Therapie mit Mia aus. Angesichts der schweren, frühen narzisstischen Störung Mias und der aktuell unlösbaren Verstrickung von Mia und ihren Eltern gelang es durch die therapeutische Intervention, ein heilsames »analytisches Drittes« (Ogden 2006) einzuführen, das die sukzessive Separation der Objekte ermöglichte. Obwohl die Mutter – so lange sie Mia zur Therapie bringen musste – in einer starken Konkurrenz zu Mia stand, ihr die wohltuende Aufmerksamkeit der Therapeutin nicht zugestand und deshalb Termine vergaß, konnte sie das »begrenzte« Angebot der Therapeutin annehmen und für sich nutzen. Sie gewährte der Therapeutin Einblick in ihre eigene entwertete Selbstwahrnehmung und konnte die Therapeutin für die Zeit der Therapie als unterstützendes Elternobjekt nutzen, um am Ende für sich neue Aspekte von Elternfähigkeit entwickeln zu können.

Abschließend werden nochmals die wichtigsten Verknüpfungen in den einzelnen Phasen der Behandlung zusammengestellt:

1. Identifikation und Ungetrenntheit: Hier bestand die Verknüpfung darin, die emotionale Situation der Mutter aufzunehmen und nur entlastend zu wirken, damit Mia den therapeutischen Raum besetzen konnte. Reflexivität wurde von der Therapeutin nur für sich vorgenommen, sie brachte diese in die therapeutische Mikrowelt mit Mia ein. Ein Austausch mit der Mutter im Sinne einer interaktiven Reflexivität wurde auf spätere Entwicklungen verschoben.
2. Die väterliche Repräsentanz: In dieser Phase brachte der Eintritt des Vaters in das therapeutische Feld zunächst eine größere Offenheit über das Ausmaß von Mias Störung (Einkoten). Die Verknüpfung bestand darin, dass die Therapeutin für Mia die äußere Realität mit der inneren für sie verband, was dazu führte, dass Mia ihre Gefühle der Verlassenheit in die Hoffnung auf eine »echte« Beziehung transformieren konnte. Die Mutter erlebte eine Verknüpfung dadurch, dass die Therapeutin als »analytische Dritte« die Elternbeziehung reflektierte und der Mutter das Zutrauen aussprach, für eine Zeit die Erziehungsverantwortung allein tragen zu können.
3. Die mütterliche Repräsentanz: In dieser Phase zeigte sich die Ambivalenz des mütterlichen Objektes in ihrer ganzen Größe. Wenn die Mutter mit sich beschäftigt war (Schwangerschaft), vergaß sie Mia und die Therapie. Die Therapeutin musste in dieser Zeit die Fragilität der Mutter stützen, ohne die konkordante Gegenübertragung (Wut auf die Mutter wegen mangelnder Verlässlichkeit) zu agieren. Vielmehr verknüpfte sie die Reflexivität der Mutter (ich kann Mia z. Zt. keine gute Mutter sein) für Mia, indem sie ihr zutraute, dass sie sich ihren inneren Ängsten in der Anwesenheit eines verlässlichen Objektes (Therapeutin) stellen und diese überwinden konnte. Die Therapeutin »kämpfte« bei der Mutter um die Beziehung zu Mia, Mia konnte sich in den wenigen gemeinsamen Stunden von ihrer Wichtigkeit für die Therapeutin überzeugen, weil die Therapeutin dies in ihrer therapeutischen Haltung spiegelte (letzte Stunde vor der Kur).

4. Separation: Nach der Geburt des neuen Bruders konnte sich die Mutter wieder besser auf die Therapeutin einlassen, sie konnte ihre neue familiäre Situation reflektieren und die Ambivalenz zwischen ihren idealen Wünschen (mit dem Vater des Kindes zusammenleben) und der Realität (Vater ist nicht »familiengeeignet«) annehmen. In dieser Zeit fand echte interaktive Reflexivität statt, die Mutter konnte ihre eigene Situation betrachten, parallel dazu aber auch Mias Bedürfnisse wahrnehmen und die Reflexivität der Therapeutin verstehen. Es ergaben sich für sie Transformationen, sodass sie neue Elternfähigkeiten (Schule, Hochbegabung) entwickeln, sich mit Mias Vater darüber verständigen und damit den Schritt in eine neue Eigenverantwortung als Mutter wagen konnte. Für Mia reifte ihre Entwicklung ebenso in Richtung einer Toleranz ihrer ambivalenten Haltungen, wenn sie entschied, was sie der Mutter erzählte und was nicht. Weiterhin entdeckte sie ihre Kreativität als Sublimierungsquelle, für die sie sehr viel Bestätigung in ihrer sozialen Realität erhielt. Mia hatte keine Wutausbrüche mehr zu Hause und das Symptom des Einkotens war nahezu verschwunden. Als ich die Mutter viele Monate später zufällig traf, berichtete sie, dass Mia eine Klasse übersprungen habe, von der dritten Klasse auf das Gymnasium gewechselt habe und sich dort mutig zwischen den anderen älteren Kindern behauptete.

5.2 Leonie (7 Jahre) und ihre Eltern: Impulsdurchbrüche aufgrund von Gewalterfahrungen in der Familie

In diesem Fallbeispiel wird im Behandlungsprozess von Leonie ein deutlicher Kontrast zu Mias Therapie zu erkennen sein. Die Darstellung erfolgt in komprimierter Form.

Die analytische Kinderpsychotherapie mit Leonie umfasste 25 Stunden und neun Stunden begleitende Elternstunden. Sie fand mit eine Stunde pro Woche statt und erstreckte sich über einen Zeitraum von neun Monaten.

5.2.1 Die Eltern

Die Eltern erschienen mir von Anfang an disparat. So kam die Mutter auf Anraten der Kinderärztin, der sie »ihr Herz« ausgeschüttet habe. Der Vater schien wenig involviert in die mütterliche Sorge. Die Mutter schilderte, sie mache sich große Sorgen um Leonie, weil diese zu Hause so häufige unkontrollierte Wutausbrüche habe. Weiterhin verweigere sie sich manchmal gänzlich, reiße sich die Kleider vom Leib und sei durch nichts dazu zu bewegen, sich anzukleiden. Sie leide unter Angstträumen, ohne den Inhalt benennen zu können. Die Mutter wirkte verzweifelt, sie wolle nur das Beste für ihre Kinder und könne diesen Zustand selbst kaum ertragen. Schnell wurde deutlich, dass Mutter und Vater eine komplizierte Partnerschaft miteinander pflegten. Die Mutter schien ein ideales Bild einer Familie in sich zu tragen, sie wolle aus diesem Grund auch »ganz« für ihre beiden Töchter – Leonie hat eine vier Jahre jüngere Schwester – da sein, verzichte damit auf eine Berufstätigkeit. Der Vater war im Katastrophenschutz tätig. Seine beruflichen Arbeitszeiten waren unregelmäßig und dauerten z. T. mehrere Tage lang. Er schilderte seine Arbeit als körperlich und psychisch sehr anstrengend, sodass er ein großes Erholungsbedürfnis zu Hause verspüre. Seine Ansprüche an ein Familienleben schienen mit denen der Mutter sehr zu kollidieren, er vermisse eine ruhige und entspannte Atmosphäre, um sich erholen zu können. Die Mutter hingegen lege Wert auf Spontaneität und Emotionalität, die Ordnung im Haus und geregelte Tagesabläufe schienen ihr weniger wichtig. Auf diese Weise gerieten die Eltern häufig in Streit um die basalen Lebensbedingungen. Hierbei schilderte der Vater, dass er sich von der Wortmächtigkeit seiner Frau überwältigt fühle, er reagiere daraufhin körperlich übergriffig, er packe seine Frau an Armen und Hals.

Das Elternpaar regulierte sich in dem Modus von Anklammerung und Abstoßung (Willi 2003). Beide Eltern versicherten, hieran etwas ändern zu wollen, um ihren Kindern »gute Eltern« sein zu können. Sie liebten ihre Kinder beide aufrichtig. Die Mutter stellte in der Behandlung »die treibende Kraft dar«. Sie äußerte, sich eine Verbesserung für Leonies Situation zu wünschen.

5.2.2 Das Kind

Leonie zeigte sich zunächst von einer fröhlichen, unkomplizierten Seite. Sie entsprach äußerlich dem Idealbild eines siebenjährigen Mädchens. Sie war von der Mutter in hochwertige, biologisch kontrollierte, mädchenbetonte Kleidung (vorwiegend lange wehende Kleider) gehüllt und hatte lange dunkle Haare mit großen braunen Augen. Während Mutter und Schwester die Therapiestunde über im Wartezimmer »laut« auf dem Fußboden spielten, schien Leonie vollkommen ungerührt davon, während die Therapeutin großen Ärger über die Störung durch Mutter und Schwester spürte. Leonie stellte ihre innere Situation in einem Scenobild dar[57]. Sie baute unendlich lange, wollte alle Steine verwenden, stellte sie aufeinander, wobei sie zusammen stürzten. Dann richtete sie sie wieder auf und baute weiter. Im Inneren des Feldes stellte sie alle

57 Beim Scenotest handelt es sich ebenso um einen projektiven Test, der die innere Konfliktdynamik eines Kindes erkennbar werden lässt (Ermert 1997).

verfügbaren Figuren auf, die Szene war überfrachtet. Die Steine stürzten wieder ein, und sie baute wieder auf. Dieser Prozess dauerte eine ganze Stunde, die Therapeutin war in der Gegenübertragung vollkommen beeindruckt von der Fragilität des Aufbaus, die Rückschlüsse auf Leonie innere Situation zuließ. Leonie konnte den Aufbau nicht beenden, sie war auf die eingrenzende und haltgebende Funktion der Therapeutin angewiesen.

5.2.3 Hypothesen zur Eltern-Kind-Beziehung

Leonie hatte in erster Linie mit der pathologischen Beziehung der Eltern zu kämpfen. Sie war als erstes Kind eines im Kampfmodus funktionierenden Paares von Anfang an involviert. Sie hatte die zerstrittene Beziehung ihrer Eltern internalisiert. Sie war von beiden Eltern emotional hoch besetzt, die Mutter sah sie als ideales Selbstobjekt, während der Vater eine ödipalisierte Übertragung auf Leonie vornahm. Leonie unterhielt Dualbeziehungen zu ihren Eltern, übernahm für beide die geforderte Rolle und versuchte beides zu integrieren. Dies konnte nicht gelingen, da sich Leonie nicht um ihrer selbst willen geliebt fühlen konnte. Die eigenen narzisstischen Wünsche musste sie – sozusagen heimlich – in der jeweiligen Beziehung zu den Eltern unterbringen. Dies konnte ihr nicht immer gelingen, so kam es zu Situationen, in denen Leonie entgleisen musste, um ihrer aufgestauten Wut Ausdruck zu verleihen. Die gesunden aggressiven Impulse der analen Phase konnte Leonie nicht erproben, weil sie nicht die notwendige Resonanz und Unterstützung ihrer Eltern bekam. Sie errichtete eine Abwehr der Verweigerung, mit der sie ihre aggressiven Gefühle den Eltern versteckt nahe brachte, wenn diese einen Wunsch an sie richteten. So verharrte sie in ihrem Kampf um Autonomie, den sie nur mit Impulsdurchbrüchen und Verweigerung antreten, jedoch dadurch für sich nichts erreichen konnte.

5.2.4 Behandlungsverlauf

5.2.4.1 Nicht ohne meine Mutter (Kind: 1.–15. Std. – Eltern: 1.–5. Std.)

Bereits in der zweiten Stunde möchte Leonie nicht hereinkommen. Sie versteckt sich hinter der Mutter, die mir die Situation erklären möchte. Schnell wird deutlich, dass die Mutter emotional sehr erregt ist, bald beginnt zu weinen, sodass ich Mutter und Leonie und die kleine Marie ins Behandlungszimmer bitte. Beide Kinder gehen sofort auf den Sandkasten zu und bauen einvernehmlich im Sand, …

… während die Mutter mit mir am Tisch sitzt und ihre leidvolle Situation darlegt. Sie blendet ihre Kinder ganz aus und schildert, wie sehr sie sich vom Vater unterdrückt fühlt, wenn er schlecht gelaunt von der Arbeit kommt und zu Hause nur »rumschreit«. Sie versucht sich in seine Situation einzufühlen und meint, dass er eine schwere Arbeit und auch eine schwere Biografie habe. Dann stellt sie ihre Situation – allein mit zwei Kindern – dagegen, die von ihr ganz klare andere Prioritäten erfordere. Sie schweift lange aus, indem sie ihre Idealvorstellung des Zusammenlebens ausführt, bei der ein harmonisches Miteinander oberste Priorität besitze. Aggression scheint in ihrem Lebenskonzept nicht vorhanden zu sein. Ich bin in der Gegenübertragung mehr mit den Kindern beschäftigt, die ganz friedlich und ausdauernd spielen.

Am Ende der Stunde springt Leonie, gefolgt von Marie, zu ihrer Mutter und fragt: »Mama, geht es dir jetzt besser?« Die Mutter streichelt ihr über den Kopf und bestätigt, dass ihr die Stunde sehr gut getan hat. Ich fühle mich von der Bedürftigkeit der Mutter überrollt. In meiner Rêverie bewahre ich diese Inszenierung als Ausdruck der häuslichen Situation von Leonie und Marie.

In der nächsten Stunde kann Leonie allein herein kommen. Allerdings bringt die Mutter sie bis ins Behandlungszimmer, redet dabei auf mich ein, indem sie von meinem Sandkasten schwärmt, sagt, wie »toll« sie ihn finde, fragt, wo ich ihn habe bauen lassen und ob sie ihn vielleicht auch für ihre Kinder anschaffen solle. Dieses Enactment dauert vielleicht 30 Sekunden, die Mutter spricht wie ein Wasserfall und ich bin bemüht, nicht unfreundlich, aber bestimmt die Stunde mit Leonie zu beginnen. Die Mutter lacht darauf und sagt: »Ja, ja, ich weiß, ich rede zu viel, Leonie soll doch ihren Spaß haben.« Ich bin angefüllt mit sehr viel Ärger, als die Stunde mit Leonie beginnt. Leonie hingegen zeigt sich unbeeindruckt und beginnt sofort zu spielen. Sie schaut mich nicht an, sondern holt sofort den Ton herbei und knetet. Ich bin beeindruckt von ihrer Entschlossenheit und stelle bald fest, dass sich Leonie in der letzten Stunde ganz für sich das Therapiezimmer angeschaut und innerlich angeeignet haben muss. Ich frage sie danach und sie bestätigt dies, indem sie nickt. Ich spiegele ihr, dass sie neben Mamas schwieriger Situation versuche auch ihre Bedürfnisse zu sichern. Sie schweigt und baut schnell und konzentriert.

In einem Elterngespräch mit der Mutter (der Vater konnte es zeitlich nicht einrichten) schwärmt die Mutter zunächst wieder sehr von meiner Arbeit mit Leonie. Sie habe den Eindruck, es tue ihr sehr gut, bei mir zu sein. Gleichwohl beginnt sie bald zu versuchen, den Rahmen zu manipulieren, indem sie bestimmen will, wie oft und

> *wann sie mit Leonie kommen möchte. Sie begründet diese Wünsche mit ihrer Situation (»ich bin quasi alleinerziehend«), für die ich natürlich Verständnis habe, mich aber gleichzeitig von ihr überwältigt fühle. Sie redet soviel und schnell, dass ich Mühe habe, selbst etwas zu sagen. Meine Ankündigung, dass ich den Rahmen setze, verärgert die Mutter, und sie wiederholt ihre Notwendigkeiten in redundanter Weise. Ich versuche ihr klar zu machen, dass der Rahmen inhaltlich und fachlich begründet ist, damit es zu einer intensiven therapeutischen Arbeit kommen kann. Ich bitte darum, dass zum nächsten Gespräch der Vater mitkommt, was sie begrüßt.*

Leonie kommt begeistert in die Stunden, sie bewegt sich flink wie ein Wiesel, wenn sie etwas zu tun sucht. Dabei spricht sie nicht, sondern holt wortlos Papier zum Malen. Sie will, dass ich auch male, und beginnt sofort meinen Drachen nachzumalen. Ich denke, dass sie noch nichts Eigenes hat, was sie anfüllt. Kaum ist das Bild fertig, rennt sie los, um den Ton zu holen. Ich nehme die Getriebenheit auf, nehme sie als eine Angst vor Stille wahr und überlege, ob Leonie Stille möglicherweise als Stillstand erlebt.

> *Die Eltern kommen zum nächsten Gespräch gemeinsam. Der Vater ist ein sportlicher Mann, der in seiner Motorradkluft ausgesprochen männlich wirkt. Im Gespräch ist er offen und zugewandt. Ich habe den Eindruck, er kann gut über sich und die Familie reflektieren. Im Gegensatz zur Mutter ist er ruhig, redet in einem normalen Tempo, sodass ich mich spontan wohl fühle mit ihm. Gleichzeitig habe ich den Eindruck, dass die Mutter sofort in eine Konkurrenz geht, mich genau beobachtet und sogar äußert, dass sie den Eindruck hat, dass ich dem Vater zu oft zustimme. Als sie beginnt zu reden, lehnt sich der Vater zurück und schweigt. Sein Schweigen wirkt machtvoll und überlegen.*
>
> *Bei der Mutter steigert sich ihre Erregung soweit, dass sie weinen muss. Ich spiegele den Eltern, dass ich wahrnehme, dass ihnen beiden ihre Kinder sehr wichtig sind. »Ja, wenn es Leonie gut tut, dann soll sie natürlich kommen«, antwortet der Vater und gibt damit sein deutliches Einverständnis zur Therapie. Gleichzeitig betont er aber, dass er beruflich sehr eingespannt sei und deshalb nicht immer zu den Elterngesprächen mitkommen könne.*

Allmählich gelingt es mir, beim Malen mit Leonie ein Gespräch zu beginnen. Auf die häusliche Situation angesprochen, kann sie für mich sehr nachvollziehbar schildern, wie sie reagiert, wenn die Eltern streiten. Sie halte sich zunächst die Ohren zu. Wenn die Eltern nicht aufhörten, nehme sie ihre kleine Schwester und ziehe sich mit ihr in ihr Zimmer zurück und spiele dort etwas, bis die Eltern wieder ruhig seien. Ich frage sie, wie sie sich dabei fühle. Sie schaut mich mit ihren großen braunen Augen an und sagt: »Nicht gut, ich habe immer Angst, dass Papa Mama an den Hals geht.« Dann wechselt sie schnell das Thema, indem sie erzählt, sie habe gestern allein von der Schule nach Hause gehen dürfen.

»Ich kenne mich gut aus«, erklärt sie mir und beschreibt mir genau, durch welche Straßen sie gehen müsse, um nach Hause zu gelangen. Ich bin in meiner Rêverie mit ihrem Wunsch nach Autonomie beschäftigt.

Leonie nimmt allmählich mehr Raum ein. Sie ufert in ihren Aktivitäten aus, beim Tuschen spritzt sie häufig über den Rand, bekleckert mein Bild und auch meine Kleidung, ohne mit einer emotionalen Geste oder einem Wort darauf zu reagieren. Ich begrenze sie und spiegele, dass sie gerne von mir gesehen werde und ganz viel haben wolle. Sie sagt nichts dazu. Am Ende der Stunde dringt die Mutter wieder in den Raum ein, und ich denke mir, dass Leonie von ihr sicher nicht erfahren hat, dass eigene Grenzen respektiert werden können.

> *Das nächste Gespräch findet wieder mit der Mutter allein statt. Ich habe den Eindruck, sie genießt den Raum und die Aufmerksamkeit von mir. Sie breitet ihre Trennungswünsche von ihrem Mann aus. Sie wirkt hoffnungslos und resigniert bezüglich einer Veränderung in ihrer Beziehung. Ich äußere mein echtes Verständnis und interessiere mich für ihre Motive, den Vater einstmals als Partner gewählt zu haben.*
>
> *Dabei wird deutlich, dass der Vater der Mutter schon in ihrer Jugend ein cholerischer, kranker Mann war, von dem sich seine Frau getrennt hatte, und sie als einzige zum Vater Kontakt hielt. Sie schildert eindrücklich, wie sie die Persönlichkeit ihres Mannes herausgefordert habe. Sie habe ihm helfen wollen, ihm eine »neue, andere« Sicht auf sein Leben vermitteln wollen. Ich empfinde einerseits Mitgefühl für die Verstrickung der Mutter in ihre kindlichen Beziehungsmuster, zudem spüre ich eine tiefe Traurigkeit angesichts des großen Auftrages, den sie sich aufgeladen hat. Nachdem ich vorsichtig anfrage, ob sie realistisch über eine Trennung nachdenke, und ich mögliche reale Veränderungen (Arbeit für sie, andere Wohnung etc.) anspreche, wirkt die Mutter kindlich und haltlos und zieht sich zurück. Ich gewinne den Eindruck, dass die Mutter nicht stark genug ist, um für sich und ihre Kinder allein zu sorgen.*

5.2.4.1.1 Diskussion

Leonie brachte sich in den therapeutischen Raum ein, soweit es ihre Abwehr des Modus, ihre eigenen Bedürfnisse an die Mutter abtreten zu müssen, zuließ. Sie zeigte sich einerseits motiviert und erfreut über die Aufmerksamkeit, die die Therapeutin ihr entgegenbringen wollte. Andererseits richtete sie sich vollkommen nach den Bedürfnissen und Notwendigkeiten der Eltern, besonders der Mutter. So war sie bereit, sofort zurückzutreten und der Mutter ihre Stunde bei der Therapeutin in dem Wissen zu überlassen, dass, wenn es der Mutter nicht gut geht, sie auch nichts haben darf. So hatte sie die verzweifelte, gedemütigte und bedürftige Seite der Mutter projektiv identifiziert in sich aufgenommen und versuchte sie zu regulieren, indem sie Eigenes zurückstellte. Sie zeigte eine autonome, fröhliche und selbstbewusste Seite, die die Mutter beruhigen und aufheitern sollte. Damit entsprach sie dem Idealbild, das die Mutter von einer Tochter und ihrer Beziehung zu ihr entworfen hatte. Störende Faktoren – wie Leonies Impulsdurchbrüche – versuchte Leonie zu kontrollieren, bzw. schnell zu verleugnen, wenn sie stattgefunden hatten. So konnte das Spritzen mit Farbe auf die Therapeutin als ein Wunsch verstanden werden, sich mit den eigenen aggressiven Tendenzen gegenüber dem Objekt zu zeigen. Wenn dieses Begehren ins Bewusstsein gelangte, weil die Therapeutin es thematisierte, musste Leonie leugnen bzw. darüber hinweg gehen.

Die Eltern erschienen von Anfang an nicht wie ein Paar. Während die Mutter äußerst bedürftig viel Raum und Zeit suchte, um sich bestätigt und angenommen zu fühlen, stellte der Vater seine Situation eher als eine objektiv begründete dar. Er konnte Leonies innere Situation nur wenig sehen und noch weniger mit den elterlichen Konflikten in Beziehung bringen. Seine eigene belastete Situation stand im Zentrum. In diesem Punkt ähnelten sich die Eltern, sie konnten beide wenig empathisch mit Leonie sein.

5.2.4.2 Die Eltern können sich nicht verändern (Kind: 15.–25. Std. – Eltern: 6.–9. Std.)

Zum nächsten Elterngespräch lade ich den Vater allein ein, um seine Fähigkeit und seinen Willen zur Veränderung zu prüfen. Der Vater erscheint mir wieder offen. Er berichtet, wie notwendig für ihn Strukturen zu Hause seien, damit er sich für seine anstrengende Arbeit regenerieren könne. Er beschreibt sein persönliches Dilemma auf eindrucksvolle Weise: Er könne sich mit seiner Frau verstehen, wenn sie zu zweit ohne die Kinder Zeit hätten. Sie hätten aber schon einige Jahre keine Zeit mehr ohne Kinder erleben können. Und er verbringe sehr gerne Zeit mit Leonie ohne die Mutter, weil er die Einmischung der Mutter in seine erzieherischen Maßnahmen auf keinen Fall dulde. Er wünsche sich nichts mehr, als dass er seiner Frau »nicht mehr an die Gurgel gehe«, aber sie würde ihn mit ihrer rücksichtslosen Art ihm gegenüber derart unter Druck setzen, dass es leider passiere. Ich sage, dass er seine körperlichen Impulse unter Kontrolle bringen müsse, seinen Kindern zuliebe. Er

> *stimmt vorbehaltlos zu und beschreibt, dass er bald einen Urlaub mit seiner Frau ohne die Kinder plane, um zu testen, wie es um die Partnerschaft bestellt sei. Wenn sich keine Harmonie und Gemeinsamkeit herstellen ließe, wolle er sich trennen, er habe ein Arbeitsangebot in einer anderen Stadt. Auf eine Trennung von seinen Kindern angesprochen, wirkt der Vater ähnlich hilflos und zurückgezogen wie die Mutter.*

Ich bin in den Stunden mit Leonie sehr stark mit den Problemen der Eltern beschäftigt. Leonie kommt nun – im Sommer – häufig barfuss im Sommerkleid, schmutzig vom Spielen im Freien. Sie scheint fröhlich und spielt in ihrer getriebenen Art Spiel um Spiel. Ich fühle mich fern von ihr, selbst wie gelähmt, mit ihr über Emotionales zu sprechen.

Nach einer Stunde bemerke ich, dass Leonie eine Spielfigur mitgenommen hat – ein Stinktier, das zu einem Gesellschaftsspiel gehört. Leonie hatte bereits während der Stunde ihre Begeisterung für diese Spielfiguren zum Ausdruck gebracht. Dass sie eine nun heimlich entwendet hat, erscheint mir passend zu ihrer Abwehrstruktur zu sein und ist für mich ein Zeichen, dass sie sich mit ihren wahren Wünschen und Bedürfnissen auch bei mir nicht zeigen kann.

> *Die Mutter kommt nach der Sommerpause wieder und erzählt von dem gemeinsamen Urlaub mit ihrem Mann, während die Kinder bei der Oma waren. Sie schildert eine Woche, in der sich das Paar nicht nahe kommen konnte. Die Mutter hatte die Zweisamkeit verhindert, weil sie immerzu angeregt hat, mit anderen Hotelgästen Zeit zu verbringen. Ich spüre eine große Traurigkeit und Resignation bei der Mutter. Sie berichtet weiter, dass der Vater nun bald eine Kur antrete, und sie hoffe, dass er dabei eine Erleichterung verspüren könne und mit ihr zusammenbleiben wolle. Sie kündigt weiterhin an, dass sie, wenn der Vater nicht da sei, Leonie nicht weiter zur Therapie bringen könne. Sie wolle sich bedanken für die Arbeit, sie hätte ihnen allen gut geholfen und nun wollten sie schauen, wie es weiter geht. Ich bin nicht überrascht von dieser Wendung und auch ein wenig erleichtert, weil der resignative Sog dieser Familie nur schwer zu ertragen ist.*

In der letzten Stunde mit Leonie spreche ich das Stinktier an, und sage ihr, dass ich es ihr schenken möchte und hoffe, dass sie lerne, für sich zu sorgen. Ich äußere weiterhin mein Verständnis, dass sie schwierige Familienbedingungen habe, es also nicht ihre Schuld sei, wenn es schwierig würde.

Leonie ging recht unbeteiligt, scheinbar fröhlich.

5.2.5 Zusammenfassung

Bei der Therapeutin entstand der Eindruck, dass sich beide Eltern durch die Teilnahme der Therapeutin am Familiengeschehen unter Druck fühlten. Sie zeigten sich mit ihren Lösungswünschen: Die Mutter war von ihrem »Lebenskonzept« auf eine Weise überzeugt, die an eine »omnipotente Phantasie« (Klein 1962, S. 145f.), erinnerte. Sie hatte sie vermutlich aufgrund ihrer biografischen Erlebnisse – sich als einzige Tochter um den getrennt lebenden psychisch kranken Vater kümmern zu müssen – in sich errichtet. Im Zusammenleben mit ihrem Mann und ihren Kindern erwies sich dieses Lebenskonzept aber ungeeignet, um zum Ehemann eine gleichberechtigte Beziehung leben und sich gemeinsam um die Kinder kümmern zu können.

Der Vater reagierte auf die machtvolle Kontrolle seiner Frau mit ebenso machtvoller Haltung. Er präsentierte bald »einen Plan«, indem er die Ehe auf einen Prüfstand stellen wollte. Beide drohten sich gegenseitig mit Trennung, ohne für sich unabhängig genug zu sein, um dies umzusetzen. Beide erschienen in ihren psychischen Strukturen so festgefahren, dass eine Veränderung nicht möglich war.

Es ist zu vermuten, dass das ursprüngliche Motiv, für Leonie eine Therapie zu suchen, eher einem Wunsch der Mutter entsprang, sich punktuell Entlastung verschaffen zu können, ohne aber einer substanziellen Veränderung gegenüber offen zu sein. Dies ließ weiterhin den Schluss zu, dass die Mutter Leonie »benutzt« hatte, um für sich einen Raum zu finden, der sie stützte, aber nicht forderte. Der Wunsch, das Gute (z.B. der Sandkasten) von der Therapeutin haben zu wollen, um es bei sich zu installieren, zeigte die orale Struktur der Mutter, mit der sie keine reflektierende Distanz zu Leonie schaffen konnte. Weiterhin war sie sehr eifersüchtig auf die Zuwendung und Hilfe, die Leonie durch die Therapeutin erfuhr, weshalb sie sich immer wieder in den therapeutischen Raum drängte.

Die anfangs gezeigte Offenheit bezüglich ihrer eigenen Biografie konnte als »Blitzlicht« verstanden werden, das die Mutter an ihre vermuteten traumatischen Erlebnisse mit ihren Eltern – der Trennung der Eltern und der verstrickten Beziehung zum Vater – erinnerte. Die so ins Bewusstsein gelangten Erinnerungen mussten dann aber sofort wieder verschlossen werden, um möglicherweise »traumatische Affektkonserven« (Moser/Zeppelin 2009) vor dem Ausbruch zu schützen. Betrachtet man nun die Eskalation von Gewalt und Destruktion des Vaters in diesem Zusammenhang, so wird deutlich, dass das Elternpaar gegenseitig projektive Identifizierungen vornahm, indem die Mutter ihrerseits Ausbrüche bei sich verhindern konnte, weil sie sie im Vater deponierte und umgekehrt der Vater seine Wünsche nach Harmonie in die Mutter hineinverlagerte und dort bekämpfte. In dieser Beziehung waren die Eltern existenziell aufeinander angewiesen.

In den Elterngesprächen wurde beiden Eltern das Ausmaß ihrer eigenen Pathologie bewusst, was vermutlich zu großer Verzweiflung führte, die dann in Form einer negativen therapeutischen Reaktion Ausdruck fand, indem die Eltern die Therapie für Leonie abbrechen mussten, um nicht weiter mit ihren Beschädigungen konfrontiert zu werden.

Leonie wurde in dieses hoch introjektive Geflecht der Eltern einbezogen, sie übernahm projektive Identifizierungen von beiden Eltern. Sowohl das ideale Selbst der Mutter zu verkörpern als auch einen Partnerinnenersatz für den Vater darzustellen, das war derart konträr, dass sich Leonie zwar machtvoll aufgewertet, aber nicht um ihrer selbst gemocht fühlen konnte. Der Eintritt der Familie in das interpersonale Feld der Therapie musste so eine Gefährdung des pathologischen Gleichgewichts bedeutet haben. Um echte Veränderungen für Leonie erreichen zu können, hätte es eine Einsicht der Eltern in ihre eigene Pathologie geben müssen. Eine solche Einsicht hätte vielleicht eine getrennte Elternarbeit (Eltern kommen einzeln zur Therapeutin) möglich gemacht, in der sich beide Eltern mit ihrem Sosein hätten auseinandersetzen können. Hier wären vermutlich Möglichkeiten entstanden, reflexiv über Leonies emotionale Überforderung in der Familie nachdenken zu können. Die Therapeutin hatte allerdings bald wenig Hoffnung, dass die Eltern die notwendige Ausdauer und Kraft für diese Arbeit hatten. Vor diesem Hintergrund kann verstanden werden, warum Leonie in ihrem Kontakt zur Therapeutin einerseits zurückhaltend war, andererseits im Enactment überbordend und »räuberisch« sich das Gute nehmen wollte. Dies entsprach ihrer Abwehrstruktur, mit der sie auch in den familiären Beziehungen versuchte, sich einerseits den Wünschen der Eltern anzupassen, andererseits aber heimlich ihre eigenen Bedürfnisse zu befriedigen. Hier zeigte sich ein »Widerstandsnest« (Ferro 2003, S. 47) im therapeutischen Paar. Bevor die Therapeutin diesen Widerstand bearbeiten konnte, brachen die Eltern die Behandlung ab.

5.3 Nils (7 Jahre) und seine Eltern: Schulphobie als Reaktion auf traumatische Erlebnisse

In der folgenden Behandlung zeigten sich bei den Eltern ebenso hartnäckige »Widerstandsnester« wie im Fall »Leonie«; diese konnten hingegen anders bearbeitet werden.

Die analytische Kinderpsychotherapie mit Nils umfasste 150 Stunden und 30 Stunden begleitende Elternstunden. Die Behandlung erfolgte im zweistündigen Setting über einen Zeitraum von anderthalb Jahren. Danach erfolgte ein viermonatiger Klinikaufenthalt. Im Anschluss daran wurde die ambulante analytische Therapie noch anderthalb Jahre fortgesetzt.

Die Elternstunden fanden regelmäßig nahezu nach jeder vierten Stunde mit Nils statt. Die gesamte Behandlungszeit (inkl. des Klinikaufenthaltes) betrug dreieinhalb Jahre.

5.3.1 Die Eltern

»Bei uns brennt's«, so beschrieb die Mutter in einem ersten Elterngespräch die angespannte und explosive Stimmung in der Familie angesichts der Tatsache, dass der siebenjährige Nils schon seit einiger Zeit nicht mehr zur Schule gehe. Er sei mit nichts zum Schulbesuch zu bewegen. Er sage, dass er Bauchschmerzen habe und deshalb nicht zur Schule gehen könne. Anfangs sei es noch möglich gewesen, ihn zum Bleiben zu überreden, indem die Mutter ihm versprochen habe, auf dem Schulhof zu bleiben. Danach habe sie sich heimlich entfernt und sei nach Hause gegangen. Als Nils dies bemerkt habe, habe sie irgendwelche Ausreden erfunden, die ihm glaubhaft erscheinen sollten. Er sei allerdings immer misstrauischer geworden und schließlich gar nicht mehr aus dem Haus gegangen.

Zu Hause verhalte er sich grenzenlos, er akzeptiere keinerlei Regeln, bediene sich am Kühlschrank und im Keller an den Lebensmittelvorräten, ohne zu fragen, und ärgere seine fünf Jahre ältere Schwester, sodass diese sich nur noch in ihrem Zimmer einschließe. Er entwickele einen unglaublichen Jähzorn, den sie – die Mutter – kaum eingrenzen könne. »Das hat schon im Alter von 1½ Jahren begonnen. Da habe ich ihn oft einfach vor die Haustür gestellt und diese dann geschlossen und gewartet, bis er sich wieder beruhigt hatte. Anders habe ich mir nicht zu helfen gewusst.«

Während Frau K. dies mit einem unsicheren Lachen begleitete und Herr K. regungslos in seinem Sessel saß, begann sich in mir das Bild des einjährigen Nils zu entfalten, der sich – für sein Empfinden aus heiterem Himmel und plötzlich verlassen von Mutter und Vater – vor der verschlossenen Haustür an der Straße wiederfindet und gegen tiefe Verlassenheitsängste ankämpfen muss. Die Ausbrüche der wütenden und verzweifelten Mutter, die ihn vor die Haustür stellte, musste Nils traumatisch erlebt haben.

Frau K. wirkte auf mich fragil, leicht erregbar, ihre Gesichtshaut rötet sich schnell. Die schlanke und sportliche Frau mit kurzem Haar führte stets ihr Handy und einen MP3-Player bei sich. Es durfte keine Leere, keine ungefüllte Zeit entstehen, so war mein Eindruck.

Mein Blick wanderte zu Herrn K., der im Kontrast ruhig, fast regungslos, in seinem Sessel saß. Sein Blick schweifte oft zum Fenster hinaus, während seine Frau sprach. Auf sein Temperament angesprochen, äußerte er mit machtvoller Zurückhaltung: »Ich habe bisher jeden Machtkampf gewonnen.« Er berichtete, er sei mit zwei Schwestern aufgewachsen, da habe er früh gelernt, sich durchzusetzen. Ich dachte: »Er setzt sich durch, indem er Dinge aussitzt.« Er wirkte unerreichbar fern, wenig mit seiner Frau verbunden und vermutlich noch weniger mit seinem Sohn. Er schien stolz auf seine Tochter zu sein: »Sie ist wie ich: Was wir wollen, schaffen wir.« Die Tochter sei ruhig und zielstrebig wie er, erledige ihre Dinge ohne großes Aufheben davon zu machen.

Wenn er über Nils sprach, schwangen Entwertung und Verachtung in seiner Rede mit. In einer viel späteren Szene sagte er einmal: »An Nils ist ein Mädchen verloren gegangen«, und bezog sich auf intensive Gefühlsäußerungen von Nils. Obwohl Herr K. soviel Machtvolles, Männliches und Dominantes von sich gab, erreichte mich gleichzeitig etwas Beschämtes und Resigniertes in seiner Haltung. Wie zur Erklärung dessen berichteten nun die Eltern von Nils' Entstehen. Er sei ein »Invitro-Kind«. Die Eltern hätten nach der Tochter vergeblich versucht ein weiteres Kind zu bekommen. Frau K. habe zwei Fehlgeburten erlitten. Dann habe der Gynäkologe die künstliche Befruchtung angeboten. Beide Eltern seien dankbar auf dieses Angebot eingegangen, denn sie seien beide sehr angestrengt von dem ständigen Druck gewesen, der auf ihrer Sexualität gelastet habe. Sie seien ja auch beide nicht mehr ganz jung gewesen (Anfang 30!), fügen sie erklärend hinzu.

Aber auch die künstliche Befruchtung habe sich als eine große Anstrengung herausgestellt. Nach zwei fehlgeschlagenen Versuchen habe Frau K. aufgeben wollen und nur aufgrund der Überredungskünste des Gynäkologen noch einen dritten Versuch gewagt. Aus diesem wäre dann endlich Nils hervorgegangen. Während Frau K. die Geschichte schilderte, formten sich in meinen Gedanken gewaltige Worte: »Macht, Ohnmacht, Potenz, Rivale, Erzeuger, phantasierter Erzeuger.« Ich fragte mich, welche Fantasien bei der Zeugung des Kindes beteiligt gewesen sein mussten. Plötzlich erschien mir die resignative Haltung von Herrn K. einer Kapitulation gleich zu kommen und ich überlegte, ob Nils vielleicht die entwertete Männlichkeit seines Vaters projektiv identifiziert in sich trug?

In vereinter Abwehr berichteten beide Eltern davon, wie erleichtert sie gewesen seien, als Nils auf die Welt kam. »Er war unser Traumkind«, so schilderten sie das erste Lebensjahr von Nils. Er habe keine Blähungen gehabt, habe früh durchgeschlafen, sei ein pflegeleichtes und fröhliches Kind gewesen. Sie hätten sich überaus beschenkt und belohnt gefühlt für die erlittenen Strapazen. Und dass es auch noch ein Junge geworden ist, sei einfach ideal gewesen. Ich stellte mir die Erschöpfung dieser beiden Eltern vor nach Jahren versuchter Schwangerschaft und nach der Geburt. Ich stellte mir die Sexualität dieses Paares vor, fragte mich, ob nach vollendeter Schwangerschaft überhaupt noch Sexualität gelebt werden konnte. Ich fragte mich, wie viel Aufmerksamkeit wohl die Schwester in dieser Zeit erhalten haben mag.

Obwohl Nils mit Beginn der Trotzphase nicht mehr nur »Traumkind« war, habe er sich doch seine Fröhlichkeit erhalten und sei auch im Kindergarten von allen gemocht worden. Die Erzieherinnen hätten ihn sogar für so weit entwickelt gehalten, dass sie für eine Einschulung mit fünf Jahren plädiert hätten. Sie hätten sich sehr gerne um ihn bemüht und sich von seinem Charme blenden lassen. Auch im ersten Schuljahr habe er noch die für ihn so notwendige Zuwendung von der Lehrerin erhalten, die Leistungsanforderungen seien gering gewesen. Dies habe sich im zweiten Schuljahr geändert. Er sei deutlich langsamer in seinem Arbeitstempo geworden und das Erledigen der Hausaufgaben habe zu schweren Erziehungsproblemen geführt, die die Familie bereits in der Erziehungsberatungsstelle hätte vorstellig werden lassen. Dort sei er dann aber auch nach einigen Malen dem Psychologen davon gelaufen und habe nicht mehr dorthin gehen wollen.

Die Schulverweigerung sei dann letztlich eingetreten, nachdem Nils in die Fußball-AG des Schulrektors eingeteilt worden sei, einen konkurrenzfördernden und autoritären Lehrer, wie ihn Frau K. schilderte.

5.3.2 Das Kind

Ein paar Tage später lernte ich Nils kennen. Ich stand bereits an der geöffneten Praxistür, als es klingelte, so wie ich es bei jedem neuen Kontakt handhabe. Wenn man die Haustür aufdrückt, blickt man über einige Stufen hinauf direkt auf die Praxistür. Nils war in Begleitung seiner Mutter und ging als erster durch die Haustür. Er nahm meinen Blick sofort auf, strahlte mich an und begrüßte mich freudig, noch bevor seine Mutter hinauf gelangen konnte. Ich war überrascht, fast überwältigt von der spontanen Freude, die ich in Nils' Blick wahrnahm. Nachdem ich seine Offenheit und seinen festen Händedruck registriert hatte, ertappte ich mich bei dem Gedanken, mich zu fragen, ob diesem Jungen überhaupt etwas fehlen könne. Endlich gelang es mir, den Blick von ihm zu lösen und die Mutter zu begrüßen. Auch sie strahlte, schien offensichtlich erfreut, dass Nils auch bei mir Sympathie auslöste und ließ sich entspannt auf dem Sofa im Wartezimmer nieder. Die Szene fühlte sich leicht und heiter an, Mutter und Sohn hatten einen einvernehmlichen, liebevollen Umgang miteinander. Nils verabschiedete seine Mutter mit einem Kuss auf den Mund, die Mutter ihrerseits wünschte ihm »viel Spaß«. Spätestens jetzt machte sich ein Unbehagen bei mir bemerkbar, ich spürte eine große Diskrepanz in den Schilderungen der Eltern und dem Geschehen, das ich gerade beobachtete.

Im Therapiezimmer angekommen, folgte ein nächster Begeisterungssturm von Nils, als er die Spielsachen betrachtete. »Bei Herrn B. in der Beratungsstelle gab es nur eine Kiste mit Duplosteinen«, erklärte er mir. Bei mir könne er ja richtig spielen. Ich freute mich natürlich über die spontane positive Übertragung, die sich einstellte, bemerkte auch eine gewisse Zufriedenheit darüber, dass negative Übertragungselemente bereits an anderer Stelle (der männliche Therapeut in der Beratungsstelle) untergebracht waren.

Ohne zu warten, wählte er das Fußballflipperspiel. Er merkte sofort an, dass ich sehr gut spiele, seine eigene Leistung ließ er unerwähnt. Er spiele gerne Fußball, aber nicht in einer Mannschaft, sondern nur zu Hause oder mit einem Freund. Ich fühlte mich einerseits geschmeichelt, dass er mich wahrnahm, allerdings spürte ich auch ein

Befremden darüber, dass ein siebenjähriger Junge sich auf diese charmante Weise mit mir beschäftigte. Während die Kugel nun von einer zur anderen Seite rollte, versuchte ich ein Gespräch über die Schule und seine Probleme. Er klagte über einen Jungen auf dem Schulhof, der ihn ärgere, und über seine Lehrerin, die er zu streng fand. Allmählich ebbte das Spiel ab, und wir redeten nur noch. Auf die Frage, ob ihm denn nichts fehle, wenn er nicht zur Schule gehe, reagierte er schelmisch lachend. Er legte die Füße auf einen Hocker ausgestreckt vor sich hin, verschränkte die Arme hinter dem Kopf und erzählte, wie angenehm er sich die Vormittage zu Hause gestaltete.

Er vermied sehr deutlich, seine jetzige Situation als leidvoll darzustellen, vielmehr kehrte er die vielen Vorzüge hervor. Er berichtete zwar von Grenzen, wie z. B. Computer- und Fernsehverbot, sie stellten aber nicht wirkliche Hürden für ihn dar. Er erklärte fast mit sportlichem Ehrgeiz, wie er den Computer in Gang bekomme und auch die Fernbedienung für den Fernseher finde. Er gerierte sich wie ein adoleszenter Jugendlicher, der es genoss, für eine Weile die moralischen Gesetze der Eltern außer Kraft setzen zu können. Später erfuhr ich, dass ihn die Mutter zu derartigen Fantasien verführte. Er durfte sie während der Schulzeit bei ihrer freiberuflichen Tätigkeit als Journalistin begleiten Er bekam einen eigenen Notizblock und als es um die Auswahl eines Artikels für eine Zeitschrift ging, wählte die Mutter seine Formulieren als die besseren aus. Insofern war es nicht verwunderlich, dass Nils als ersten von drei Wünschen äußerte: »1. dass ich nicht mehr zur Schule muss.« Der 2. Wunsch, »dass Mama nicht soviel nervt«, erschien als der Wunsch, von dem hohen Preis befreit zu werden, den die enge Verbundenheit mit Mutter bedeutet. Den 3. Wunsch, »dass ich mit in Urlaub fahren darf« verstand ich als den Wunsch nach der Versöhnung mit dem Vater. Dieser hatte angedroht, dass Nils vom Sommerurlaub ausgeschlossen werden würde, weil er nicht zur Schule gehe. Dadurch konnte Nils den Vater nur unzureichend als das symbolische Dritte besetzen, was für eine positive emotionale Besetzung der Schule wichtig ist.

Als ich ihn aufforderte, seine Familie als Tiere darzustellen (FIT)[58], malte er den Vater als Maulwurf, die Mutter als Papagei, die Schwester als Pferd und sich selbst als Kobra. Er vergewisserte sich gleich, ob ich wisse, wie giftig eine Kobra sei.

Die Symbolik der Tiere interpretierte ich zunächst folgendermaßen für mich:

- Der Maulwurf ist in erster Linie blind und bewegt sich unterirdisch durch die Welt, hinterlässt aber hässliche dicke Haufen, die andere ärgern.
- Der Papagei ist ein farbenfroher, prächtiger Vogel, der unerträglichen Lärm verursachen kann und das nachplappert, was andere ihm vorsagen.
- Das Pferd ist anmutig, willensstark, selbstbewusst und ehrgeizig.

58 In dem projektiven Test »Familie in Tieren« zeigt ein Kind die Wahrnehmung seines Selbst und der primären Objekte bezüglich der emotionalen Beziehungsstruktur (Brem-Gräser 2011).

- Die Kobra ist giftig, tödlich, vernichtend und symbolisiert als Schlange aber auch Weisheit und Mütterlichkeit.

Nils' Anfrage, ob ich um die Giftigkeit der Kobra Bescheid wisse, verstand ich als Anfrage, ob ich seine Not verstehen konnte, einerseits soviel Macht zu besitzen, dass er allen anderen Familientieren gefährlich werden konnte, und andererseits so einsam war und voller Schuldgefühle steckte, dass er sich nicht um seinen eigenen Wert, sowie seine Selbstentwicklung kümmern konnte.

5.3.3 Hypothesen zur Eltern-Kind-Beziehung

Nils hatte vielfältige Fantasien, Affekte und Ängste seiner Eltern bereits während seiner Entstehung übernommen, die häufig eine Begleiterscheinung von Invitro-Befruchtungen darstellen (Zeller-Steinbrich 2010). Die Schwangerschaft, die sich letztendlich durch die Überzeugungskraft des Arztes nach all den Anstrengungen dann doch noch einstellte, und das männliche Geschlecht des Kindes wirkten für die Eltern wie ein idealer Ausgleich für die erlittenen Strapazen bei der Empfängnis. Auch die frühkindliche Zeit wirkte wie eine Wiedergutmachung und Entschädigung der Eltern durch Nils, als habe er die Unsicherheiten der Eltern mit seinem idealen Wesen ausgleichen wollen. Vermutlich hat Nils bereits während der Schwangerschaft die Besonderheit seiner Situation wahrgenommen und seine eigene narzisstische Bedürftigkeit mit einer großen Anpassung an die idealen Vorstellungen der Eltern abgewehrt.[59] Dadurch entstanden Größen- und Omnipotenzfantasien, die dann mit Beginn der analen Phase nur schwer mit der Realität für ihn zu vereinbaren waren. Der Vater war vermutlich nicht besonders hilfreich bei der Lösung aus der mütterlichen Symbiose, da er mit seinen eigenen Macht- und Konkurrenzgefühlen Nils nur wenig Unterstützung bieten konnte. Ich vermute, dass beide Eltern ihre gegengeschlechtlichen Kinder ödipal stark besetzt haben und es dadurch zu engen Bündnissen zwischen Mutter und Sohn auf der einen und Vater und Tochter auf der anderen Seite gekommen sein wird, die eine Unterstützung und Identifikation mit dem gleichgeschlechtlichen Elternteil erschwert haben.

Der Auslöser der Schulverweigerung war als Verschiebung einer mangelnden Vateridentifikation zu verstehen, sodass sich Nils in einer Gruppe mit Jungen und einem männlichen autoritären Leiter nicht ausreichend gesehen und beachtet fühlen konnte.

59 Der Einfluss unbewusster Fantasien der Eltern in der pränatalen Phase findet zunehmende Beachtung in der wissenschaftlichen Forschung (z. B. Hüther/Weser 2005).

Er flüchtete in die mütterliche Symbiose zurück, blieb mit der Mutter morgens zu Hause und fühlte sich in ödipalen, männlichen Größengefühlen bestärkt, die allerdings mit intensiven Ohnmachtsgefühlen verbunden waren.

5.3.4 Behandlungsverlauf

Die Symptomatik in diesem Fall brachte eine erhebliche Dynamik im psychosozialen Feld mit sich. Die Lehrer unterstellten Nils zu simulieren, sie bescheinigten den Eltern mangelnde Erziehungsfähigkeit und drohten damit, Nils nicht in der Schule halten zu können. Obwohl Nils keine Probleme im Leistungsbereich zeigte, empfahlen die Lehrer, Nils in die erste Klasse zurückzustufen, um zunächst Druck wegzunehmen und ihm Zeit zu geben. Das interpersonale Geschehen war also sehr stark von Machtaspekten geprägt, die anfangs auch die Behandlung beeinflussten.

Die Schulphobie nimmt innerhalb der differenziellen Diagnostik der Phobien insgesamt insofern eine Sonderstellung ein, als dann, wenn die Schule der phobische Bereich ist, ein existenziell wichtiger Bereich in der psychischen als auch in der psychosozialen Entwicklung von Kindern und Jugendlichen betroffen ist. Obwohl die Kinder – wie auch Nils – in ihrer psychischen Verfassung im außerschulischen Kontakt ausgesprochen normal und durchaus kompetent erscheinen, liegt doch in der Unfähigkeit zum Schulbesuch eine gravierende narzisstische Beeinträchtigung vor, die in den Rahmenbedingungen der Therapie ihren Niederschlag (Heinemann/Hopf 2001, S. 91f.) findet. So verlangte die Therapeutin, dass Nils zur Schule gehen müsse, zunächst in Begleitung seiner Eltern. Den Eltern war es zunächst nicht einsichtig, Nils' Wünschen, seine Eltern sollten mit ihm in der Schule bleiben, nachzugeben. Sie empfanden alles als Machtkampf und wollten einfach nicht unterliegen. Schließlich stimmten sie zu, nachdem sie auf ihre Elternfunktion hingewiesen worden waren, zumal es ihnen von ihren beruflichen Tätigkeiten her möglich war. Die Therapeutin erklärte, dass Nils von unerträglichen Ängsten und Schuldgefühlen geplagt werde, die ihn am Schulbesuch hinderten. Hierauf reagierten die Eltern einerseits abwehrend. Besonders der Vater signalisierte, dass von ihm keinerlei Verständnis für seinen Sohn zu erwarten sei. Andererseits fühlten sich die Eltern in ihrer eigenen Not verstanden, weil die Therapeutin ihnen nicht Schuld und Versagen für Nils' Problem aufbürdete, wie dies die Schule tat.

Nils wurde in die erste Klasse zurückgesetzt, er erhielt einen männlichen Lehrer als Klassenlehrer. Die Mutter begleitete ihn meistens, der Vater gelegentlich zur Schule. Das jeweilige Elternteil setzte sich vor den Klassenraum während des Unterrichts. Zweimal in der Woche kam Nils im Anschluss an das Schulende zur Therapiestunde. Die Eltern sollten in Abständen von zwei bis drei Wochen zu den Elterngesprächen kommen.

5.3.4.1 Namenlose Angst (Kind: 1.–35. Std. – Eltern: 1.–7. Std.)

Gleich zu Beginn der Behandlung – ca. vier Wochen nach den ersten probatorischen Sitzungen – zeigt Nils, dass, auch wenn er gerne zu mir kommt, weder ich noch seine Eltern erwarten sollten, dass etwas »sicher« ist. Ich war in der Behandlungspause vor seiner Stunde mit einem längeren Telefonat beschäftigt, weshalb ich bei seinem Klingeln nicht sofort selbst an der Tür stehe, sondern lediglich den Summer betätigt habe, um Nils schon mal hereinzulassen. Mit kurzer Verzögerung erscheine ich an der Tür. Nils ist im Treppenhaus stehen geblieben. In dem Augenblick, als er mich sieht, beginnt er heftig zu weinen und rennt zu seiner Mutter, die bereits wieder ins Auto gestiegen ist, um loszufahren. Er kann sich erst beruhigen, als die Mutter bereit ist, im Wartezimmer auf ihn zu warten. In der Therapiestunde gebe ich ihm zu verstehen, dass ich seine Angst verstanden habe, nicht zu wissen, ob ich da bin und für ihn Zeit habe. Ich habe ihm einerseits erklärt, warum ich nicht gleich an der Tür stand, um seinen unbewussten Ängsten entgegenzuwirken, indem ich sie klarstelle, dass sie in unserer gemeinsamen Realität keine Entsprechung besitzen. Andererseits aber sage ich ihm, dass er solche Situationen – nicht genau zu wissen, was auf ihn zukomme – sicher kenne und bereits häufig erlebt habe. Dies scheint ihn zu beruhigen und er sucht ein Gesellschaftsspiel aus, das wir bis zum Ende der Stunde spielen. Ich lasse ihn – entgegen meiner sonstigen Haltung – auch gewinnen, weil ich mir in dieser fragilen Situation große Sorgen mache, ihn narzisstisch zu sehr zu kränken, um das Arbeitsbündnis nicht zu gefährden.

Von dieser Stunde an wartet die Mutter über einen langen Zeitraum während seiner Sitzung im Wartezimmer.

Die Eltern nutzen ihre Stunden in dieser Zeit vorwiegend, mir zu zeigen, wie viel Macht Nils über sie besitzt, wie viel sich um seine Wünsche dreht und wie wenig Erziehungseinfluss sie besitzen. So schildern sie beispielsweise, dass Nils sich zu Hause nicht begrenzen lässt. Wenn er ein Verbot erhalte, diskutiere er das so lange, um die Bedingungen nach seinem Willen zu verändern, dass am Ende meistens ein Wutausbruch der Eltern erfolge, dem wiederum ein Wutanfall von Nils folge, mit dem er in sein Zimmer geschickt werde und dort gegen Möbel und Türen trete.

Die Eltern haben als Konsequenz – wie sie beschreiben – versucht, möglichst wenig mit ihm zu diskutieren. Dies führt dazu, dass sie ihn häufig vor vollendete Tatsachen stellen, um seine Wutausbrüche oder Verhandlungsversuche zu verhindern – allerdings meist ohne Erfolg.

In Bezug auf die Schule wird deutlich, dass die Eltern versuchen, Nils mit unerreichbaren Dingen zu bestechen, um ihn zum Schulbesuch zu bewegen. Hierbei setzen sie voraus, dass Nils sein Verhalten bewusst steuern könne, wenn entsprechend große orale Geschenke winken. In der Konsequenz zeigen sich die Eltern äußerst schwankend, mal gelingt es Nils, so lange zu diskutieren, bis er das versprochene Computerspiel trotzdem bekommt, mal reagieren sie mit großer Härte und zeigen ihm deutlich ihre Enttäuschung. Besonders der Vater spart nicht mit depotenzierenden Ausdrücken über sein fehlendes Standvermögen.

Weiterhin werde ich mit ihrer großen Ungeduld konfrontiert. Kaum hat es Nils geschafft, zwei Tage zur Schule zu gehen, beginnt die Mutter zu verhandeln, dass sie ihre Präsenz in der Schule reduzieren wolle und von Nils dazu sein Einverständnis bekommen wolle. Der anfänglichen Macht-Ohnmacht-Struktur in der Eltern-Kind-Beziehung entsprechend, verweigert Nils sein Einverständnis, was wiederum die Mutter dazu verleitet, ihn zu belügen. Sie sagte ihm, sie sei da, verschwand aber nach kurzer Zeit. Nils spürte dies unbewusst und musste während einer Unterrichtsstunde zur Toilette. Hierbei entdeckte er, dass seine Mutter nicht mehr da war, brach innerlich zusammen und rannte aus der Schule nach Hause.

In vielen Stunden dieser ersten Phase inszeniert Nils Kampfsituationen mit Rittern oder Soldaten. Er stattet seine Mannschaft mit prächtigen, starken Männern aus, und überlässt mir den Rest. Dann fordert er mich auf, seine Mannschaft anzugreifen, um sich machtvoll und für meine Männer niederschmetternd zur Wehr zu setzen und am Ende siegreich aus dem Kampf hervorzugehen. Manchmal – wenn ich die Gefühle der unterlegenen Mannschaft spiegele – zeigt er kurz ein Schuldgefühl gegenüber meiner Mannschaft, gibt irgendetwas von seinen guten und starken Teilen an mich ab. Dann aber erfindet er wieder trickreiche Möglichkeiten, mich erneut zu besiegen. Er will auf keinen Fall die angreifende Partei spielen, auch wenn ich das in meinen Interventionen immer mal wieder versuche anzubieten. In einer anderen Situation später – als es im Gespräch um Sieg und Niederlage geht – sagt Nils: »Das Schlimmste ist, wenn man die Hosen runterlassen muss.«

Meine Fantasien kreisen um die Mutter, ihre Berufstätigkeit, und ihre freie Zeit am Vormittag, wenn Nils eigentlich zur Schule gehen solle. Sie ist freiberuflich tätig und kann sich ihre Zeit selbst einteilen. Sie ist gespalten zwischen dem Wunsch, jetzt, da auch Nils endlich zur Schule geht, wieder mehr arbeiten zu können, und dem Schuldgefühl Nils gegenüber, nicht genug für ihn da zu sein. Ich verspüre den Wunsch, die Mutter allein sprechen zu wollen, um etwas zu erfahren, was der Vater nicht weiß. In der Gegenübertragung entwickelten sich intensive Fantasien darüber, dass die Mutter einen Liebhaber hat, den sie vormittags ungestört besuchen will, wovon Nils sie mit seiner kontrollierenden Haltung abhält. Die Mutter scheint bereit, sich noch mehr zu öffnen, wenn sie mit mir allein sprechen kann. In der Gegenübertragung sind starke Verführungswünsche ihr gegenüber zu erkennen, sie zur Offenbarung eines Geheimnisses, das ihren Mann ausschließt, zu bringen. Als habe der Vater diese Wünsche unbewusst gespürt, zeigt er eine stille, aber sehr dominante Präsenz in den Sitzungen. Er bevorzugt es, am Ende noch formale Fragen wegen der Krankenversicherung o. Ä. von sich aus anzusprechen, und gibt bei der Terminabsprache stets zu verstehen, dass er dabei sein will.

5.3.4.1.1 Diskussion

Von Nils nahm die Therapeutin in dieser Zeit v. a. das unerträgliche Gefühl der Unterlegenheit auf. Damit verbunden waren auch Gefühle der Verunsicherung, nicht alles vorhersehen zu können, eine große Bedrohung für ihn.

Die Therapeutin beschäftigte sich in ihren Fantasien damit, was er zu fürchten haben könnte. In seiner ständigen Beschäftigung mit der Mutter, dem zärtlichen Begehren, der namenlosen Angst (Bion 1962), wenn sie sich ohne Ankündigung von ihm entfernte, erschien er unendlich überfordert mit etwas, das er nicht begreifen konnte. Er schien keine Vorstellung von der Mutter zu haben, wenn sie nicht zugegen war, bzw. er sich nicht in einer sicheren Umgebung (zu Hause oder Freunde) befand. Nils konnte den mentalen Raum nicht mit Gedanken füllen, ihm fehlte eine frühen Alpha-Funktion (Bion 1962). Vielmehr erlebte er seinen Innenraum angefüllt mit Beta-Elementen, die als Omnipotenzfantasien existenziell bedrohlich und verfolgend wirkten. Er konnte sich nur durch die Erfahrung der realen Anwesenheit seiner Mutter wieder beruhigen (Bion 1962, S. 82f.).

Den Eltern mangelte es an einer basalen Fähigkeit zur Empathie für Nils. Sie verlagerten in dieser Zeit mittels projektiver Identifizierung den Wunsch nach Halt und Orientierung in die Therapeutin, die die Last der Verantwortung spürte, die sie selbst nicht tragen konnten. Weiterhin wirkten die Eltern nicht wie ein Paar, das emotional verbunden ist, obwohl sie tatsächlich viel Zeit miteinander und mit ihren Kindern verbrachten. Die innere Unverbundenheit und Isolation nahm die Therapeutin wieder projektiv identifiziert in ihren »rauschenden« Fantasien über ein geheimes Leben der Mutter wahr.

5.3.4.2 Verschmelzung mit dem mütterlichen Objekt (Kind: 36.–70. Std. – Eltern: 8.–17. Std.)

Nils stellt in diesem ersten Behandlungsabschnitt seinen tiefen Wunsch nach Verschmelzung mit dem mütterlichen Objekt dar.

Die Eltern zeigen zunächst große Dankbarkeit darüber, dass das äußere Problem des Schulbesuchs gemildert wurde. Sie begeben sich sozusagen in meine Obhut und versuchen ihren Beitrag zur Lösung des äußeren Problems zu leisten. Dieser besteht anfangs vor allem darin, dass die Eltern versuchen, ohne Ausflüchte und Unwahrheiten ihrem Sohn zu begegnen. Ich zeige viel Verständnis für die Eltern mit ihren Schwierigkeiten, sich gegenüber Nils und seinen Verführungskünsten unabhängig und autonom zu zeigen. In diesem Gefühl des Verstandenwerdens vertrauen sich die Eltern mir mit ihren eigenen unberechenbaren und z. T. kindlichen Reaktionsweisen an. Beide haben eine väterliche Übertragung auf den Sohn, die es ihnen so schwer macht, ihr Elternselbst ihm gegenüber zu entwickeln. In der Arbeit mit mir entwickeln sie ebenfalls eine Elternübertragung auf mich, indem sie sich nur allzu gerne von den Rahmenbedingungen leiten lassen, die ich aufstelle. Die Mutter kann hier eingestehen, wie schwer es ihr fällt, für den Sohn Zeit in der Schule zu verbringen, und wie oft sie geneigt ist, sich heimlich davonzustehlen, um sich keiner Auseinandersetzung stellen zu müssen. Immer wieder besticht sie den Sohn mit Süßigkeiten oder anderen Spielsachen, wenn er einen Schulvormittag geschafft hat. Sie scheint aber nicht darüber reflektieren zu können, warum sie das tut. Der Vater zeigt sich entwertend dem Sohn gegenüber und versucht, sich meiner zu bemächtigen, indem er sich in eindringender Art und Weise für mein Privatleben interessiert statt für das seiner Frau.

Auf meine anfängliche Frage in einer Stunde, wie es ihm gehe, antwortet Nils nahezu stereotyp: »Super«. Während ich zunächst mit der Gegenübertragung des Ärgers angesichts seiner Realitätsverleugnung zu kämpfen habe, verstehe ich allmählich, dass sich das »Super« auf den Moment bezieht. Er ist mit Mama bei mir, kann spielen und muss sich nicht der Schule stellen. Auf meine Frage nach seinen Möglichkeiten des Schulbesuchs berichtet er dann, wie viele Stunden er geschafft habe in den Tagen seit der letzten Therapiestunde. Danach beginnt sein Spiel. Er inszeniert Kampfszenen, in denen ich ihn mit einer Mannschaft angreifen muss und er mich mit seiner Mannschaft regelmäßig besiegt. Wenn ich für sein Empfinden zu schnell aufgebe, gibt er mir noch weitere Figuren, damit der Kampf weitergehen kann. Am Ende steht jedoch immer die Vernichtung meiner Figuren. Einem von mir vorgeschlagenen Rollenwechsel kann er nicht zustimmen. Auf Ärger in seinem Leben angesprochen, erzählt Nils von dem unablässigen Streit zwischen ihm und seiner Schwester. Auf die Frage, wer den Streit beginne, gibt er kleinlaut zu, er mache etwas, was seine Schwester auf die Palme bringe. Mama habe gesagt, dafür könne man ins Gefängnis kommen, Papa hingegen fände es nicht schlimm. Nur zögernd kann er erzählen dass er seiner Schwester zwischen die Beine greife, woraufhin diese ihn durchs ganze Haus jage und ihn verprügeln wolle. Er selbst wisse nicht, warum das schlimm sei, zumal das seine einzige Möglichkeit sei, mit seiner Schwester in Kontakt zu kommen. Sie ziehe sich immer in ihr Zimmer zurück und wolle nichts von ihm wissen.

Aus den Stunden mit Nils war mir die erotisierte flirrende Atmosphäre noch sehr eindringlich spürbar und ich konfrontiere die Eltern in einer Stunde mit meinem Eindruck:

Th: *»Ich habe den Eindruck, dass Nils sexuell überstimuliert ist, können Sie damit etwas anfangen?«*

V: *»Wie meinen Sie das denn?«*

Th: *»Nun, ich glaube dass Nils überaus interessiert ist an dem weiblichen Körper, und dass das nicht seinem Alter entspricht.«*

M: *»Ja. Das stimmt, ich musste lange daran arbeiten, dass Nils nicht mehr dauernd meine Brust anfasst. Dies tat er bei jeder passenden, aber auch unpassenden Gelegenheit.«*

V: *»Nun, wir gehen alle sehr natürlich mit unserem Körper um. Nils hat noch nie besondere Scham gezeigt. Er spielt auch nackt im Garten und wedelt mit seinem Penis. Da ist er ganz natürlich.«*
Die Therapeutin erklärt die entwicklungspsychologisch begründete Entwicklung von Schamgefühlen bei Kindern und den nötigen Respekt im Umgang damit.

M: *»Ja, bei Maria (Tochter) ist das schon lange so, dass sie sich nicht mehr nackt zeigen möchte.«*

Th. *fragt nach der Möglichkeit im Haus Räume wie Toilette und Kinderzimmer abschließen zu können.*

V. *antwortet mit Empörung in der Stimme: »In meinem Haus gibt es keine geschlossenen Türen!«*

Th. *fragt nach der Intimität der Erwachsenen.*

V: *»Das geht alles bestens und auch ohne geschlossene Türen«.*

M. *lächelnd: »Bisher hat auch keins der Kinder davon etwas mitbekommen.«*
Die Therapeutin sieht sich in der Gegenübertragung mit konkordanten Schamgefühlen angesichts der machtvollen Demonstration der Eltern über ihre körperliche Freizügigkeit konfrontiert.

M: *»Meinen Sie, wir sollten die gemeinsamen familiären Saunagänge aufgeben.«*

Th: *»Ich denke, dass Nils zu viel damit beschäftigt ist und deshalb keinen Raum für altersentsprechende Gedanken hat.«*

V: *»Sagen Sie uns doch bitte, wie wir Nils' grenzenlosem und respektlosem Verhalten entgegentreten sollen. Wenn ich ihm verbiete, sich im Keller ein Malzbier zu holen, lacht er mir frech ins Gesicht und geht trotzdem.«*

Sequenzen wie diese ereignen sich vielfach in den Elterngesprächen. Ich weiß aus Nils' Erzählungen, dass der Vater Nils männlich animiert, wenn Nils z. B. seine Schwester sexuell attackiert. Ein Zusammenhang zu den machtvollen Gesten Nils', wenn er sich dem Vater widersetzt, war dem Vater zu diesem Zeitpunkt nicht bewusst und auch nicht bewusst zu machen.

Ich verstehe es als Bestandteil der Übertragung des Vaters auf mich in meiner Rolle als idealisierte Therapeutin des Sohnes, dass er beginnt, seinen Körper zu stählen. Er betreibt Sport und nimmt deutlich an Gewicht ab, sodass sich aus seiner untersetzten Figur eine schlanke männliche Erscheinung entwickelt.

Eine andere Spielebene besteht im Spielen von Gesellschaftsspielen. Nils wählt Spiele wie »Hotel« oder »Risiko«, die für ältere bestimmt sind. Er beherrscht zwar die Regeln, kann allerdings keine Strategie verfolgen. Es geht vorrangig um das gemeinsame Spiel. Gewinnen ist schön, aber nicht notwendig. Er mag es erst auch nicht, dass ich verliere, damit das Spiel nicht so schnell zu Ende geht.

Nils richtet seine ganze Aufmerksamkeit darauf, eine schöne entspannte und lustige Atmosphäre zu schaffen, in der wir uns gemeinsam wohlfühlen können. Hierbei stellt sich häufig eine ödipalisierte Übertragung ein. Dies gelingt ihm nur, indem er alles Störende ausblendet. Wenn ich mit ihm über ihn sprechen will, schaut er oft schon wie gebannt auf das Regal mit den Spielen in Erwartung unserer gemeinsamen schönen Zeit. Wenn ich während unseres gemeinsamen Spiels manchmal das Gespräch mit ihm suche, gelingt es eher mal, etwas über seinen Alltag, sein Gefühl zu Hause oder in der Schule zu erfahren.

Die Eltern teilen sich die Betreuung des Sohnes am Vormittag, so gut es geht. Sie sitzen auf einem Stuhl vor dem Klassenzimmer während des Unterrichts. In den Fünf-Minuten-Pausen kommt Nils heraus und versichert sich mit einem Kuss auf den Mund der Anwesenheit des jeweiligen Elternteils.

Nach einigen Wochen kann sich die Mutter weiter weg setzen und später dann Zeit schafft es Nils, morgens allein zur Schule zu gehen. Als Anreiz hat die Mutter im Februar zu den Halbjahreszeugnissen einen Nintendo in Aussicht gestellt, wenn er es schaffe, drei Tage allein morgens zur Schule zu gehen. Sie will mit ihm in den Zeugnisferien zu ihrer Freundin nach Köln reisen. Zur Unterhaltung während der Fahrt kann Nils dieses Spielzeug gut gebrauchen.

Allmählich geht Nils dazu über, von sich aus zu Beginn der Stunde über seine Tage zwischen den Stunden zu sprechen. Er berichtet, wie lange er allein in der Schule bleiben konnte, wie oft Mama zur Schule kam, um ihn abzuholen, und was er versprochen bekommen habe. Ich verstehe, dass alle seine Bemühungen ganz im Zeichen der Anerkennung von den Eltern und von mir liegen. Er selbst hat nur wenig Empfinden für sich und seinem Leben. Es stört ihn nicht, dass die Eltern vor der Klasse sitzen. Interessanterweise machen sich auch die anderen Kinder in der Klasse nicht lustig über ihn. Ich entnehme dieser Information, dass die Kinder der Klasse offensichtlich das tiefe Leid hinter seiner fröhlich scheinenden Fassade erkennen.

Zum Halbjahreswechsel steigert sich seine Vorfreude auf den Nintendo sehr stark, weil er merkt, dass er es tatsächlich schaffen konnte, drei Tage hintereinander allein zur Schule zu gehen. Die Eltern haben sich inzwischen als so verlässlich und einschätzbar erwiesen, dass er weiß, er bekommt ihn tatsächlich nur, wenn er es schafft.

> *Zum nächsten Elterngespräch kommt die Mutter allein. Strahlend, mit hochroten Wangen sagt sie gleich zu Beginn der Stunde: »Wir haben es geschafft!« (Sie meint den Schulbesuch ohne Eltern). Meine mitgeteilten Bedenken, dass Nils diesen Nintendo sehr gerne haben wollte, wischt sie weg, zu groß ist ihre Erleichterung, als dass sie sich diese gleich von mir wegnehmen lassen wollte. Außerdem scheint mir im Nachhinein, dass in dem von ihre geäußerten »Wir« die fehlende Differenzierung von Eltern-Kind-Therapeutin ihren Ausdruck findet.*

Nils verabschiedet sich ein wenig triumphierend in die Zeugnisferien um mit Mutter und mit dem Nintendo und dem Zug nach Köln zu fahren.

5.3.4.2.1 Diskussion

Nils schilderte sein Leben als »super«. Die hohe Affektivität des Ärgers in der Gegenübertragung bezüglich dieser Äußerung verstand die Therapeutin als Nils' gänzlich abgespaltenen Teil seines entwicklungsgerechten Wunsches nach Initiative und Aktivität im Dienste wachsender Unabhängigkeit von den inzestuösen Liebesobjekten (Erikson 1982, S. 249f.).

Er konnte nicht an seiner Situation »leiden«, vielmehr hatte er seine psychische Existenz ganz in den Dienst der Mutter gestellt. Da die Mutter seine Individualität verleugnete, indem sie ihn narzisstisch-ödipal an sich band, hatte auch Nils kein Empfinden für den eigenen inneren psychischen Raum. Das Wissen, das Nils sich durchaus gerne aneignete – es waren meist sachkundliche Themen –, sollte die Mutter erfreuen, unterhalten und ihm die Nähe zu ihr garantieren. Die abstrakten Lernleistungen wie

Rechtschreiben und Mathematik verlangten von ihm eine hohe Konzentration, um die Abwehr dagegen soweit aufzugeben, dass er den Ansprüchen der Schule genügen konnte. So erklärte sich seine langsame Arbeitsweise. Der Vater war für ihn in dieser Situation lediglich als Substitut der Mutter geeignet, nicht als ein von der Mutter unabhängiges väterliches Objekt.

Wenn er nach der Schule wieder zu Hause war, sah er sich mit dem ödipalen Auftrag konfrontiert, Mutter und Schwester (sexuell) zu befriedigen. Da der Vater selbst keine gesicherte sexuelle Stellung bei der Mutter zu haben schien, befriedigte er eigene Wünsche durch Nils' Verhalten, indem er voyeuristisch seinem Treiben zusah, ohne für sich selbst verantwortlich zu sein.

Die Gegenübertragungsgefühle der Therapeutin im Zusammensein mit den Eltern waren getragen von ihren heftigen Vorwürfen und Anklagen darüber, dass sich die Eltern so wenig als Eltern mit einer stabilen Elternfunktion zeigen konnten, die Nils eine Orientierung und Stabilität vermitteln könnte. Es schien eher so, dass beide Eltern ihrerseits eine väterliche Übertragung auf Nils erlebten. Die Mutter begab sich in eine Tochterposition, wenn sie sich Nils gegenüber möglichst lieb und verständnisvoll zeigte, damit sie selbst eine schöne Zeit mit ihm (stellvertretend für den eigenen Vater) verbringen konnte. Der Vater fühlte sich durch den männlich-ärztlichen Eingriff der Befruchtung vermutlich derart depotenziert, dass er alle männliche Potenz an Nils delegierte und gleichzeitig in ihm bekämpfte, indem er ihn demütigte.

In der Elternarbeit nahm die Therapeutin zunächst die fehlende Reflexionsfähigkeit der Eltern auf. Sie lehnten sich kindlich naiv an das hilfreiche therapeutische Objekt an, von dem sie sich Führung und Orientierung erhofften. Die Therapeutin repräsentierte die aus diesem Wunsch resultierende unzulängliche Elternfähigkeit für Nils in sich, verurteilte die Eltern nicht für ihre Konflikte, die sie in Nils hinein verlagerten. Sie verstand dies als notwendig zur Erhaltung der Mitarbeit der Eltern für den weiteren Behandlungsverlauf, da ihr bewusst war, dass das bisher erreichte äußere Ziel (Nils geht zur Schule) noch keine Verbesserung für Nils' innere Situation darstellte.

5.3.4.3 Das fehlende narzisstische Fundament (Kind: 36.–80. Std. – Eltern: 8.–20. Std.)

Bei Nils folgt eine Phase, in der er seine Abwehr der ödipalen Verführung, der Unterhaltung des Gegenübers ablegen kann.

> *Die Eltern sind jetzt hoffnungsvoll über den ersten erreichten Schritt, dass Nils zur Schule geht. Sie versuchen nach ihren Kräften zu Hause eine konsequentere Erziehungshaltung an den Tag zu legen.*

Er kommt nach den Osterferien mit einem Scherzartikel, mit dem er mich erschrecken möchte. Seine Mutter habe sich bereits richtig »geekelt«, berichtet er. Er sei in den Ferien eine Woche allein bei Oma gewesen, was ihm gut gefallen habe. Während seiner Erzählung knetet er einen Schneemann (er hat am Tag zuvor einen Schneemann im Garten gebaut, diesem dann aber den Kopf abgerissen, da ihm die Mütze nicht gepasst habe). Seinen Tonschneemann stattet er mit Besen in der einen Hand und einem Stock in der anderen Hand aus. »Damit er genug Halt hat«, kommentiert er. Ich bin innerlich mit seinem inneren Halt beschäftigt, da erzählt er, dass er heute Morgen Mama einen Schneeball ans Fenster geworfen habe und daraufhin eine Woche Fernsehverbot bekommen habe. Ich frage, ob er nicht versucht hätte, seiner Mutter sein Motiv zu erklären, daraufhin winkt er ab: »Das hat sowieso keinen Zweck«. Sein Blick fällt auf die Figuren im Regal und er sagt, er fände den Bogenschützen im karierten Hemd am schönsten. Ich bin mit Bildern von Männlichkeit beschäftigt und frage, ob er seinen Lehrer oder den Rektor lieber möge. Er äußert spontan: »den Rektor« und erzählt, dieser habe ihnen in der Bearbeitung eines Märchens geraten: »Wenn ihr zum König geht, nehmt immer einen Schutzhelm mit.« Das habe ihm gut gefallen. Ich bestätige die Notwendigkeit des eigenen Schutzes, er baut daraufhin wieder einen stabilen Turm aus nassem Sand, indem er zunächst eine Verschalung aus Holz baut und da hinein den Sand formt, dann die Verschalung abnimmt und der Turm nun soviel Standvermögen hat, dass er allein stehen kann. Ich verstehe dies nachträglich als Versuch, sein Ich mithilfe der Therapie (Holzummantelung) zu stärken. Aus dem restlichen Sand formt er einen Gletscher und die Zugspitze, die wie zwei Brüste nebeneinander thronen. Er ritzt zwei Rillen in die Berge und lässt Wasser hindurch fließen, das sich in einem Bergsee sammeln solle. Am Ende der Stunde zerstört er das komplette Sandbild, was ich nicht verstehe. Im Nachhinein betrachtet, soll dieses Bild einen Blick in eine ferne Zukunft ermöglichen, vielleicht auch, um mich »bei der Stange« zu halten angesichts der Schwierigkeiten, die wir noch zu meistern haben.

Ich muss mich bemühen meine Enttäuschung über das fehlende Interesse der Eltern an Nils' Individualität zurückzuhalten, um die notwendige Empathie für die Eltern aufbringen zu können.

Die Eltern berichten von anstrengenden Nachmittagen, die nahezu vollständig für die Erledigung von Hausaufgaben für Nils vorbei gehen. Ich nehme auf, dass auch die Mutter vollkommen entnervt ist, weil es ihr selbst sehr schwer fällt, so konsequent nur in einer Elternfunktion und nicht in zärtlicher Beschäftigung mit ihm, an ihm dran zu sein. Sie berichtet, sie warte meist nur darauf dass ihr Mann nach Hause komme, um sich sofort zu »verdrücken«. Sie gehe dann oft zum Sport, um sich zu entspannen.

Der Vater äußert sein Unbehagen über die Unabgegrenztheit des häuslichen Raumes. Wenn er nach Hause komme, finde er seinen Schreibtisch von allen benutzt vor. Der Computer stehe bei ihm, deshalb sei sein Schreibtisch das Zentrum des familiären Begehrens. Auf Nachfrage berichtet der Vater, dass das Verweilen seiner Frau am Computer ihn am meisten störe, die Kinder würden ja nur ihre Spiele da spielen. Ich verstehe, dass er seinen Raum zu Hause nicht ausreichend von seiner Frau respektiert fühlt. Allerdings dauern diese Sequenzen, bei denen es um das Fühlen und Befinden des Elternpaares geht, meist nur wenige Augenblicke. Beide sind schnell wieder bei Nils und dem Unaushaltbaren mit ihm. Der Vater beklagt zunehmende Magenprobleme, weil er den Stress zu Hause nicht mehr aushalten könne.

Ich interessiere mich für die Entwicklung, die sie mit Nils gemacht haben, frage, warum der Vater so wenig mit seinem Sohn mache. »Ach, das habe ich schon lange aufgegeben«, entgegnet er, »Nils hängt schon immer so sehr an seiner Mutter, da komme ich nicht dazwischen.« Die Mutter äußert auch, sie fände es gut, wenn Vater und Sohn mehr miteinander unternehmen würden, dann könne sie auch mal etwas anderes machen.

An dieser Stelle ermuntere ich die Eltern, etwas zu verändern an der gewohnten Rollenverteilung. Wie so oft schaut v. a. der Vater skeptisch, fragt genau nach, was er nun mitnehmen kann, wie sie sich anders verhalten können, damit es zu hause besser wird.

Ich fühle mich am Ende dieser Stunden häufig angestrengt, habe das Gefühl nicht hilfreich gewesen zu sein, aber v. a. bin ich enttäuscht, dass die Eltern scheinbar so wenig Interesse am Gewordensein des Problems haben können.

Nils spielt im Folgenden mit Vorliebe Gesellschaftsspiele. Er gibt vor, gewinnen zu wollen, kann es aber nicht. Ich habe nicht den Eindruck, dass ihn das besonders ärgert, vielmehr empfinde ich eine kindliche Zurückhaltung bei ihm, indem er sein »kleiner sein als ich« gut akzeptieren kann. Neben altersgerechten Spielen wählt er oft das Clownsspiel, bei dem man mit Würfelglück verschiedene Clowns in verschiedensten Größen zusammenlegt und sich über die lustigen Erscheinungen der Clownsfiguren gemeinsam freuen kann. Nils wählt dieses Spiel oft, um mit mir von Herzen lachen zu können. Ich verstehe es als seinen Wunsch, Gemeinsamkeit erleben zu können, ohne Konkurrenz, ohne Niederlagen und ohne Triumphe erleben zu müssen. Er präsentiert mir in einer Stunde sein gerade errungenes Goldabzeichen im Schwimmen. Obwohl es eine herausragende Leistung in seiner Altersgruppe darstellt, verspüre ich keine große Freude. In meiner Gegenübertragung zeigt sich großes Desinteresse und Langeweile. Ich verstehe dies als konkordantes Gegenübertragungsgefühl, das seine eigene innere Leere repräsentieren könnte, weil er noch keine eigene Freude an seinem Erfolg erleben kann.

In die erste Stunde nach den Sommerferien kann Nils nicht aus dem mütterlichen Auto aussteigen und in die Praxis kommen. Alle meine Versuche ihn zum Reinkommen zu veranlassen scheitern. Er verweigert sein Hereinkommen, ich lasse ihn gewähren, spreche stattdessen mit der Mutter über den Verlauf der Sommerferien …

> *… Sie berichtet von den Sommerferien, der Reise nach Bayern. Es habe alles soweit geklappt, es habe wenige Auseinandersetzungen gegeben. Der Vater habe das Rechnen mit Nils übernommen, dafür habe Nils nicht Geschirrspülen müssen. Die Geschwister hätten sich vollkommen in Ruhe gelassen.*
>
> *Einen Vorfall habe es allerdings gegeben, den sie nicht verstanden hätten. Nils und sein Vater hätten gemeinsam ein Salzbergwerk besucht. Nils habe sich geweigert, mit dem Vater in den Stollen hinab zu fahren aus Angst, er könne einstürzen. Sie erklärte sich den Vorfall dahingehend, dass sie zwei Tage vorher beinahe einen Unfall gehabt hätte und davon sehr aufgeregt berichtet hatte. Sie könnte sich vorstellen, dass Nils das stark beunruhigt haben könnte.*
>
> *Bei mir kommt eine riesige unterdrückte Aggression an, die an jeder Stelle unmittelbar durchbrechen und tödliche Konsequenzen haben könnte. Ich spüre die starke Abwehr der Eltern, ein normatives Funktionieren herbeizuführen, um die tiefer liegenden Gefühle und Konflikte nicht spüren zu müssen.*

Nils beobachtet uns vom Auto aus und fährt anschließend mit der Mutter nach Hause.

Der Schulbesuch nach den Sommerferien gelingt einigermaßen. Doch für Nils ist die Schule weiterhin enorm anstrengend und belastend. Er kann sich nur schlecht konzentrieren, streitet oft mit den Eltern. Er berichtet wieder vermehrt von Situationen, in denen er sich nicht traut, sei es eine Geburtstagsfeier zu besuchen, oder sich in der Schule stimmig und passend zu fühlen. Er äußert ein Gefühl großer Ungerechtigkeit darüber, dass er sich so anstrengen müsse.

> *Die Mutter sitzt nach wie vor im Wartezimmer, während Nils seine Stunde bei mir hat. Dazu besteht kein Grund, Nils könnte ohne weiteres allein zu mir kommen. Er hat es aber bisher verweigert.*
>
> *Die Entwicklung nach den Sommerferien zeigte mir, dass Nils sich noch nicht trennen kann und ich nehme mir vor, es in den Therapiestunden anzuregen.*

Im Symbolspiel im Sandkasten kann er mit einer großen Gummischildkröte andere Tiere »vernichten«, das Gefühl der Wut transportiert sich aber nicht. Die Wut scheint immer noch namenlos und unverbunden zu sein.

Die Mutter überrumpelt mich im Wartezimmer, als beide kommen. Sie müsse eben noch besprechen, dass Nils immer weinen muss, wenn sie sich morgens in der Schule verabschiede. Ich habe ein intensives Gefühl von Demütigung bei Nils und breche das Gespräch mit einem Verweis auf ein Elterngespräch ab.

In einem Spiel mit Rittern, in denen er mir wieder einmal alle schlechten zuteilt, äußere ich spontan: »Ich hab mal wieder alle »Looser« bekommen.« Hier scheint er sich spontan angesprochen zu fühlen, diese Position scheint er unmittelbar nachfühlen zu können und kann sich sehr darüber freuen, sie in angemessener Entfernung bei mir betrachten zu können. Wir verständigen uns noch länger über das Gefühl, ein »Looser« zu sein. In der nächsten Stunde erfahren wir gemeinsam, wie er sich fühlt, als die Mutter ihn vor mir beschämt, wie oben beschrieben.

In der Stunde darauf angesprochen, zuckt Nils nur mit den Schultern. Wir sollen eine Ritterburg aufbauen, ich bekomme wieder die »Looser« und soll angreifen. Ich sage, ich hätte heute keine Lust zum Angreifen, er solle heute mal angreifen. Er sagt sofort, das würde er nicht so gerne machen. Ich verweise auf die lange Zeit, die er schon komme, sodass genügend Vertrauen da sei, und dass er sich einen guten Grund überlegen könne zum Angreifen. Er äußert spontan: »Oh ja, weil Du mich immerzu belagerst.« Mir schießt sofort durch den Kopf. »Endlich will er Mutter loswerden.« Er kämpft daraufhin mit allen Mitteln (Wasser, Pech, Blei, Feuer etc.) gegen meine Figuren und scheint zufrieden.

Ich deute ihm, wie wichtig das Kämpfen für ihn sei, dass es ihn stark mache. Dass ich ihm dabei helfen könne, wenn er es nur selbst wolle. Seine Familie könne ihm bisher nicht so gut dabei helfen. Er antwortet, dass er auf dem Schulhof immer Kämpfen spielen würde. Er würde den Erstklässlern helfen, wenn sie angegriffen würden. Ich bestärke ihn darin und antizipiere, dass, wenn er an die Pausenspiele in der Schule denke, er gar keine Zeit mehr hätte, an Mama zu denken. Daraufhin äußert er kleinlaut: »Ich denke immer an Mama.«

Nach dieser Stunde war Nils zwei Tage wieder nicht in der Schule.

Im nächsten Gespräch mit den Eltern spreche ich – nachdem die Eltern sich wieder über das Unaushaltbare zu Hause beklagten – von der Möglichkeit einen Klinikaufenthalt zu erwägen, um die notwendige Trennung zu ermöglichen. Der Vater ruft spontan: »Das würde ja überhaupt nicht gehen, da würde er niemals bleiben.« Ich entgegne: »Manchmal muss etwas mit Gewalt getrennt werden, was anders nicht zu trennen ist.« Ich verweise auf Nils' Entstehung als einen ebenfalls gewaltvollen Eingriff von außen.

Daraufhin berichtet die Mutter, dass sie während der Schwangerschaft soviel Angst gehabt hätte, ob sie ihn wohl halten könne. Nach den vielen Fehlgeburten und der künstlichen Befruchtung habe sie erst ab dem 7. Monat eine Sicherheit verspürt. Im Übrigen sei ihr Vater so plötzlich verstorben, dass sie gerade bei Nils immer Angst vor überraschenden Wendungen habe. Der Vater fragt, warum das bei der Schwester nicht so sei. Ich verweise auf das Geschlecht und den Zeitpunkt der Geburt und frage, ob sie sich zu einem Sohn anders verhielten und fühlen als zu einer Tochter. Ohne lange darüber nachzudenken, fasst sie den Entschluss, bereits am nächsten Tag sich zu weigern, Nils zur Schule zu begleiten. In der Gegenübertragung verspüre ich den enormen Mangel an der Fähigkeit zur mentalen Verarbeitung. Daraufhin muss ich wieder bremsen und vorschlagen, es zunächst mit Nils zu besprechen.

5.3.4.3.1 Diskussion

Nachdem der erste Kampf um das Symptom geführt worden war und sich äußerlich eine Entspannung einstellte, zeigte sich Nils' innere Not. Nils konnte nicht auf ein Fundament an Basisfähigkeiten zurückgreifen, um die anstehenden realen Anforderungen der Schule meistern zu können. Er konnte dies in den Kampfsituationen symbolisieren und fühlte sich von der Therapeutin gut verstanden, als sie die Metapher des »Loosers« anbot. Gleichzeitig transportierte sich aber auch die Schwere seiner Störung in seinen Worten: »Ich denke immer an Mama«. Hierdurch offenbarte Nils die existenzielle Notwendigkeit, sich die Mutter vorstellen zu müssen, um sich ausreichend sicher zu fühlen.

Die Eltern ihrerseits waren nicht frei für die Beschäftigung mit Nils. Die künstliche Befruchtung, das Wissen, dass ein Sohn geboren wurde, der Tod des Vaters der Mutter, das Gefühl der Depotenzierung des Vaters zugunsten einer ärztlichen Autorität, dies alles zusammengenommen lähmte die Eltern, ihre Elternfunktion ausüben zu können. Mehr noch brauchten sie oft den Sohn, um ihre Beschädigungen zu lindern. Die Therapeutin war in Gedanken sehr verzweifelt, weil sie die Eltern nicht besser erreichen konnte. Vermutlich übernahm sie hier in Identifikation mit Nils eine resignative Haltung.

Die Eltern zeigten allerdings zaghafte Anzeichen einer beginnenden Reflexion. So berichtete die Mutter »verwertbare« Informationen aus der Schwangerschaft, ihrer eigenen emotionalen Situation zu dieser Zeit. Hierdurch konnten erstmals Zusammenhänge gemeinsam erlebt und reflektiert werden. In ihrem Bericht von den Sommerferien stellte die Mutter erstmals Fragen, warum Nils in einer Situation mit dem Vater massive Ängste entwickelte. Die Therapeutin hörte auch, dass der Vater vermehrt aktiv wurde, dies allerdings in Begleitung starker psychosomatischer Beschwerden, die beunruhigend auf die Therapeutin wirkten. Sie überlegte, wie belastbar die Eltern tatsächlich waren.

Parallel transportierte sich aber auch der äußere Druck, dass Nils lernen musste zur Schule zu gehen unabhängig von den inneren Konflikten.

5.3.4.4 Die Eskalation (Kind: 81.–95. Std. – Eltern: 21.–25. Std.)

Ich thematisiere mit Nils die rückläufige Entwicklung in der Schule und sage ihm, dass wir das Trennen von Mama in den Therapiestunden üben könnten. Er solle sich bis zum nächsten Mal überlegen, ob er das versuchen möchte.

Zu Beginn der nächsten Stunde spreche ich das Thema wieder an, *ich sage der Mutter, sie solle gehen, was sie auch tut und sich ins Auto vor der Praxis setzt,* woraufhin sich das Gesicht von Nils auf dramatische Art verändert. Der Gesichtsausdruck wird aschfahl und grau, es wirkt, als schwinde jedes Leben aus ihm und er versteinert. Ich stelle in Aussicht, dass die Mutter nur im Auto vor der Therapie warten solle, und wenn er es nicht aushielte, könnten wir gemeinsam auf der Treppe sitzen und der Mutter beim Warten zuschauen.

Ich spreche von den Rittern, die noch in der Sandkiste aufgebaut sind und frage nach einer Weile, ob wir ins Therapiezimmer gehen wollen. Er nickt stumm und kommt mit. Im Zimmer angekommen drückt er mir etwas in die Hand. Er hatte sich von zu Hause Salzgebäck mitgenommen und will es mit mir teilen. Ich verstehe dies einerseits als Dank dafür, dass ich seine inneren Ängste verstanden habe, und ihnen trotzdem nicht nachgegeben habe. Andererseits denke ich aber auch, muss er für uns beide sorgen und verstehe dies als Übertragungsaspekt in der Beziehung zu seiner Mutter. Er baut dann zwei Rittermannschaften auf. Eine, bei der alle Ritter wohlgeordnet in Reih und Glied stehen, und die andere gegenüber, in der Ritter verschiedener Sorten durcheinander stehen. Er: »So sieht es in mir drin aus.« Er beschreibt, dass er in diesem Zustand wie gelähmt sei. Er beginnt dann die Schlacht, indem die geordneten Ritter die anderen schlagen. Ein alter Ritterkönig und ein junger bleiben übrig. Ich frage, ob nicht der jüngere vielleicht inzwischen mehr Kräfte hat als der alte und sich aber nicht traut, sie einzusetzen. Er schweigt, will dann kneten. Während wir kneten, spreche ich noch einmal davon, dass er mir viel echter vorkommt, wenn wir allein in der Praxis sind und frage, wie es ihm geht. Er zuckt mit den Schultern, holt ein Kaugummi aus seiner Hosentasche und will es mir schenken. Ich lehne dankend ab, weil ich nicht gerne Kaufgummi esse, daraufhin steckt er es erleichtert selbst in den Mund. Ich bin völlig erschöpft als die Stunde zu Ende ist. Er zieht fröhlich mit seinem Knetstück ab.

In der nächsten Stunde kommt er nicht herein, bleibt im Auto sitzen. Ich bin irritiert über diese Wendung, kann nicht verstehen.

Ich gehe zu Nils ins Auto, er sitzt regungslos auf dem Beifahrersitz. Ich setze mich auf den Hintersitz und versuche seine Beweggründe zu erfahren. Er sagt nichts, im CD-Spieler läuft eine Deutschrockmusik mit Sehnsuchtsliedern nach der Geliebten. Ich verharre 20 Minuten mit ihm schweigend dort, dann gebe ich auf.

Die Mutter kommt herein: Sie könne es sich nicht erklären. Die Mutter berichtet, ihr Mann hätte schon bis 13 Uhr in der Schule bleiben müssen. Dabei habe Nils am Tag zuvor seinen Geburtstag in einer Spielscheune mit Kindern gefeiert und sich abends überschwänglich bei seinen Eltern dafür bedankt.

Ich bespreche mit Mutter die beiden Möglichkeiten des Vorgehens: Entweder könne Nils allein zur Schule gehen, oder aber man müsse einen Klinikaufenthalt in Betracht ziehen. Hier kann ich mich nicht zurückhalten, meine Aggression zu agieren angesichts des fehlenden Verständnisses der Eltern.

Nils kommt zur nächsten Stunde: Ich frage ihn zur letzten Stunde, wann ihm klar geworden sei, dass er nicht herein kommen könne. Er antwortet, dass seine Mutter ihm auf dem Weg eröffnet habe, dass er doch in Zukunft ganz allein zu mir kommen könne. Da habe er Angst bekommen.

Ich verstehe nun erstmals, dass hinter dem Anliegen der Mutter, alles Hilfreiche zu tun, um Nils zu helfen, wie sehr sie doch der möglichen Trennung im Wege stand und sie verhindert. Sie hat sich in eine Konkurrenz zu mir begeben, indem sie mein Ansinnen die Trennung während der Therapiestunden anzubahnen derart forcieren wollte, dass Nils überflutet wurde und in die Verweigerung ging.

Mit Nils bespreche ich das Geschehen ebenfalls. Ich sage, dass wenn er nicht alleine bei mir bleiben könne, er auch nicht allein zur Schule gehen könne. Dies bestätigt er sofort. Ich spiegele, dass er im Moment mit seinen Eltern in einem Machtkampf stehe, diesen aber nicht gewinnen könne. Er müsse abwarten, bis er größer sei und tatsächlich mehr Macht über sein Leben habe. Dazu müsse er aber zur Schule gehen und lernen, damit er ein eigenständiges Leben führen könne. Ich beschreibe weiter, dass auch ich nicht soviel Macht habe, um ihm diesen Konflikt abnehmen zu können. Er solle weiter darüber nachdenken.

Im Elterngespräch versuche ich mit der Mutter zunächst zu klären, warum sie sich so wenig in Nils hinein versetzen kann. Sie sagt, sie könne es einfach nicht, sie verstehe es nicht. Ich beschreibe die große Diskrepanz zwischen ihrer übermäßigen Strenge und der grenzenlosen Verwöhnung und über die Not, dass es keinen Kompromiss gibt. Sie fügt eine Situation an, in der sie mit Nils eine Zeit ausgemacht habe, wann er den Computer auszumachen habe. Wenn er es nicht sofort tue, dann »raste« sie aus.

Sie habe mit Nils über die Klinik gesprochen und ihm auch eröffnet, dass sie nicht mehr mit zur Schule käme, und dass sie dazu fest entschlossen sei.

Nils kommt zur nächsten Stunde fröhlich und will sogleich mit Ritterkämpfen im Sandkasten beginnen. Ich frage, ob seine Mutter heute im Auto warten kann. Er nickt, ich sage, dann solle er gehen und es ihr sagen. Kurz darauf kommt er wieder und sagt, sie wolle nicht gehen, es sei ihr zu kalt. Ich ringe um Fassung angesichts der Weigerung der Mutter zur Einfühlung. Ich frage ihn wie er das finde, er sagt: »Ein bisschen gut und ein bisschen doof.«

Ich gehe daraufhin hinaus und bitte die Mutter im Wagen zu warten.

Daraufhin ist Nils ganz entlastet und erzählt von der Golden Hochzeit der Großeltern (väterlicherseits). Er berichtet auch davon, dass er seinen Hamsterkäfig gereinigt hat, obwohl er keine Lust dazu hatte, es dann aber doch ganz schnell ging.

In der nächsten Stunde will Nils nicht, dass seine Mutter gehen muss. Sie habe sich nach der letzten Stunde bei ihm beklagt, dass sie draußen in der Kälte sitzen musste.

Die Mutter berichtet von sich aus zu Beginn der nächsten Stunde, dass sie drei Gespräche bei einem Therapeuten gehabt habe. Sie habe jetzt verstanden, wie wenig sie die Not ihres Sohnes verstehen kann.

Das habe ganz bestimmt etwas mit ihrem Vater zu tun, daran müsse sie nun arbeiten. Nils gehe nicht zur Schule, er absolviere ein strenges Programm zu Hause. Der Vater bemerkt, dass Nils merke, dass es nun wirklich ernst wird mit der Klinik. Die Mutter beschreibt, dass sie wieder habe flüchten müssen, weil sie glaube, verrückt zu werden. Ich beschreibe den Eltern die Abwehrstruktur der Familie: Ein kleiner Fortschritt führt zur Totalentspannung in der Familie. Nils beantwortet diesen Einbruch mit einem Rückschritt in seiner intrapsychischen Arbeit. Den Eltern wird klar, dass sie es allein nicht schaffen, sondern auf weitere Hilfe von außen angewiesen sind. Wir besprechen die Zeit in der Klinik. Ich bereite die Eltern darauf vor, sich vorzustellen, ob sie Nils wirklich dort lassen können. Dass Nils die Trennung von den Eltern wird allein lernen müssen und dass er dies in der Klinik wird tun können.

Nils kommt ohne seine Mutter in die Stunde. Das Enactment zwischen den Eltern und mir über deren fehlende Empathie, ihrer immensen Verleugnung und meiner Wut hat seine Wirkung gezeigt. Er berichtet von seinen Hausaufgaben zu Hause und versucht zunächst ein Puzzle zu legen, was ihm ungewöhnlich schwer fällt. Ich bemerke, wie angespannt er innerlich ist, wie wenig er sich konzentrieren kann, da er nicht weiß, was ihn erwartet, wenn er die Mutter wieder trifft. Weiterhin hat er das Thema Klinik verdrängt. Auf meine Konfrontation hin wirkt er gleichgültig. Ich bin enttäuscht. Erst später verstehe ich, dass dies sein Schutz ist vor kommenden Unsicherheiten. Ich sage ihm, dass ich es schade finde, dass wir unsere Arbeit unterbrechen müssten, aber wir hätten beide gesehen, dass ich nicht soviel Macht habe, wie er es sich gewünscht hat. Er flüchtet sich in Größenwünsche, äußert, er wolle gerne Filme ab zwölf Jahren sehen.

Die Eltern sind erschöpft. Mutter berichtet, dass Nils sie wieder hat verführen können, ihn zur Schule zu begleiten, er aber trotzdem nicht hinein gehen konnte. Ich spreche wieder über die Verführung und ihre Konsequenzen, daraufhin will der Vater wissen, ob ich Erfahrung mit einem Klinikaufenthalt während einer Therapie habe, ob es wirklich keine andere Lösung gebe. Er berichtet, dass Nils zu Hause ein großes Plakat gemalt hätte. Darauf sind viele Bomben abgebildet mit der Überschrift: Klinik ist scheiße. Der Vater fragt, wo die massive Wut her kommt. Die Mutter antwortet ihrerseits mit ihrer Wut darüber, dass Nils sie inzwischen bis zur Toilette verfolge, sie keinen Schritt mehr allein machen könne. Ich habe den Eindruck, dass auch die Eltern erst unter dem Druck der Klinik mit ihren Aggressionen auftauchen.

Nils bringt mir zur nächsten Stunde ein in Zeitungspapier gewickeltes Geschenk mit: ein Autoquartett und eine Süßigkeit. Er sagt, er habe so viele Quartette zum Geburtstag bekommen, da könnte er mir eins schenken, damit die Kinder hier eine größere Auswahl hätten. Ich verstehe es als Ausdruck seiner Anerkennung, dass ich seine Wut über die bevorstehende Klinik aushalte, ohne selbst zu sehr gekränkt zu sein, dass dies notwendig ist. Dass ich als unabhängiges Objekt keine Vergeltung oder Verschmelzung von ihm verlange. Ich sage ihm auch, dass er auf diese Weise etwas von sich in unserem therapeutischen Raum »deponiere« und so sicher sein möchte, dass ich ihn während seines Klinikaufenthaltes nicht vergesse.

Die Mutter berichtet über ein lang anhaltendes Weinen von Nils an den letzten Abenden vor der Klinik.

In unserer letzten Stunde vor der Klinik erzählt er noch einmal, dass er jetzt ohne seine Mutter bei mir bleiben könne. Ich anerkenne es, sage aber dass er mit der Schule noch mehr Hilfe benötige, als ich ihm geben könne. Ich frage ihn, ob er auch etwas mitnehmen will. Er freut sich, dass er das Hotelspiel mitnehmen darf bis er wieder kommt.

5.3.4.4.1 Diskussion

Die Vertiefung der therapeutischen Arbeit zeigte das Ausmaß von Nils' archaischen Ängsten vor der inneren Separation. Jede nicht von ihm intendierte äußere Trennung von der Mutter führte zu katastrophalen Vernichtungsängsten, die ihn vollkommen lähmten.

Weiterhin wurde klar, dass das Eingeständnis von Schwäche (ich habe nicht genug Macht, die Eltern schneller zu Veränderungen zu bewegen) für Nils eine Identifikation mit ihr ermöglichten, er auf diese Weise erfahren konnte, dass das Gefühl von Schwäche nicht mit dem Totalverlust von Autonomie und Selbstbewusstsein einhergehen muss. Diese Identifikationsmöglichkeit konnte er bei seinen Eltern nicht erleben, da diese sich von Schwäche selbst so bedroht fühlten und deshalb die rigide Abwehr der Flucht oder der machtvollen Aggression einsetzt.

Weiterhin erkannte die Mutter ihre eigene starre Abwehr von Empathie für Nils, die für sie und auch die Therapeutin als »erratischer Block« erfahrbar werden konnte. Der Beginn einer eigenen Psychotherapie konnte als produktiver Versuch, die psychische Situation für Nils zu verbessern, betrachtet werden. Mit dieser Entscheidung gewann die Mutter auch unmittelbar die Kraft zur Trennung von Nils. Die Therapeutin schätzte das familiäre System als nicht tragfähig genug ein, um die anstehenden Veränderungen genügend mit zu stützen und plädierte deshalb für den Klinikaufenthalt. Das Vertrauen der Eltern in die Therapeutin war soweit gewachsen, dass sie das Containment der Therapeutin annehmen und den schwierigen Schritt mit Nils gemeinsam gehen konnten.

Die Therapeutin hielt das Gefühl des eigenen Scheiterns in sich, erlebte eine vorläufige Kapitulation, da sie keine Gewissheit hatte, ob das Konzept Klinik Erfolg haben würde. Allerdings spürte sie ganz deutlich, dass allein durch die ambulante therapeutische Arbeit die Trennung von Mutter/Vater und Nils viel zu lange dauern würde, als es die Entwicklungsaufgaben von Nils erlaubten.

Die reflexive Verknüpfung von Nils' innerpsychischem Prozess der Konfrontation mit seinen archaischen Ängsten mit der belasteten Situation seiner Eltern veranlasste die Therapeutin zu der Einschätzung, dass die Zwischenstation des stationären Aufenthaltes notwendig war. Sie tat dies in der Hoffnung, dass die Eltern während dieser Zeit in ihrer eigenen Reflexion voranschreiten konnten.

5.3.4.5 Klinik

Nils verblieb vier Monate in der Klinik. Die Klinik war in unserer Stadt, Nils lernte hier, allein zu seiner Schule zu gehen. Der Lernprozess erfolgte in kleinsten Einheiten zunächst mit Begleitung des Klinikpersonals, später allein.

> *Für die Eltern erfolgte der schmerzhafte Prozess, ihren weinenden Sohn in der Obhut der Klinik zu belassen, und zu erkennen, dass sie selbst ihm nicht helfen konnten. Die Trennungsprozesse wurden nach den regelmäßig stattfindenden Wochenendbesuchen immer wieder geübt und ausgehalten, bis sie für beide Seiten erträglich wurden.*

Vier Wochen vor seiner Entlassung kam die ihn dort behandelnde Ärztin auf mich zu, um mir vom Verlauf der Behandlung dort zu berichten. Sie berichtete eindrücklich, wie sehr sie Nils' Ängste beeindruckt hätten, die sich in derselben Weise wie bei mir – in einer totalen Versteinerung seines Gesichts äußerten. Sie hätten gemeinsam mit ihm erarbeiten können, dass er das Tempo der Aufgaben (wer begleitet mich, wie lange kann ich in der Schule bleiben, ab welchem Punkt kann ich alleine gehen etc.) bestimmen konnte und hierbei eine hohe Verlässlichkeit erleben konnte. Dies gab ihm Vertrauen in seine eigene Erlebensweise. Er wurde von der Therapeutin ganz engmaschig gespiegelt, sodass er mehr Sicherheit zu sich selbst erlangte. Die Therapeutin berichtete, dass sie einen Leitsatz mit ihm entwickelte, der lautete: »Ich muss mir keine Sorgen um Mama machen, wenn ich in der Schule bin.«

5.3.4.5.1 Diskussion

Die Therapeutin beschäftigte sich während des Klinikaufenthaltes in ihrer Rêverie häufig mit Nils. Nicht zuletzt drängte sich Parallelität der aktuellen Ereignisse mit denen aus Nils' Biografie auf. Musste erneut die Erfahrung gemacht werden, dass eine einzige gute Beziehung (zur Therapeutin) nicht ausreichte, sondern eine externe mächtige Institution einspringen musste, um die Trennung zu vollziehen? Es konnte so zu der Re-Inszenierung seiner pränatalen Erlebenswelt kommen, in der Nils den einst *»nicht bewältigten Schrecken«* (Moser/Hortig 2012, S. 131; Hervorh. i. O.) an die Therapeutin übergeben hat, damit er sich von ihm befreien konnte und erleben durfte, dass die Therapeutin diesen Schrecken ebenfalls »überlebt«.

5.3.4.6 Separation und Individuation (Kind: 96.–150. Std. – Eltern: 26.–33. Std.)

Nils kommt nach vier Monaten zum ersten Mal wieder zur Therapie. Es sind jetzt fast zwei Jahre nach Therapiebeginn vergangen. Er kommt allein mit dem Fahrrad, hat das Spiel, das ich ihm als Übergangsobjekt mitgegeben hatte, dabei und scheint sich zu freuen. Auch ich freue mich sehr, ihn wieder zu sehen und zeige ihm meine große Anerkennung für das, was er geleistet hat. Er erzählt, dass er sehr froh ist, wieder zu Hause zu sein. Er könne jetzt allein zur Schule, gehe immer mit zwei Freunden zusammen hin und wieder zurück. Ich frage ihn, ob er nun nicht mehr so oft an Mama denken muss, wenn er weg ist. Er bestätigt zögerlich. Zur Erklärung fügt er hinzu, er könne nicht genau sagen, was sich verändert hat, aber die Klinik hätte ihm auf jeden Fall viel geholfen. Er möchte sofort spielen, bemerkt dass er noch nie gegen mich gewonnen habe, wozu ich sage, dass wir ja auch noch einiges mehr bearbeiten könnten.

Bereits vier Wochen später steht eine Klassenfahrt an. Er nimmt daran teil, wird allerdings jeden Tag von den Eltern hingebracht und abgeholt, weil er sich nicht traut, mit den anderen dort zu übernachten.

> *Die Eltern wirken angestrengt, als wir uns das erste Mal nach der Klinik wiedertreffen. Der Vater begrüßt mich mit den Worten: »Auf Wiedersehen«, was ich sofort anspreche. Er berichtet, dass er vor Kurzem einen Bandscheibenvorfall hatte und es ihm nicht sehr gut gehe. Er erwähnt weiter, dass er schon etliche Bandscheibenvorfälle gehabt hätte. (Das hatte er bisher verschwiegen!) Ich versuche ihm eine Interpretation zu entlocken. Er zeigt sofort wieder seine starke Abwehr alles Schwachen und antwortet: »Schlechtes Material«, womit er seine Bandscheiben meint. Er will sich auch nicht weiter damit beschäftigen und bemerkt, dass Nils sich jetzt viel schneller korrigieren lasse als früher. Die Mutter fügt allerdings schnell hinzu, dass sie durchaus alte Muster der oralen Fixierung bei ihm erkennen würde, was sie eher zurückhaltend optimistisch mache. Ich werte es als Fortschritt bei ihr, dass sie nicht nach einem kurzen Erfolg bereits in eine Euphorie ausbricht und ihrerseits in alter Abwehr zu einer verwöhnenden Haltung übergeht. Ich denke mir, dass ihre eigene Therapie inzwischen auch zu dieser Verbesserung beigetragen haben könnte, spreche es aber nicht aus. Die Eltern berichten, dass sie mit Nils häufiger sprechen, Das Für und Wider einer Entscheidung abwägen und ihn meistens fragten, was er selbst wolle. Allerdings äußert die Mutter auch, dass sie gekränkt sei, dass er nicht mehr so oft nach ihr verlange, sich schon manchmal nicht direkt bei ihr zurückmelde, wenn er vom Spielen nach Hause komme. Ich äußere mein Verständnis für ihre schmerzlichen Gefühle angesichts der von Nils vollzogenen inneren Trennung. Auf häusliche Veränderungen angesprochen, berichtet der Vater, dass die Kinder seine Grenzen inzwischen gut akzeptieren könnten, seine Frau hingegen weniger. Sie belagere seinen Schreibtisch ständig. Daraufhin*

rechtfertigt sich die Mutter damit, dass sie schließlich auch arbeiten und deshalb auch den Schreibtisch benutzen müsse.

Nils knüpft an die Spiele vor der Klinikzeit an, er baut eine Ritterburg und fordert mich auf anzugreifen. Ich frage ihn, was seine Ritter in ihrer prachtvollen Burg machen könnten, wenn sie nicht angegriffen würden. Er wird ganz lebendig und sagt, sie würden gerne kämpfen. Ich sage, dann sollten sie das mal tun. Daraufhin stürmt er los und attackiert meine Ritter und wir kämpfen einen ebenbürtigen Kampf.

In der folgenden Zeit kann ich beobachten, wie viel freier Nils im Umgang mit seinem inneren Raum geworden ist. In der Gegenübertragung fallen mir Begriffe aus der Computerwelt ein. Ich denke, dass eine Festplatte von einem Virus befreit worden ist und nun wieder auf alle Funktionen besser und schneller zugreifen kann.

Nils berichtet von seinem Alltag, was in der Schule gut läuft, dass es ihn traurig macht, dass der Opa seines Freundes gestorben ist, und wann er seine Hausaufgaben gut und wann nur geschmiert machen kann. Ich bin sehr beeindruckt von diesen neuen Fähigkeiten des Reflektierens.

In einem weiteren Gespräch fragt der Vater wieder nach den Ursachen von Nils' Problemen. Ich verweise erneut auf die Genese und zeige den Eltern auf, dass Nils sehr davon profitieren könne, wenn sie ihm etwas über die Umstände seiner Erzeugung erzählen könnten, sie ihn also in den gleichen Stand des Wissens versetzen könnten, den sie auch haben. Ich hatte dies früher schon mehrfach angeregt. Damals hatten die Eltern dies aber mit dem Argument des Schutzes ihrer Intimsphäre strikt verweigert. Ich verstehe es hingegen mehr als zu große Hürde beim Eingestehen einer Schwäche, was sie sich bisher noch nicht zugetraut haben.

Nils kann seine Angst vor dem nächsten Urlaub einbringen, da wird er mit seiner Familie nach Spanien fliegen. Er hat Angst vorm Fliegen und überhaupt vor dem fremden Land. In etlichen Stunden sprechen wir darüber, er sucht das Spiel Europareise aus, bei dem er sich eine Orientierung über die Lage des Landes, die Entfernung zu Deutschland etc. machen kann. Ich bestätige damit auch seinen Wunsch, sich auf das Unbekannte gerne vorbereiten zu können.

Nach dem Urlaub kommen die Eltern zum Gespräch. Der Vater, aber auch die Mutter, schildert triumphierend ihr Vergnügen darüber, dass sie ihre Kinder mit unvorhergesehenen Dingen konfrontieren konnten. Die Kinder hatten eine schicke Ferienwohnung erwartet, stattdessen fanden sie eine heruntergekommene Wohnung von Freunden vor, in der manches nicht gut funktionierte. Ich kann meinen Affekt der Wut nicht zurückhalten und spiegele den Eltern, dass sich Nils innerlich lange auf die Unsicherheiten der Reise in den Therapiestunden vorbereitet habe. Beide Eltern sind überrascht, sie hätten davon nichts gemerkt. Ich wage mich noch ein Stück weiter vor und merke an, dass es vielleicht auch schwer ist, sich mit solchen Gefühlen den Eltern anzuvertrauen, wenn das Bloßstellen droht. Während die Mutter erinnert, dass sie sich auf eine frühere Nepalreise auch intensiv vorbereitet habe und damit ihr Verständnis für Nils zeigt, wirkt der Vater abwesend. Auf Nachfrage sagt er, er könne das nicht verstehen. Aggressiv formuliert er als Gegenrede, wie sicher das mit dem Schulbesuch denn jetzt sei, und wie lange die Therapie noch dauern würde. Ich verweise auf Nils, er würde entscheiden, wie lange es wichtig sei. Beim Herausgehen raunt er mir zu, er habe nun die Rechnung bezahlt (Drei Monate nach Rechnungsstellung!). In der Gegenübertragung spüre ich genau die Gefahr, wenn man sich mit dem Vater anlegt. Der Vater berichtet aber auch, dass er viel Zeit mit Nils im Urlaub verbracht habe, sie seien jeden Morgen zusammen Brötchen holen gegangen und hätten in der Bar erst einmal einen Kaffee und einen Kakao getrunken, bevor sie wieder nach Hause gegangen seien. Hier erscheint mir der Vater doch auch zu mehr Gefühlen in der Lage zu sein und ein wenig die neue Solidarität mit Nils genießen zu können. Während er zu Beginn der Therapie über ihn gesagt hatte »An dem ist ein Mädchen verloren gegangen« äußerte er nun »Nils käme ganz nach ihm, wenn er auch nicht den ganzen Tag am Pool liegen könne.«

Nils berichtet nur beiläufig vom Urlaub. Das Fliegen begeistere ihn nach wie vor nicht, aber er hätte es geschafft. Und die Ferienwohnung sei ganz schön schäbig gewesen. Viel mehr ist er mit sich beschäftigt, erzählt dass er einen neuen Tennisschläger geschenkt bekommen habe (nach der Klinik hatte er auf seinen Wunsch hin mit Tennisspielen begonnen und dafür das Schwimmen zum Leidwesen der Mutter aufgegeben). Er will Stratego spielen. Dieses Spiel fasziniert ihn schon lange, er schaffte es bisher nicht, mich zu besiegen. Ich habe ihn früher damit getröstet, dass es bisher noch kein Kind geschafft hätte, mich darin zu besiegen, es sei eben ein schweres Spiel. Er spielt dieses Mal erstaunlich gut, ich gerate schon in Bedrängnis, und er kann mich nur nicht besiegen, weil er keine Bombenentschärfer mehr besitzt, um die Bomben um meine Fahne herum zu beseitigen. Allerdings weiß er schon, wo sich die Fahne befindet.

In anderen Spielen ist er wieder sehr um Sicherheit bemüht.

Einige Stunden später berichtet er mir, dass seine Mutter mit ihm und seiner Schwester über ihre Geburten und die vielen Fehlgeburten gesprochen hatte. Er bezeichnet sich selbst als ein »Wunder der Natur« und zeigt dabei eine sichtliche Zufriedenheit. Ich verstehe dies als ein tiefes Gefühl von Stimmigkeit zu seinem Selbstgefühl, das sich zwischen starker Verunsicherung und großer Faszination bewegt.

In einem späteren Szenenbild stellt er vier Segmente auf. Eins mit Bäumen, eins mit zwei Autos, in einem die Tafel und in einem den Liegestuhl. Er nimmt nun die Kuh, die ein Auto besteigen will, um damit wegzufahren. Sie trampelt allerdings so lange auf dem Auto herum, bis es kaputt ist. Sie läuft »wie irre« über das Feld. Nils legt sie dann auf den Liegestuhl, damit sie ruhig ist. Ich verstehe dieses Bild als Darstellung seines archaischen Mutterintrojektes[60], von dem er sich befreit hat. Es symbolisiert meiner Ansicht nach seine Innenwelt, die von einer archaischen Mutterimago beherrscht und nahezu zerstört wurde. Jetzt ist er in der Lage, sich von dieser Imago zu separieren und sich im Sinne einer Subjekt-Objekt-Differenzierung in sicherer Distanz zu ihr zu sehen und sie zu beruhigen, was gleichbedeutend damit ist, dass er sich beruhigen kann.

In der letzten Stunde vor den Sommerferien bringt er sein Zeugnis mit, er hat fast nur Zweien, allerdings eine Realschulempfehlung wegen seiner Probleme in der dritten Klasse. Ich bin empört über die fehlende Anerkennung der Lehrer darüber, dass er es bis hierhin geschafft hat. Er ist sehr stolz, dass er nun wie seine Schwester schon das Gymnasium besuchen darf. In dieser Stunde gelingt es Nils tatsächlich zum ersten Mal, mich im Strategospiel zu besiegen. In der Gegenübertragung fühlt sich dies in gar keiner Weise gefährlich oder demütigend an, sondern ich empfinde Stolz über seinen Zuwachs an Potenz und Stärke.

Nils verbleibt noch ein weiteres halbes Jahr in der Therapie. Er will den Zeitpunkt des Endes jetzt selbst festlegen und hat bestimmt, dass er das erste Halbjahr des Gymnasiums noch begleitet werden möchte, um sich ausreichend sicher fühlen zu können.

> *Die Eltern kommen nach einer langen Pause in den Elterngesprächen noch einmal vor den Sommerferien. Sie wirken entspannt. Auch die Eltern berichten vom guten Zeugnis. Ich zeige ihnen ebenfalls meine Empörung darüber, dass Nils »nur« eine Realschulempfehlung von der Schule erhalten hat. Dennoch zolle ich auch den Eltern hohe Anerkennung für die konsequente schulische Förderung, an der sie inzwischen mit großen erzieherischen Anteilen beteiligt sind. Während die Mutter vom Familienleben*

60 Vgl. Zerling/Bauer 2003.

erzählt, windet sich der Vater im Stuhl, hat offensichtlich Rückenbeschwerden. Ich verstehe dies auch als Signal, dass er nicht genügend Beachtung findet. Daraufhin sprechen wir über seinen Terrassenbau am Haus, dass er ihn nun bald fertig stellen wird. Dass er viel größer geworden ist, als er es geplant hatte, er aber sichtlich zufrieden mit sich ist.

Im Gespräch über den Therapieverlauf drückt die Mutter ihre große Dankbarkeit aus, indem sie deutlich macht, dass diese Krise von Nils für sie eine entscheidende Wende in ihrem Leben bedeutet habe. Sie habe eigenen Zuwachs erlebt, v. a. könne sie Nils nun wesentlich schneller und besser verstehen. Ich genieße die erstmalig ruhige Atmosphäre mit den Eltern, als am Ende der Stunde der Vater wieder auf die Ursachenforschung zu sprechen kommt. Ich wiederhole erneut, dass es keine einzige Ursache gebe, auf die eine solche Entwicklung zurückzuführen sei, er aber offensichtlich mit dieser Antwort unzufrieden sei.

Bei mir denke ich, dass der Vater wohl unbedingt »das letzte Wort« in dieser Behandlung haben wollte.

5.3.4.6.1 Diskussion

Nils hatte während der Klinikzeit nach Ansicht der Therapeutin das therapeutische Feld der ambulanten Therapie nicht verlassen, sondern es um die notwendige Erfahrung des »äußeren Dritten« erweitert. Den für die Therapeutin entstandenen »Zwischenraum« nutzte diese zur reflexiven Verknüpfung der Ereignisse aus der psychotherapeutischen Mikrowelt der Sitzungen mit Nils, seinem Beziehungserleben in seiner Familie und schließlich den in der Klinik vollzogenen Entwicklungsprozessen.

Für Nils war die Erfahrung, dass alle drei Erlebniswelten durch die Therapeutin verbunden wurden, eine Stärkung seines Gefühls von Einzigartigkeit, dem er in dem Vergleich »Ich bin ein Wunder der Natur« deutlichen Ausdruck verlieh. Nils konnte so ein Beziehungsmuster introjizieren, das er mitnehmen konnte in sein Leben. Er dokumentierte dies, indem er sehr deutlich seine Ängste vor dem Spanienurlaub ausdrückte und durcharbeitete. Weiterhin bestimmte er die Dauer der Therapie auf eine einzigartige, für ihn passende Art und Weise und konnte erleben, dass er mit dieser Haltung ernst genommen wird.

Die Eltern haben sich unterschiedlich entwickelt. Die Mutter hat verstanden, dass ihre eigenen unverarbeiteten, tiefliegenden Konflikte mit einer ödipalen Bindung an ihren Vater zusammen hängen. Sie nahm sich vor, den nicht verarbeiteten Verlust nach seinem Tod anzugehen. Sie ist dadurch selbst gewachsen und konnte die mütterliche Rolle nun besser spüren und wahrnehmen. Der Vater hingegen schien vielmehr in seinen tief im Körper verankerten Abwehrmechanismen gefangen zu sein und damit weniger zur Veränderung fähig. Dennoch erkannte die Therapeutin den Fortschritt, dass er seine Schwäche (Bandscheibenvorfall) nun zeigen konnte und sich nicht depotenziert fühlen musste. Weiterhin konnte er die von Nils angebotene männliche Solidarität ergreifen und sie manchmal genießen.

Das Elternselbst war nun deutlich zu spüren, die Eltern konnten Nils gegenüber weitreichende Erziehungsfunktionen übernehmen, z. B. ihn schulisch soweit fördern, dass er seine Intelligenz selbst spüren und zeigen konnte. Nils' Sieg im Spiel Stratego zeigte eine deutliche Transformation in seinem Erleben, er konnte sich vom therapeutischen Objekt getrennt erleben, konnte seine Aggression auf dieses richten, es symbolisch vernichten und trotzdem in der Beziehung überleben. Mit der in der Gegenübertragung erlebten Freude konnte die Therapeutin die Verantwortung an Nils zurückgeben.

5.3.5 Zusammenfassung

Das therapeutische Feld war für Nils und seine Eltern von Beginn an von zahlreichen Enactments bestimmt, die auf die schweren eigenen Pathologien der Eltern zurückzuführen waren. Die Therapeutin konnte das unauflösliche pathogene Beziehungsmuster zwischen Nils und seinen Eltern in sich bewahren. Dies stellte eine große Herausforderung dar, da sie anfangs wenig von der tiefliegenden Pathologie verstand. Dadurch konnte sie ihre eigenen affektiven Regungen kontrollieren, ohne ihrerseits ins Agieren zu geraten.

Das Primärprozess-Denken Nils' suchte nach einer Darstellungsmöglichkeit für das problematische Material (Will 2012). Es lag weniger im sprachlichen Feld, als vielmehr im Bereich des Enactments (Schule fernbleiben, Therapieraum nicht betreten können) und bewirkte ein intersubjektives Geschehen zwischen ihm, der Therapeutin, aber auch den Eltern, dessen Elemente von der Therapeutin reflexiv miteinander verknüpft wurden. Dadurch konnte die Therapeutin den Eltern ihr Verstehen zur Verfügung stellen und entsprechende Handlungsdialoge (z. B. Entscheidung für die Klinik) initiieren. Dies mündete in eine »reflexive Schlaufe« (Moser 2009): »ein Externalisieren und Darstellen, ein implizites Verorten zwischen den beiden Beteiligten, ein explizites Anreichern und Deuten und schließlich ein Re-Internalisieren in die innere Welt des Patienten« (Will 2012, S. 302). Im therapeutischen Feld mit Nils und seinen Eltern fand das Externalisieren und Darstellen vorwiegend im Handlungsdialog statt, die Therapeutin reicherte mit ihren Deutungen und ihren reflexiven Verknüpfungen das intersubjektive Geschehen zwischen Nils, seinen Eltern und dem therapeutischen Raum an. Für Nils bot sie als therapeutisches Introjekt die notwendige Repräsentanz, die er in seinem Inneren als haltgebend verorten konnte und damit auf die pathologische Vorstellung des mütterlichen Objektes verzichten konnte.

Die Eltern konnten ihrerseits einen Veränderungsprozess einleiten, der auf folgenden Parametern beruhte:

- Die Haltung der Therapeutin gegenüber den Eltern war frei von Verurteilung oder Schuldzuweisung. Sie konnte die eigenen pathologischen Anteile der Eltern respektieren, wodurch diese sich vertrauensvoll zeigten.
- Zumindest der Mutter wurde ihre eigene pathologische Beteiligung an Nils' Problem bewusst und sie konnte eine eigene therapeutische Behandlung aufnehmen.
- Der Vater war tief in seiner psychosomatischen Abwehr gefangen, musste diese allerdings nicht mehr hinter einer mächtigen männlichen Fassade verbergen, sondern konnte sie der Therapeutin zeigen und dadurch Verständnis erhalten und für Nils erreichbar werden.
- Die Therapeutin repräsentierte über die Zeit – auch die Zeit des Klinikaufenthaltes – die Verbindung zwischen Nils und seinen Eltern in ihren latenten Gedanken und vertraute auf eine beziehungserhaltende Separation für Nils.

5.4 Markus (5 Jahre) und seine Eltern: Störung des Sozialverhaltens vor dem Hintergrund einer Depression

Im folgenden Fall von Markus erweist sich die narzisstische Ausrichtung beider Eltern als deutliche Blockade in der Behandlung. Dadurch zeigen sich die produktiven Veränderungen für Markus beeinträchtigt. Trotzdem haben sich manche Blockaden lösen lassen.

Die tiefenpsychologisch fundierte Kinderpsychotherapie mit Markus und seinen Eltern umfasste insgesamt 70 Stunden mit Markus und 22 Stunden mit den Eltern. Die größere Dichte in den Elternstunden resultiert daraus, dass die Probleme der Eltern und auch das relativ junge Alter von Markus anfangs für diese Gewichtung sprachen. Nach dem ersten Behandlungsabschnitt (ca. sechs Monaten) beendeten die Eltern die Behandlung und nahmen sie nach weiteren sechs Monaten wieder auf. Es folgte dann ein zweiter Behandlungsabschnitt über zwei Jahre.

Die Behandlung wird in komprimierter Form dargestellt.

5.4.1 Die Eltern

Die Eltern stellten Markus vor, nachdem der Kindergarten dazu gedrängt hatte. Markus verhalte sich so auffällig im Kindergarten, indem er sich ständig in die Spiele anderer Kinder einmische, selbst kaum bei einer Sache bleiben könne und es dadurch zu großen Reibereien und Streitigkeiten mit ihm käme. Bei Kindergartenaktivitäten, die außerhalb stattfänden, müsste Markus bereits ausgeschlossen werden, da er sich an keine Anweisungen halten könne.

Die Eltern berichteten von weiteren Auffälligkeiten zu Hause. Die Mutter beschrieb ihn als »Rebell«, der seine Eltern ständig herausfordere, sich nicht allein beschäftigen könne und keinerlei Anweisung der Eltern ohne eine ausgiebige Diskussion annehmen könne. Nachdem ein Konflikt zwischen Markus und seinen Eltern beendet worden sei, werfe Markus seinen Eltern vor, dass sie ihn nicht trösteten. Die Eltern erschienen dem kindlichen Erleben und Verhalten von Markus hilflos ausgeliefert. Die Mutter (Postangestellte) gab sich offen mit der Information, sie habe eigentlich gar keinen Kinderwunsch verspürt, sie sei selbst ein Einzelkind von getrennten Eltern, habe eine sehr gute Beziehung zu ihrem Vater gehabt und eine rivalisierende und entwertende ihrer Mutter gegenüber. Die Schwangerschaft mit Markus habe sich erst eingestellt, als sie nach langem Warten und dem Versuch einer Invitro-Behandlung den Wunsch aufgegeben habe. Markus sei ein unruhiger Säugling gewesen. Sie habe oft »im Gehen stillen müssen, weil er ansonsten nicht getrunken hätte.« Weiterhin habe er auffallend früh und gut gesprochen. Der Vater (Ingenieur) äußerte, er hätte am liebsten »eine ganze Fußballmannschaft« Kinder gehabt. Er selbst sei der mittlere von drei Söhnen und ein »Sonnenschein«, wie seine Mutter heute noch betone. Diese unterschiedlichen Einstellungen der Eltern zeigten sich ebenfalls im szenischen Erleben, wenn der Vater bei den aufgeregten und verzweifelten Schilderungen der Mutter scheinbar unbeteiligt unter sich blickte und wirkte, als sei er gedanklich mit ganz anderen Dingen beschäftigt. Diese fehlende Übereinstimmung ihren Sohn betreffend veranlassten die Therapeutin zu der oben beschriebenen Gewichtung der Stunden zugunsten einer höheren Dichte der Elterngespräche in der Hoffnung, durch eine Intensivierung der Arbeit mit den Eltern, die Situation für Markus entschärfen zu können, indem sie die Eltern in ihrer Elternfähigkeit unterstützen wollte. In Anbetracht des jungen Alters von Markus hoffte sie, über die Elterninterventionen positiv wirken zu können.

5.4.2 Das Kind

Markus erschien als ein aufgeweckter, äußerst sprachgewandter, aber zarter Junge. Auffällig war seine unmittelbare, nahezu distanzlose Kontaktaufnahme. Er kam bereitwillig mit der Therapeutin mit, während es sich die Mutter sofort im Wartezimmer bequem machte. Sie zog die Schuhe aus, legte die Füße aufs Sofa und begann zu lesen (wie ich später erfuhr, tut sie dies leidenschaftlich gern in ihrer Freizeit). Im Behandlungszimmer angekommen steuerte Markus sofort auf Dinge zu, die er kaputt machen konnte, sowohl die Tonarbeiten von anderen Kindern als auch Spielfiguren, die vielleicht schon eine kleine Bruchstelle haben, die er dann endgültig zerbrach u. ä. Er stieg in den Sandkasten, obwohl dieser erhöht war. In der Gegenübertragung zeigte sich eine grenzenlose Überwältigung von der fehlenden Achtsamkeit, die Markus den Objekten entgegenbrachte. Weiterhin war die Therapeutin vollkommen damit beschäftigt, ihn begrenzen zu müssen, ohne ihn zu verletzen. Er bewegte sich im Raum mit traumwandlerischer Sicherheit etwas zu finden, was er zerstören konnte. Wenn er etwas kaputt gemacht hatte, schien er dies kaum zu bemerken, er warf es achtlos weg und ging weiter. Erst als er die Schublade mit den Waffen entdeckt hatte, wurde er ruhiger. Er war fasziniert von den Handschellen, band sie der Therapeutin um die Handgelenke und schoss zusätzlich noch mit der Pistole auf sie. Etwas später rannte er unvermittelt zu seiner Mutter ins Wartezimmer und band ihr die Handschellen um die Füße und kam dann zurück. Er hatte mit großem Geschick und einer erstaunlichen Ruhe einen Menschen aus Ton gestaltet, als ihn der Drang, nach seiner Mutter zu sehen, ereilte. Er äußerte später, er habe Angst, seine Mutter könne weggehen. Kurz darauf wendete er sich der Ritterburg zu, spielte einen Ritter, der gegen eine kopflose Strohpuppe kämpfen musste. Markus hielt diese Puppe in der Hand, betrachtete sie und gab dabei archaische, furchterregende Laute von sich. Dabei wirkte er abwesend, ganz nach innen gewendet, sodass die Therapeutin an ein verfolgendes inneres Objekt denken musste. Er verharrte eine Weile so, bis er das Spiel fortsetzte, indem er die Strohpuppe in das Verlies einsperrte zusammen mit dem Ritter, der gegen die Puppe kämpfen sollte.

5.4.3 Behandlungsverlauf

5.4.3.1 Handlungsdialog der Stundeneröffnung

Sequenz 1

Markus wird immer von der Mutter zu den Stunden gebracht. Es beginnt schon an der Haustür zu sprechen, mal mit der Mutter, mal auch schon mit mir. Er gibt sich als gleichberechtigter Gesprächspartner von Mutter und mir. Ich gehe notgedrungen auf seine Fragen ein, ...

... seine Mutter tut dies hingegen mit großer Begeisterung und sichtlichem Stolz über seine Sprachgewandtheit.

Die Mutter vollzieht alle notwendigen Vorbereitungen für Markus, zieht ihm die Jacke und die Schuhe aus, geht noch einmal zur Toilette mit ihm. Währenddessen findet ein ununterbrochener Wortdialog der beiden statt, der sich z. T. schon auf die Begegnung mit mir bezieht.

Markus fragt seine Mutter über mich bzw. Dinge aus, die er beobachtet hat (mein Auto, mein herumliegender Schlüsselbund, meine Arbeit etc.).

> *Die Mutter genießt diese Art der Kommunikation sichtlich. Dann packt sie im Wartezimmer ihr Buch aus ihrem Rucksack, eine Thermoskanne Tee, zieht selbst die Schuhe aus, legt die Füße hoch und verabschiedet Markus in die Stunde mit dem Ausdruck »Viel Spaß, Markus«. In der Gegenübertragung empfinde ich Wut darüber, dass die Mutter Markus »abschiebt«, damit sie in Ruhe ihrer Lieblingsbeschäftigung nachgehen kann.*

Er gibt Mutter einen Abschiedskuss auf den Mund und antwortet: »Bis nachher Mama.«

Sequenz 2
Markus und Mutter kommen auf die gleiche Art wie oben herein.

> *Während die Mutter Markus die Schuhe auszieht und dazu sich auf die Knie begeben hat, um auf Augenhöhe weiter mit ihm sprechen zu können, ... haut Markus der Mutter ins Auge.*

Markus erschreckt sich, klammert sich an Mutters Bein, entschuldigt sich, küsst sie auf den Mund und beißt ihr dabei in die Lippen.

> *Die Mutter schreit auf und beginnt wortgewaltig zu erklären, dass ihr das wehtue.*
>
> *Die Mutter wird noch ärgerlicher und führt Markus' Verhalten als Beweis an, um mir zu demonstrieren, wie schrecklich ihr Sohn sei. Während sie zu mir spricht, lacht sie allerdings, sodass ich annehme, dass sie neben dem Ärger auch einen ödipalen Triumph erlebt. Hierdurch erscheint mir die Mutter wenig abgegrenzt von ihrem Sohn zu sein. In der Gegenübertragung erscheint ein »Befremden« über die »Double-Bind-Botschaften« der Mutter.*

5.4.3.1.1 Diskussion

Der geschilderte Handlungsdialog zur Stundeneröffnung gab bereits vielfältige Hinweise auf die Problematik der Behandlung mit Markus. Untersucht man das Enactment zwischen Markus, seiner Mutter und mir, so wird deutlich, dass neben der bewussten Absicht der Mutter, für ihren Sohn Markus eine therapeutische Hilfe in Anspruch nehmen zu wollen, eine unbewusste Determinante auftauchte, die eine hohe Ambivalenz der Mutter zeigte. Wie in der Gegenübertragung bereits wahrgenommen, nahm die Therapeutin an, dass die Mutter in Markus ihren eigenen unbewältigten ödipalen Konflikt angesichts der Trennung ihrer Eltern immer wieder beleben musste. Sie musste bei einer erlebten inneren Trennung von Markus ihre eigenen Abwehrmuster einer ödipalisierten Bindung des Objektes einsetzen, um sich zu stabilisieren. Hierdurch verkörperte sie für Markus eine doppelte Rolle: sie war sowohl seine Mutter, die er entsprechend seinem Entwicklungsstand ödipal besetzen musste, andererseits war sie aber mit seiner kindlichen ödipalen Position identifiziert und begrüßte hierdurch sein »erotisch-aggressives Werben«, ohne die notwendige liebevolle Zurückweisung erteilen zu können.

In der Dreiersituation mit der Therapeutin wies die Mutter der Therapeutin vielmehr mittels der projektiven Identifizierung die Rolle der bekämpften ödipalen Mutter zu. Dadurch konnte sie mit Markus »verschmelzen« und Markus' Übergabe an die Therapeutin ambivalent-aggressiv aufladen. Die Therapeutin hatte Mühe, diese »toxischen« projektiven Identifizierung (Ferro 2003, S. 273) in sich zu bewahren, während sie mit Markus in die psychoanalytische Mikrowelt (Moser/Zeppelin 2009) eintauchte. Das gemeinsame emotionale Feld der Therapie war aber auch seitens der Therapeutin von projektiven Identifizierungen konstituiert worden. So plante sie aufgrund der intensiven Elternthematik und des noch sehr jungen Alters von Markus eine erhöhte Frequenz der Elternstunden. In einer nachträglichen Distanz kann inzwischen angenommen werden, dass die Therapeutin ihrerseits die Eltern, v. a. die Mutter, »eng« an sich binden wollte, um die ödipale Verstrickung bearbeiten zu können.

5.4.3.2 Die Macht der Mutter (Kind: 1.–15. Std. – Eltern: 1.–10. Std.)

Die Eltern kommen im ersten halben Jahr sehr gerne zu den Elterngesprächen. Sie geben viel Einblick in ihre jeweiligen Biografien, breiten sich nach meinem Empfinden mit den Beschreibungen ihres Lebens aus. Ein Leben, das gekennzeichnet ist von ausgiebigem Freizeitgenuss mit Lesen und Sport, vielen Reisen etc. Die Eltern stimmen darin überein, dass seit Markus' Ankunft dies alles nur noch eingeschränkt möglich ist. Stattdessen wurde ein Haus gekauft, das ständig noch mit Eigenarbeit fertig hergerichtet werden muss. Die Mutter wirkt zerrieben zwischen den Wünschen sowohl eine berufstätige Frau mit vielen Interessen zu sein als auch eine gute Mutter sein zu können.

Ihr Schuldgefühl ist in der Gegenübertragung übermächtig zu spüren, weshalb ich über lange Strecken hin immer nur entlaste. Der Vater zeigt sich auch auf direkte Ansprache von mir abwesend, stellt sich als sehr belastet und kaum anwesend dar (er muss eine Stunde zu seiner Arbeitsstelle fahren).

Markus beruhigt sich in den Stunden zunehmend und kann bald zum symbolischen Rollenspiel wechseln, das sich neben dem altersgerechten Spiel mit Fahrzeugen sehr oft um die Rettung von drei Menschen rankt. Er muss weiterhin oft während der Stunde zu Mutter gehen, um sich ihrer Anwesenheit zu versichern.

Die Mutter wird nicht müde, die Elternstunden mit Berichten von Markus und ihrem häuslichen Miteinander zu füllen. Sie ist wie ihr Sohn eine wortgewaltige Person, die gerne und viel redet, auch um damit die Beziehung zu halten. Allerdings kontrolliert sie auf diese Weise das Beziehungsgeschehen ganz einseitig, sodass das Gegenüber sich gelangweilt zurückzieht.

Ich identifiziere mich zeitweise mit dem Vater, der sich aus dem Kontakt herauszieht. Dies führt allerdings nicht zu einer Zufriedenheit bei der Mutter, weil sie vom Vater ja nichts bekommt.

In dieser Situation möchte die Mutter mit Beginn meiner Sommerpause die Behandlung beenden, da sich Markus beruhigt habe. »Vielen Dank für Ihre Hilfe und wir können ja sicher wiederkommen, falls es noch einmal schwierig wird.« In der Gegenübertragung bleibt ein Schuldgefühl, mich nicht genug für die Familie interessiert zu haben.

5.4.3.2.1 Diskussion

Markus beruhigte sich in seinen Stunden zunächst rasch. Wichtig erschien allerdings, dass er seinen therapeutischen Raum nicht vollständig besetzen konnte. Immer wieder musste er sich der Anwesenheit der Mutter versichern. Im symbolischen Spiel inszenierte er seine Sorge und Angst um die Sicherheit der familiären Triade.

Die Eltern nutzten ihre Stunden vorrangig zu ihrer emotionalen Entlastung. Da die Mutter schon von ihrem Temperament her sehr wortmächtig war, füllte sie mühelos 50 Minuten ganz allein. Die Therapeutin hatte Mühe, ihre Aufmerksamkeit zu halten. Im Zentrum stand die Mutter, die im Grunde darüber klagte, dass sie ihre Freizeittätigkeiten aufgeben musste, seit sie ein Kind hat. Ihr Wunsch, mit ihrer Belastung gesehen zu werden, schien unstillbar zu sein, dabei musste sie aber genauestens kontrollieren, welche Informationen die Therapeutin erhalten sollte. Der Vater ließ sich punktuell in das Gespräch integrieren, blieb aber über lange Phasen in seinem Rückzug gefangen. Die Therapeutin versuchte anfangs, viel Empathie aufzubringen, entdeckte aber immer wieder auch Gefühle der Abwertung und der Langeweile in der Gegenübertragung. Aus diesem Grund war sie auch eher erleichtert als gekränkt, als die Eltern die Behandlung nach diesem Abschnitt beendeten. Dennoch konnte sie bereits ein Schuldgefühl wahrnehmen, die Problematik der Familie nicht ausreichend verstanden zu haben.

5.4.3.3 Markus' innere Trennung vom mütterlichen Objekt (Kind: 16.–70. Std. – Eltern: 16.–30. Std.)

Während der Therapiepause hatte die Mutter eine Affäre mit einem Arbeitskollegen. Dieser habe sie nun verlassen und sie bräuchten wieder Hilfe, denn Markus sei »schwieriger denn je«, im Kindergarten gebe es nur noch Beschwerden.

Wie um vorauseilend meine Empathie abzuwehren, berichtet sie, sie habe sich auch schon einen »männlichen« Therapeuten gesucht, um »das alles« aufzuarbeiten.

Jetzt gehe es um Markus, der Kindergarten habe ihnen gekündigt, weil alle Erziehungsmaßnahmen nichts bewirken würden. Sie seien vollkommen verzweifelt.

Markus hat erst jetzt die Sicherheit, dass er ausreichend lange in der Therapie bleiben kann. »Ich will noch 1.000 Jahre bei Dir bleiben.«

Der Vater zeigt sich betroffen und verletzt angesichts der Affäre seiner Frau mit einem männlichen Rivalen und bekräftigt, dass er mit ihr zusammen bleiben wolle, »jetzt erst recht.« Ich nehme beim Vater eine deutliche Positionierung war, indem er zeigt, dass er der einzige Mann für seine Frau sein möchte. Allerdings scheint es bei ihm nur wenig Interesse für die Umstände und Ursachen dieser Ehekrise zu geben.

Markus kann im Folgenden seine narzisstische Verunsicherung zeigen und in langen Sequenzen die verfolgenden Introjekte symbolisieren und ansatzweise integrieren. Über viele Stunden sitzt er im Sandkasten (er füllt ihn fast vollständig aus, wenn er darin kniet) und siebt den Sand. Hier sammelt er die Steine heraus, ich soll sie für ihn aufbewahren, denn »ich weiß nicht, ob Mama Steine mag.« Gleichwohl bleiben die Schwierigkeiten auch im neuen Kindergarten bestehen.

Die Mutter ist am Ende der Stunde besorgt, sie habe gar keine Geräusche aus dem Therapiezimmer gehört, so kenne sie Markus gar nicht. In der Gegenübertragung entsteht Wut über die Kontrolle der Mutter. Der Versuch, die Mutter während der Stunden aus der Praxis zu bekommen, gelingt nur mäßig. Einige Male fährt sie weg, dann bleibt sie wieder mit der Bemerkung. »Markus hat sich heute gewünscht, dass ich bleibe.«

Die Mutter präsentiert Markus im nächsten Kindergarten als hochbegabt und förderungswürdig. Sie versucht als Mutter eine starke Kontrolle auf die Erzieher auszuüben, sodass auch dieser Kindergarten kündigt, da Markus Verhalten nicht akzeptabel sei – ein halbes Jahr vor Schulbeginn. Ich frage mich allerdings, ob die Erzieher nicht mehr von der Mutter »genervt« sind.

Die Mutter kann in den Elterngesprächen nicht verstehen, was Empathie und Verstehen für Markus bedeutet. Auch dem Vater fehlt die Einfühlung, was Markus gut tut und was nicht. Dieser Umstand führt dazu, dass die Beziehung v. a. zwischen der Mutter und mir eine negative Konnotation erfährt, die nur schwer auszuhalten ist. Inhaltlich geht es neben den Problemen mit Markus um den seit Langem bestehenden Wunsch des Vaters nach einem weiteren Kind. Nachdem sich die Mutter selbst auch wieder auf ihren Mann langfristig einlassen möchte, wird dieser Wunsch zum Teil auch zu ihrem. Mehrere Invitro-Inseminationen werden durchgeführt, die Mutter ist auch schon mehrfach schwanger geworden, konnte aber kein Kind halten. Meinem Versuch, empathisch zu sein, entzieht sich die Mutter – meinem Eindruck nach aus Scham darüber, kein Kind empfangen zu können. Auch mein Versuch, für Geduld und das Abwarten eines therapeutischen Prozesses zu plädieren, beantwortet die Mutter mit ihrem fortgeschrittenen Alter und ihrer Ambivalenz, vielleicht auch gar kein Kind mehr zu wollen, »dass mir meine Figur nicht ruiniert wird.«

Nach einem kurzen gescheiterten Versuch in einer Vorschule organisieren die Eltern mit eigener Beteiligung und unter Einbeziehung der Großeltern, dass Markus einige Wochen abwechselnd von Omas, Mutter und Vater betreut wird.

Markus beruhigt sich weiter und genießt offenbar die intensive Betreuung innerhalb der Familie. Hier findet meiner Ansicht nach ein Stück »Nachholen einer frühen missglückten Betreuung« für alle Beteiligten statt.

In der Therapie kann er seine tiefen Ängste vorm Alleinsein und v. a. vorm Verlassenwerden symbolisieren.

Die Eltern sind ihrerseits erstaunt über Markus' Beruhigung. Ich deute ihnen, dass es für Markus darum gehe, dass sie als Eltern ihr Elternsein annehmen sollten, damit er sich als Kind anlehnen und Orientierung und Geborgenheit erfahren könne. Mit der häuslichen Betreuung sei nun für alle ein Ansatz gefunden worden.

Vor der Einschulung empfehle ich der Mutter, sich aus den schulischen Belangen möglichst herauszuhalten und Markus zu zeigen, dass er in diesem Feld bestehen müsse, nicht sie.

Dies gelingt der Mutter mäßig, sie bemüht sich, kann sich aber kaum zurückhalten, jeden Tag bei der Lehrerin »nachzuhaken«, und die Dinge, die sie über Markus hört, beunruhigend zu finden. Ich signalisiere, dass Markus als Einzelkind immer mehr Probleme in Gruppen haben wird, als andere Kinder, dass ihm andererseits aber seine hohe Intelligenz (IQ 120) dazu verhelfen kann, sich auf andere Art und Weise Gehör zu verschaffen. Dies gefällt der Mutter nicht, und sie zeigt sich unzufrieden, überlegt, ob nicht ein zusätzliches Sozialtraining für ihn wichtig wäre. Ich empfinde dies als eine deutliche Aggression gegen die Therapie und eine Entwertung meiner Tätigkeit.

Versuche meinerseits, mit Markus über seine häusliche Situation zu sprechen, misslingen nach meinem Eindruck. Die Behandlung stagniert auf einer Ebene, da Markus seine isolierte innere Situation symbolisieren kann und Lösungsversuche in Form von narzisstischen Selbstdarstellungsszenerien entwickelt. So lässt er über Stunden ein Flugzeug allein Abenteuer erleben, benutzt mich als Helferin, die alle möglichen Dinge für ihn besorgen und erledigen soll. In der Gegenübertragung stellt sich eine traurige Einsamkeit ein. Versuche meinerseits, aus dieser Rolle herauszukommen, prallen an Markus ab.

Nach einer supervisorischen Reflexion komme ich zu dem Entschluss, dass ich mit dem begrenzten Therapieerfolg zufrieden sein möchte. Daraufhin greife ich den impliziten Auftrag der Eltern auf, und wir sprechen offen über ein endgültiges Ende der Zusammenarbeit, ich machte deutlich, dass die Erfahrung wichtig sei, dass niemand – auch nicht ich als Therapeutin – die Probleme der Eltern zu ihrer vollständigen Zufriedenheit regeln könnte.

In der letzten Elternstunde verkündet mir die Mutter beim Verabschieden, dass sie wieder schwanger sei, ohne künstliche Hilfsmittel – einfach so. Ich freue mich aufrichtig über die Nachricht.

5.4.3.3.1 Diskussion

Die Eltern gestalteten ihre Krise mächtig und unter Ausschluss jeder Möglichkeit für die Therapeutin einzuwirken. Im Besonderen brauchte die Mutter die Möglichkeit des Enactments außerhalb des therapeutischen Raumes, um ihre Weiterentwicklung voran zu bringen. So kann die außereheliche Liebesbeziehung als erster Versuch gesehen werden, die ödipale Besetzung des Sohnes aufzugeben und auf einen erwachsenen Liebespartner zu lenken. Die Zurückweisung des Partners ermöglichte ihr die Rückkehr zur Therapie und bedeutete für Markus die Erlaubnis, den therapeutischen Raum in Besitz nehmen zu können. Hier zeigten sich seine gravierenden narzisstischen Verletzungen, indem er sein Nichtgesehenwerden zeigen konnte.

Die Eltern waren in diesem zweiten Behandlungsabschnitt intensiv mit sich beschäftigt. Die Elternsitzungen gestalteten sie derart, dass sie – wie auch am Anfang – viel Raum benötigten, um ihre Belastung mit Markus auszubreiten. Meist erfolgten dann beim Verabschieden noch wichtige Informationen (z. B. die Inseminationsversuche und

Fehlgeburten), auf die dann nicht mehr eingegangen werden konnte. Die Therapeutin hatte so die Rolle der Zuschauerin zugewiesen bekommen. Vermutlich konnte v. a. die Mutter keine größere Nähe zur Therapeutin zulassen aus Angst vor rivalisierenden, nicht mehr kontrollierbaren Gefühlen ihr gegenüber.

Die Therapeutin hatte dennoch den Eindruck, dass ihr beharrliches Transportieren der basalen Elternfunktionen (was bedeutet die häusliche Betreuung von Oma, Mutter und Vater für Markus' narzisstische Entwicklung) in Ansätzen von den Eltern verstanden worden war.

Auch Markus hat eine Entwicklung vollzogen, indem er seine parentifizierte Rolle zurückgeben konnte. Die ödipale Entwicklung zeigte sich für Markus nun verstärkt in der Wahrnehmung seines im Vergleich zum Vater kleinen Jungenkörpers und der begrenzenden Erfahrung, sich nicht mehr mit der Mutter identifizieren zu können. Nach Fast (1996) besteht bei derartigen Identifizierungen des gegengeschlechtlichen Elternteils die Gefahr, dass »die gegengeschlechtlichen Eigenschaften auf narzißtische Weise und nicht in der Beziehung genossen werden. Bleibt dieses Gefühl unvermindert bestehen, wird das Kind sich möglicherweise von der interpersonellen auf die narzißtische Weiterentwicklung gegengeschlechtlicher Eigenschaften und Merkmale zurückziehen« (ebd., S. 131). In diesem Sinne wird die Mutter eine solche narzisstische Entwicklungsrichtung für Markus möglicherweise wahrgenommen haben, als sie auch am Ende der Therapie über das nach wie vor auffällige Sozialverhalten klagte. Gleichwohl wollte sie keine weitere Begleitung der Therapeutin über die Zeit ihrer Schwangerschaft in Anspruch nehmen, da sie vermutlich eine zu große Einflussnahme und Konkurrenz fürchtete.

5.4.4 Zusammenfassung

Markus konnte den therapeutischen Raum nur begrenzt nutzen. Die Eltern besetzten das therapeutische Feld mit ihrer eigenen Thematik intensiv und brachten damit zum Ausdruck, dass Markus' Entwicklung stets hinter ihrer eigenen zurück bleiben musste. Diese Notwendigkeit stellte insofern eine Barriere für die Behandlung von Markus dar, als sich keine hinreichend wirksame Verbindung zwischen Eltern und Kind einstellen konnte. Als Ursachen können verschiedene Aspekte herangezogen werden. So hatten die Eltern von Anfang an eine ambivalente Einstellung zur Behandlung. Markus' Verhaltensauffälligkeiten waren primär der Grund für die Vorstellung bei der Therapeutin. Obwohl es deutlich sichtbare Probleme in der Eltern-Kind-Beziehung gab, hätten die Eltern vermutlich aus Scham eher auf eine Behandlung verzichtet, wenn es nicht die sozialen Auffälligkeiten gegeben hätte. Zu groß war vermutlich die

Eifersucht der Eltern auf die Beziehung des Kindes zur Therapeutin (Ahlheim/Eickmann 1999). Gleichermaßen wird die Scham der Eltern eine Rolle gespielt haben mögen, auf ihre Mängel in der Beziehungsgestaltung zu Markus hingewiesen zu werden. Und nicht zuletzt wird angenommen, dass ihre eigene Problematik im Bewusstsein der Eltern viel bedeutsamer und damit wertvoller gewesen sein mochte als die ihres Kindes. Dass die Eltern ihre Problematik so stark ausbreiteten und andererseits aber so wenig in Beziehung zu ihrem Sohn sehen konnten, blieb als ein unüberwindbares Hindernis für Markus' Entwicklung bestehen. Insofern ist sein Lösungsversuch einer narzisstischen Erweiterung seines Selbst immanent konsequent für ihn und vermutlich eine mögliche Quelle, um Anerkennung von den Eltern zu erhalten. Projektive Identifizierung konnte in diesem Fall nicht produktiv verwendet werden, sondern hatte gewalterfüllte und toxische Wirkung (Ferro 2003). Insofern war die Beendigung der Behandlung auch zum Schutze der Therapeutin, die ihre begrenzten Einflussmöglichkeiten erkannt hat.

5.5 Moritz (9 Jahre) und seine Eltern: Enuresis und Geschwisterrivalität

Auch in der folgenden Behandlung bauten sich Barrieren seitens der Eltern auf, die sich auf die Therapie mit Moritz deutlich auswirkten. Hier kann gezeigt werden, wie Eltern die therapeutische Behandlung ihres Kindes aus einer distanzierten Position heraus tolerieren können, um produktive Veränderungen möglich zu machen.

Die tiefenpsychologisch fundierte Kinderpsychotherapie mit Moritz und seinen Eltern umfasste insgesamt 70 Stunden mit Moritz und zehn Stunden mit den Eltern. Die Behandlung fand im Setting mit eine Wochenstunde statt, weil die Eltern (die Familie hatte eine 30-minütige Anfahrt) nicht mehr Belastung auf sich nehmen wollten. Die Elternstunden wurden ebenfalls aus Belastungsgründen unregelmäßig abgehalten, anfangs ca. alle acht Wochen, im letzten Vierteljahr fanden sie nicht mehr statt. Die Eltern kamen stets beide zu den Gesprächen. Auf Wunsch der Mutter gab es noch ein Abschlussgespräch mit ihr.

5.5.1 Die Eltern

Die Eltern stellten ihren neunjährigen Sohn Moritz vor. Der Anlass zur psychotherapeutischen Behandlung waren ein seit drei Jahren bestehendes Bettnässen sowie eine ausgeprägte Geschwisterrivalität zu seiner drei Jahre jüngeren Schwester Nina. Moritz'

Mutter berichtete mit großem Eifer über die bereits hinter ihnen und Moritz liegenden medizinischen Maßnahmen, die sie gegen die Enuresis nocturna unternommen haben. Auch homöopathische Mittel waren eingesetzt worden sowie die »Klingelhose«. Alles hätte nicht geholfen. »Jetzt ertragen wir das«, so ist die resignierte Haltung der Eltern. Frau S. ist eine strahlende, freundliche Frau, die ihren Ehrgeiz in Bezug auf Moritz gerne präsentierte. Dabei schwang eine große Portion Stolz mit, wenn sie mehrfach betonte, dass Moritz »ein tolles Kind« sei. Moritz sei sensibel, er habe im Zeugnis immer die Bestnote für das Sozialverhalten, er sei der »Fels in der Brandung« und »die Seele unserer Familie«. In der Gegenübertragung nahm ich die hohen Erwartungen der Mutter an Moritz unmittelbar wahr.

Die Mutter schien verzweifelt angesichts der Probleme, die Moritz hat. Das Bettnässen kannte sie aus ihrer Kindheit, sie habe selbst bis zum neunten Lebensjahr daran gelitten. Der Unterschied zwischen ihr und Moritz sei allerdings, dass er bereits vier Jahre lang trocken gewesen sei. Bei ihm habe es zwei Monate nach seiner Einschulung begonnen. Diese Zeit sei für ihn sehr belastend gewesen, er habe vor der Einschulung auch lange schlecht geschlafen. Sie könnte sich das eigentlich nicht erklären, da sie ihn extra erst mit sieben Jahren eingeschult hätten, damit er nicht überfordert würde. In ihrer Rede schwang eine Kränkung darüber mit, dass Moritz trotz ihrer subjektiv empfundenen Empathie solche Probleme hatte. Ich erfuhr bald, dass sie bei ihren Kindern »alles richtig« zu machen versucht habe. Nun sprang ihr der Vater zur Seite, er hatte sich bisher nicht geäußert. Er vermutete, dass der Tod eines Verwandten ein Auslöser für das Einnässen sein könnte. Ich hörte heraus, dass ein Auslöser außerhalb der eigenen Familie willkommen wäre, um die eigene Kränkung nicht spüren zu müssen. In meiner Gegenübertragung beschäftigte ich mich mit der – nach meinem Eindruck – fehlenden Passung des Elternpaares. Er wirkte eher introvertiert und dabei nicht gut einschätzbar und maß den Problemen, die Moritz hat, keine große Bedeutung bei. Er ist im Schiffsbau im Schichtdienst in einer verantwortungsvollen Position beschäftigt. In meiner Fantasie beschäftigte mich seine Tätigkeit, ich stellte mir vor, dass sein Tun und Streben darin liegen musste, dass die Sicherheit der Schiffe gewährleistet ist. Er musste dabei einen »kühlen Kopf« bewahren, durfte sich nicht ablenken lassen von anderen Dingen, die ihn beschäftigen könnten.

Die Eltern haben den Alltag mit zwei Kindern gut organisiert. Sie waren beide für die Betreuung zuständig, sie haben ihre beruflichen Pflichten – dank des Schichtdienstes des Vaters – so organisiert, dass immer jemand bei den Kindern war. Ich dachte: »Wieder perfekt!«

Auf Moritz' Entwicklung angesprochen, berichtete die Mutter, Moritz sei per Kaiserschnitt geboren worden, da er sich nicht ins Becken gesenkt habe. Danach habe es aber eine »tolle« Zeit mit ihm gegeben. Er sei das erste Kind und Enkelkind gewesen, habe die volle Aufmerksamkeit von allen genossen und sie hätten ganz viel Freude mit ihm gehabt. Als Moritz drei Jahre alt war, wurde die Mutter wieder schwanger mit seiner Schwester Nina. Die Mutter unterstrich, dass diese Geburt für Moritz sehr schwierig gewesen sei, da er auf ihre Zuwendung in hohem Maße verzichten musste. Nina habe die Eltern sehr gefordert, sei ein ganz unruhiges Baby gewesen, das viel geweint habe und beide, Mutter und Vater »an den Rand« gebracht habe. Moritz habe damals noch keine Eifersucht gezeigt, habe aber natürlich die Belastung der Eltern miterlebt.

Dann sei der Kindergarten gekommen, »eine Katastrophe«, beschrieb die Mutter. Das Personal habe sie als Eltern nicht gemocht, deshalb habe Moritz nie in die Gruppe gefunden. Er sei ein Einzelgänger gewesen – »ein ernstes Kind«, wie sie sagt. Ich dachte an ihre Eingangsworte »er ist die Seele unserer Familie« und vermutete, dass Moritz keinen inneren Raum hatte, um sich im Alter von drei Jahren erstmals von den Eltern zu separieren, um mit anderen Kindern im Kindergarten Kontakt und Austausch zu haben. Im Nachhinein erschien mir die Einschätzung der Eltern – das Personal habe sie nicht gemocht – als Schlüsselmetapher für Schwierigkeiten von Moritz, wenn er mit anderen Objekten, die außerhalb der Familie stehen, Kontakt haben möchte.

Moritz besuchte jetzt die dritte Klasse der Grundschule, er war ein guter bis sehr guter Schüler, hatte eine anerkannte Position in der Klasse, die sich aber von der anderer dadurch unterschied, dass er eher eine Führungsrolle innehat als ein Freund für andere zu sein. Kurz nachdem ich ihn kennenlernte, wurde er zum Klassensprecher gewählt.

Zu Hause sei es ganz schwierig mit ihm, er habe jetzt eine massive Geschwisterrivalität entwickelt, zeige diese offen, indem er sage, er hasse seine Schwester. Weiterhin werde er unglaublich schnell wütend, bekäme dann einen hochroten Kopf und stapfe wütend in sein Zimmer. Die Anlässe für die Wutausbrüche empfanden die Eltern als banal. Konfliktlösung würde die Mutter betreiben, indem sie viel mit Moritz spreche. Er würde ihr abends im Bett immer noch lange erzählen müssen, was ihn am Tag beschäftigt und gestört habe. Jetzt erst schaltete sich der Vater wieder ein – er saß lange als Zuhörer mit regungsloser Miene dabei, was mich sehr verunsichert hatte. Er konnte nicht verstehen, warum Moritz sich bei jeder Kleinigkeit so aufrege, in seiner Rede schwang eine leichte Verachtung für seinen Sohn mit. Der Vater führte zum Vergleich Nina – die Schwester – an. Dabei strahlte er einen väterlichen Stolz aus, wenn er davon berichtete, wie einfach für ihn der Umgang mit Nina sei, sie sei so wie er, er machte einfach die Dinge, ohne sich sehr um Konsequenzen oder andere Dinge Gedanken zu machen. Mit verschmitztem Grinsen strahlte er mich an: »Wenn's dann mal daneben geht, hat man halt Pech gehabt.«

Die Eltern wirkten auf mich äußerst ambivalent. Sie zeigten zwar einerseits den glaubhaften Willen, Moritz helfen zu wollen, andererseits war aber die Abwehr, jeden Einfluss von außen nicht zu zulassen, deutlich spürbar.

5.5.2 Das Kind

Als ich Moritz kennenlernte, fiel mir sofort seine Ähnlichkeit mit der Mutter auf. Er hatte das gleiche spitze Gesicht und die dunklen Haare wie seine Mutter und ein offenes strahlendes Lachen. Er war offen im Kontakt und redete für sein Alter erstaunlich gerne und eloquent. In der Gegenübertragung registrierte ich Spaß, wenn ich mit ihm redete. Ich notierte mir weiterhin aus der ersten Begegnung, dass ich ihn zu vertrauensselig empfand. Es fehlte ein adäquates Maß an Misstrauen und Skepsis gegenüber einer fremden Person. Gleichwohl erzählte er mir von etwas Peinlichem, was er bei einer Ärztin erlebt habe, das er mir allerdings nicht erzählen wolle. Vielleicht hatte er seine zu große Offenheit selbst bemerkt und versuchte die nötige Distanz wieder herzustellen, indem er seinem Gegenüber bewusst Informationen vorenthielt. So verstand ich auch seine Indifferenz gegenüber seinem Einnässen. Er sagte, es störe ihn überhaupt nicht. Es sei ihm egal, ob sich das ändere. Ich verstand dies als Wunsch, sich der weiteren mütterlichen Kontrolle zu entziehen und auch nicht weiter denken zu müssen. Das Eigene musste er wohl gut vor anderen geheim halten.

Beim Test »Familie in Tieren« versuchte er, dazu passend, seine wahren Gefühle zu verbergen, indem er die Familie ihren Sternzeichen entsprechend malte. Nur die Mutter malte er anders, nämlich als Ziege. Er selbst war ein Krebs als Sternzeichen und deshalb der kleinste in der Reihe der Familientiere. Bei der Frage nach den drei Wünschen zählte er auf:

1. dass meine Eltern mir alles erlauben,
2. dass ich Chancen bei Mädchen habe,
3. dass ich mich mehr mit Niklas (ein Freund) verabreden kann.

Ich verstand die ersten beiden Wünsche als Ausdruck seiner inneren Problematik, nämlich zu früh in die Ödipalisierung gekommen zu sein und seinen Ärger darüber zu spüren, dass er seine vermeintliche Reife nicht ausleben durfte, indem er von den Eltern nach ihren Wünschen doch klein gehalten wurde. Den dritten Wunsch sah ich als seinen wahren, altersgerechten, in dem er ausdrückte, dass er sich mehr Kontakt mit Gleichaltrigen wünschte, bei denen er aus der ödipalen Verstrickung mit den Eltern entkommen konnte.

Im Scenotest zeigte er dann sehr viel von seiner inneren Dynamik. Er setzte einen Koch an einen Tisch mit der Bemerkung: »Der muss sich ja auch mal ausruhen.« Weiterhin setzte er einen Vater vor den Fernseher, eine Mutter in den Liegestuhl. In die Mitte baute er ein Klettergerüst, auf dem obendrauf ein Junge saß und von einem Mädchen, das unten stand, in seinen Worten »angehimmelt« wurde. Ein anderer Junge saß auf einem Schiff, das, wie er sagte, »ganz empfindlich« war.

Das Idealselbst wurde durch den Jungen auf dem Klettergerüst symbolisiert, seine

Potenz lag in seiner Überhöhung und der Fähigkeit, ein Mädchen zu beeindrucken – (die ödipale Komponente überdeckt die Entwicklungsaufgaben der Latenz). Im Koch wurde m. A. nach sein belastetes Selbst – die Seele der Familie zu sein – symbolisiert, dem nur die orale Versorgung als Kompensation der Überforderung diente. Das Schiff symbolisierte vermutlich das ein elterliches Introjekt, das bereits von der Schwester besetzt war und empfindlich – oder vielleicht auch gefährlich war.

5.5.3 Hypothesen zur Eltern-Kind-Beziehung

Moritz hatte nach meinem anfänglichen Eindruck eine ambivalente Beziehung zu seiner Mutter, die ihn einerseits idealisierte und verführte, als Ersatz für den Vater der »Fels in der Brandung, die Seele der Familie« zu sein. Andererseits förderte sie ihn in seiner psychosexuellen Identität nicht ausreichend, indem sie ihm den Kontakt mit Gleichaltrigen erschwerte, ihn in das »Familienkorsett« zwang. Die Beziehung zum Vater war gekennzeichnet von einem latenten Desinteresse des Vaters an seinem Sohn, wodurch er Moritz wenig Identifikationsangebote machte. Die Geburt der Schwester intensivierte das »ödipale Drama« für Moritz, da beide Eltern neben den eben genannten Aspekten zusätzlich kaum noch Aufmerksamkeit für Moritz aufbringen konnten, weil die Schwester soviel Energie forderte. Heinemann/Hopf formulieren die innere Konfliktdynamik wie folgt:

> »Der einnässende Junge ist verhaftet in einem Streben nach passiver Verführung des gleichgeschlechtlichen Elternteils, er kann nicht ödipal rivalisieren, leidet unter Kastrationsangst und Selbstbestrafungstendenzen für sein libidinöses Verhalten. Der Ödipuskomplex ist nicht überwunden, daher die Regression« (Heinemann/Hopf 2001, S. 202).

Das Elternpaar wirkte widersprüchlich. Im Familiensystem »funktionierten« beide gut zusammen, sie organisierten ihre Familie gut und vor allem ohne Hilfe von außen, schon der Kindergarten wurde eher als die Familienidylle störend empfunden. Als Paar wirkten sie nicht passend, wenig aufeinander bezogen. Nach meinem Eindruck reagierte der Vater emotional erst, wenn die Erregung seiner Frau einen bestimmten Pegel überschritten hatte. Davor schien er introvertiert und zurückgezogen. Vermutlich füllte Moritz die Lücke in der Elternbeziehung, indem er ein »besserer« Gesprächspartner als der Vater war und damit die Mutter emotional besser versorgte. Das Einnässen und die Geschwisterrivalität stellten den hierzu notwendigen Kompromiss dar.

Die Eltern waren in ihrer Motivation zur Therapie ambivalent, vermutlich befürchteten sie eine Einmischung in ihre Familie, die für sie unabsehbare Konsequenzen haben konnte. Moritz übernahm offensichtlich diese Ambivalenz.

5.5.4 Behandlungsverlauf

5.5.4.1 Kann ich bleiben? (Kind: 1.–25. Std. – Eltern: 1.–6. Std.)

Die Mutter bringt Moritz in der Regel zu den Stunden. Sie zeigt sich freundlich, fast strahlend und geht dann wieder, um nach der Stunde Moritz wieder abzuholen. Dabei blickt sie erwartungsvoll, betrachtet ihren Sohn, der ihr sofort berichtet, was er in der Stunde gemacht hat. Ich verstehe es als großen Loyalitätskonflikt, das Eigene nicht behalten zu dürfen.

Auch Moritz ist ambivalent in seiner Motivation. Mich erreicht sowohl eine große Lust, zu mir zu kommen und mit mir zu spielen, als auch die Hoffnung, er möge schnell wieder von mir wegkommen. Dies entnehme ich einer Aussage von ihm in der zweiten Behandlungsstunde, als er sagt: »Ich habe seit elf Tagen nicht ins Bett gemacht.« Er will aber gar nicht darüber reden, sondern lieber sofort spielen. Ich erfahre, dass er zu Hause ganz viel mit Mama spielt. Er sucht auch gezielt dieselben Spiele aus, die er mit Mutter spielt. Ich spüre in der Gegenübertragung sofort die Gefahr der Konkurrenz, die in dieser Inszenierung liegt. Er berichtet, dass er meistens gegen seine Mutter verliert. Ich: »Kinder kommen, um zu lernen, wie sie in Spielen gewinnen können.« Er sagt dazu nichts.

Die Eltern kommen stets beide zu den Elterngesprächen, die Kommunikation findet anfangs zwischen der Mutter und mir statt. Die Mutter bietet sich als engagierte und reflektierte Mutter an, die ein hohes Familienideal in sich trägt und von mir angesprochene Problemsituationen spontan kritisch aufnimmt. Ich entnehme ihrer Gesichtsmimik jedes Mal eine »Verdunklung«, wenn ich Elternhaltungen anspreche. Auf mein geäußerte Vermutung, sich leicht kritisiert zu fühlen, antwortet die Mutter rationalisierend: »Wenn es Moritz hilft, sind wir natürlich bereit, etwas zu ändern.«

Wir spielen in dieser ersten Zeit viel, Moritz ist gierig. Er lässt sich von der Dynamik der Spiele total gefangen nehmen, kann die Spannung kaum aushalten, muss oft aufstehen, im Stehen seine Spielzüge vornehmen und hat dabei meist ganz rote Wangen. Er ist drastisch in seinen Kommentaren, die sich einzig auf seinen Gewinn oder Verlust beziehen. Ich werde als Gegenüber nicht deutlich von ihm wahrgenommen. Mit magischen Beschwörungsformeln versucht er das Pech von sich zu halten. Dies gelingt nur mäßig. Als ich ihn nach einem hohen Sieg für mich frage, wer zu Hause meistens gewinne, sagt er mit tränenerstickter Stimme:

»Mama, Mama ist gut, aber Mama kommt auch wie heute immer zu spät.« Ich: »Da gibt es sicher Grund zum Ärgern.« Er: »Ja.«

Moritz' Mutter kommt meist fünf-zehn Minuten zu spät um ihn abzuholen. Ich spreche es in den Elterngesprächen nicht an, weil ich die Empfindsamkeit der Mutter in Bezug auf Kritik bereits deutlich wahrgenommen habe.

Die Stunden verfliegen im Nu, es scheint nie genug zu sein. Moritz bedauert jede Stunde, die wegen mir oder ihm bzw. seinen Eltern ausfällt. Vor allem vor den Ferien muss er noch »ganz viele Spiele« in einer Stunde spielen. Moritz weiß, dass ich eine Schweigepflicht habe. Er berichtet aber nach jeder Stunde der Mutter, was wir gemacht haben, und ich bin in der Gegenübertragung darüber sehr beunruhigt, wünsche mir mehr Zeit mit ihm, um das Eigene entwickeln zu können.

Fast in vorauseilendem Gehorsam spreche ich im Elterngespräch den Sinn der Gesellschaftsspiele in der Therapie an. Die Mutter gibt zu erkennen, dass sie bestens informiert ist, was wir machen, und ich fühle mich schuldig, ihr etwas Wichtiges mit Moritz weggenommen zu haben.

Die Eltern berichten anfangs über den Umgang mit dem Symptom des Bettnässens zu Hause. Ich versuche mit Empathie den Eltern zuzuhören und stehe gleichzeitig sehr unter Druck, schnelle Lösungen bieten zu müssen. Die Eltern arbeiten – wie von medizinischer Seite her empfohlen – vorwiegend mit verhaltenstherapeutischen Verstärkern. Ich versuche behutsam anzudeuten, dass es wichtiger ist, die Ursachen zu verstehen, als das Symptom schnell zu beseitigen. Daraufhin schwenken die Eltern zu Moritz' Sensibilität, seiner Art sich von allem betroffen zu fühlen und sich aber auch überall einmischen zu wollen. Die Mutter beklagt sein altkluges Verhalten: »Moritz redet mit mir wie mit einem Kumpel. Das hätte ich mich nie gewagt gegenüber meiner Mutter.« Auf Nachfrage bleibt sie allerdings mit Äußerungen über ihre Herkunftsfamilie zögerlich, und ich spüre Signale, nicht weiter vorzudringen. Sie sei streng katholisch aufgewachsen, ihre Eltern seien sehr gläubig, erklärt sie.

Der Vater stellt wie schon am Beginn der Behandlung seine Herkunftsfamilie ganz unproblematisch dar, alles sei gut gewesen. Ich spreche in diesen ersten Gesprächen viel über die Rollenverteilung in der Familie, gehe dabei besonders die Bedeutung des Vaters für die Entwicklung des Jungen ein. Hier hören beide Eltern aufmerksam zu, der Vater sagt, Moritz habe so wenig Lust, etwas mit ihm zu machen, er wolle immer neben der Mutter laufen und mit ihr reden. Ich frage die Mutter, wie sie es fände, wenn Moritz mehr mit seinem Vater mache. Sie äußert ihre Zustimmung, sie wäre dann auch mehr entlastet.

Nach einem Vierteljahr wagt Moritz zum ersten Mal einen Blick in den Sandkasten, in dem ein Spielaufbau eines anderen Kindes noch zu sehen ist. Er sagt: »Oh, da hat aber eine harte Schlacht stattgefunden.« Ich ermuntere ihn zum eigenen Umgang mit dem Sand, daraufhin wendet er sich kommentarlos wieder den Gesellschaftsspielen zu. Er wählt Kampfspiele: Risiko und Stratego, bei denen die Aggression nach Regeln erlaubt und v.a. erwünscht ist.

In einer Stunde fällt mir auf, dass Moritz nach einem eigenen grandiosen Sieg ganz verwirrt ist und schnell zur Toilette rennt, um die Blase zu entleeren. Der Spielverlauf hatte eine schnelle Dynamik, die von Moritz' Seite zusätzlich ganz dramatisch übertrieben wird.

> *Ich nehme diese Erfahrung von Moritz' hysterischen Anteilen, die sich schon häufiger gezeigt hatten, zum Anlass, um mit den Eltern über die entwicklungspsychologischen Phasen und hier speziell über die Entwicklung der kindlichen Sexualität zu sprechen. Beide Eltern berichten, dass der Umgang mit Körperlichkeit zu Hause ganz offen gehandhabt wird. Alle könnten gemeinsam im Bad sein, das sei ganz natürlich. Ich spreche davon, dass zuviel Offenheit Kinder in ihrer sexuellen Entwicklung auch manchmal belasten könne, worauf beide Eltern mit großem Staunen reagieren. Allerdings fällt der Mutter sofort ein, dass ihr schon aufgefallen sei, dass, wenn sie nackt im Bad wäre, Moritz häufig dazu käme, ohne unbedingt eine eigene Tätigkeit dort zu verrichten. Der Vater meldet sofort, das sei doch ganz normal, die Jungen seien doch noch Kinder. Die Mutter unterwirft sich sogleich und sagt: »Ja, wenn es für Moritz nicht gut ist, versuche ich das zu vermeiden, aber verstehen kann ich das nicht.« Ich spüre, dass die Mutter große Schuldgefühle hat, im Umgang mit Moritz etwas falsch zu machen. Ich bin in der Gegenübertragung ganz ambivalent in meinem Gefühl zu den Eltern. Einerseits habe ich den Eindruck, relativ offen mit ihnen sprechen zu können, sie sozusagen als Co-Therapeuten anzusprechen. Andererseits bin ich sehr beeindruckt wie unbewusst den Eltern die Entwicklungsprozesse ihrer selbst und die ihrer Kinder sind. Am Ende der Gesprächssequenz habe ich den Eindruck, dass die Eltern meine Rede wie ein Verbot aufgenommen haben, was ich sehr ungünstig finde, da ich mich überhöht und damit sehr fern von den Eltern empfinde.*

Allmählich kann Moritz die getriebenen Gesellschaftsspiele aufgeben und sich dem symbolischen Rollenspiel zuwenden. Ich verstehe dies als Reaktion darauf, dass er mir in einer Stunde sein Spiel mit dem »Rittermännchen« anvertraute. Ich hatte ihn früher gefragt, ob er zu Hause gar keine Rollenspiele mit Playmobil oder ähnlichem mehr spiele (Moritz ist in einem Alter, in dem Kinder diese Spielebene manchmal schon ablehnen). Er berichtete, dass er das nur für sich alleine tue. Er habe sich bei Oma mal aus Knetmasse ein Männchen gebastelt, mit dem er oft am Fenster seines Zimmers stehe und Fantasiespiele spiele.

Die Eltern hatten vorher schon berichtet, dass Moritz vor dem Schlafengehen oft lange allein in seinem Zimmer sei und niemand ihm beim Spielen stören dürfe. Sie wüssten nicht genau, was er da spiele, merkten aber, dass es sehr wichtig für in sei.

Ich äußerte mein Verständnis darüber, dass er dies als sein Eigenes, etwas was sonst in der Familie niemand kenne, sehr schützen wolle. Ich erklärte ihm daraufhin, dass das Symbolspiel in der Therapie erlaubt sei, wie er ja an dem Spielaufbau von anderen Kindern sehe, und es durch meine Schweigepflicht auch vor allem äußeren Einfluss geschützt sei. Daraufhin öffnet sich Moritz sehr viel mehr. Er spricht von den vielen Verboten zu Hause, dass er sich beispielsweise gerne Spielkarten zum Tauschen von seinem Taschengeld kaufen würde, dies aber nicht dürfe. Als ich anspreche, dass dies doch sein Taschengeld sei, antwortet er: »Das macht nichts. Wenn sie (Mutter) das fehlende Geld entdeckt, würde sie fragen. Er erklärt weiter, er könne auch nicht lügen, weil er sofort rot würde, wenn er ein schlechtes Gewissen habe. Er habe jetzt schon Karten von Freunden geschenkt bekommen, die verstecke er einfach in der Schule.

Nach den Erfahrungen der letzten Stunden mit den Eltern empfinde ich bereits vor den Elterngesprächen ein Unbehagen, weil ich mich nicht gut im Kontakt mit den Eltern fühle. Mir fehlt das Gespür für das richtige Maß, das richtige Tempo für das Arbeiten am Inneren. So beginnen die Stunden häufig damit, dass die Eltern von Moritz' heftigen Wutausbrüchen zu Hause und den häufigen Streitigkeiten mit Nina berichten. Es wirkt redundant. Ich bin innerlich mit Moritz und seinen intensiven Wünschen und Ängsten beschäftigt. Den Eltern gegenüber formuliere ich: »Ich habe den Eindruck, dass Moritz sehr hohe Ansprüche an sich hat.« Die Mutter antwortet schnell: »Ja, das merke ich auch und finde das ganz schrecklich. Ich bin selbst so streng erzogen worden, dass ich mich kaum etwas getraut habe, das möchte ich nicht für meine Kinder.« Ich versuche sie dann zu ermutigen, etwas mehr von ihrer Herkunftsfamilie zu berichten. Sie erzählt, dass sie ihren Eltern kaum etwas von sich erzählt hat, weil sie immer befürchtete, kritisiert zu werden. Ich frage sie weiter, ob sie glaube, dass das bei Moritz auch so sein könne. Sie führt wieder Moritz' abendlichen Rückzug an, den sie ähnlich empfinde wie ihre Zurückhaltung ihren Eltern gegenüber. In der Gegenübertragung registriere ich bereits, dass sie emotional hoch engagiert ist. Ich versuche zu entlasten, indem ich anmerke, dass sie vielleicht mehr vertrauen könne, dass Moritz sich auch ohne ihr Zutun in eine gute Richtung entwickeln könne. Es folgt eine Sequenz darüber, wie viel Eltern ihren Kindern verbieten sollten und wie viele eigene Erfahrungen für die Kinder notwendig sind. Dann sprechen die Eltern selbst die Spielkarten an, die sich Moritz gerne kaufen würden, die sie selbst aber nicht gutheißen. Der Vater wirft ein, dass er diese Karten vehement ablehne, allerdings wünsche er sich, dass Moritz sie sich von seinem Taschengeld doch kaufen solle, wenn sie ihm so wichtig seien. Ich wende ein, dass dies nur ginge, wenn ein Kind aushalten könne, etwas zu tun, was die Eltern nicht gutheißen. Und das sei bei Moritz vermutlich noch nicht möglich. Wieder antwortet die Mutter: »Ja, das merke ich auch, er bekommt sofort einen roten Kopf, wenn auch nur der Hauch von Unsicherheit in ihm sei.« Ich erkläre dies mit einem strengen Über-Ich. Daraufhin bricht es aus der Mutter heraus. Sie weint, während sie erzählt, dass dies ihr eigenes Kindheitsthema gewesen sei und eigentlich bis heute bestehe. Durch ihre streng gläubigen Eltern hätte sich das Verbot der katholischen Kirche jeglichen Trieben und Wünschen gegenüber sehr stark in ihr ausgebildet. Sie weint dabei heftig. Noch bevor ich etwas sagen kann, ist ihr Mann von seinem Stuhl aufgesprungen, um sich neben sie zu hocken und sie zu trösten. Er wendet mir dabei den Rücken zu, sodass ich mich ganz ausgeschlossen und fern fühle. Ich äußere meine aufrichtige Empathie zu ihren Gefühlen, versuche zu entlasten, indem ich sage, dass die eigenen Kinder oft Eigenes in den Eltern anstießen und zur weiteren Klärung oder Beschäftigung damit anregten. Daraufhin beruhigt sich die Mutter allmählich. Das Stundenende ist zu meinem eigenen Bedauern nah, ich befürchte, dass v.a. die Mutter sich nicht ausreichend gehalten und beruhigt fühlen wird, bevor sie geht. Sie signalisiert allerdings eine große Erleichterung angesichts des Endes der Stunde. Ich bleibe mit dem Schuldgefühl zurück, der Mutter zu nah gekommen zu sein.

Moritz kommt in die nächste Stunde nach dem Elterngespräch und berichtet strahlend, dass er sich nun seine Spielkarten kaufen dürfe. Ich äußere mein Verständnis über seine Freude, merke aber gleich an, dass seine Eltern selbst das Thema angesprochen hätten, er aber jetzt vielleicht denke, dass ich ziemlich mächtig sei, wenn es mir gelinge, die Eltern umzustimmen. Das scheint Moritz nicht zu interessieren, er freut sich lediglich darüber, dass der Wunsch in Erfüllung gegangen ist. Ich sage noch, dass ich es wichtig fände, wenn er mehr in der Lage wäre, sich mit seinen Eltern auseinanderzusetzen und für sich und seine Interessen einzusetzen. Aber ich habe den Eindruck, dass ihn das alles nicht erreicht.

Nach diesem ersten halben Jahr vereinbaren wir die Umwandlung der Therapie in eine Langzeittherapie. Mich entlastet diese Vereinbarung, da ich mich nun sicherer fühle, ausreichend Zeit in der Arbeit mit Moritz und seinen Eltern zu haben.

5.5.4.1.1 Diskussion

Die Therapeutin wurde in diesem Behandlungsabschnitt intensiv in die familiäre Dynamik involviert und registrierte, wie stark die unbewussten Konflikte wirkten, sodass sie sich nur selten entziehen konnte. Es fehlte an Raum, um Gegenübertragungsgefühle reflektieren zu können, vielmehr herrschte ein hohes Maß an Verführung, mit Moritz zusammen gegen die Eltern zu agieren. Moritz zeigte ein Getriebensein im Darstellen seiner großen Gier und dem Wunsch, wichtig und bedeutsam zu sein. Er konnte dies anfangs nur dadurch erleben, dass er im Spiel bedingungslos gewinnen wollte und damit die Therapeutin »entmachten« musste. Dies gelang nicht oft, sodass er mit großen Enttäuschungsaffekten zu kämpfen hatte. Allerdings fühlte er sich ermutigt, mehr von seinem Inneren zu zeigen. Hier wurde deutlich, dass er Vieles vor den Eltern verbergen musste, weil er sich mit diesen Selbstanteilen nicht akzeptiert fühlte. So verstand die Therapeutin bald, dass er sich in seinem Erleben aufteilte in einen altruistischen Teil, mit dem er z. B. die Gesprächswünsche der Mutter befriedigte, mit dem er auch in der Schule durch eine hohe Sozialkompetenz auffiel. Den anderen Teil – seine kindlichen, altersentsprechenden Bedürfnisse – wurden von den Eltern abgelehnt (z. B. den Wunsch, Sammelkarten zu haben, um sie mit anderen zu tauschen, oder Geheimnisse haben zu dürfen, um etwa über sein Taschengeld allein verfügen zu können, oder auch manche Dinge nicht erzählen zu wollen) bzw. ins Lächerliche gezogen. Die sich hieraus ergebende Spannung konnte nur über das Bettnässen »abgeführt« werden.

Die Eltern beeindruckten zunächst durch eine große Offenheit, indem sie bereitwillig von ihren familiären Beziehungen berichteten. Die von der Therapeutin wahrgenommenen Wünsche der Mutter, mit einbezogen zu werden, an der »therapeutischen Mikrowelt« (Moser/Zeppelin 2009) teilhaben zu wollen, indem ihr Moritz alle Einzelheiten erzählen sollte, standen im Kontrast zu dem therapeutischen Ziel, dass Moritz etwas Eigenes für sich behalten darf. In den Stunden mit den Eltern wurde weiterhin deutlich, dass die Eltern eine hohe Bereitschaft zeigten, sich der Therapeutin zu unterwerfen (»Wenn Sie meinen, dass das wichtig ist, machen wir das natürlich«), ohne dass sie dies emotional tragen konnten. Die Therapeutin bekam so eine mächtige Rolle, welche die Eltern ihr zuwiesen, damit sie sie in ihrer Erziehungsfähigkeit bestätigen sollte. Das Wahrnehmen von »Fehlern« stellte für sie eine große Verunsicherung dar. Als deutlich wurde, dass die Mutter gleichzeitig sehr mit Moritz' Triebwünschen identifiziert war (Spielkarten) und von der Therapeutin aufgenommen hatte, dass es nicht notwendig ist, diese Wünsche »nur« zu unterdrücken, öffnete sie sich kurzzeitig mit ihrer eigenen inneren Not bezüglich unterdrückter Triebwünsche. Dabei brach ihre Abwehr plötzlich zusammen und sie zeigte sich emotional aufgelöst und berührbar. Dieses Erleben war einerseits hoch schambesetzt, andererseits beanspruchte der Vater hierbei entsprechend seiner rigiden Haltung (Verbot Karten zu kaufen bzw. sich über sein Verbot hinwegzusetzen) die Regulierung der Affekte seiner Frau und nahm hierbei eine gegen die Therapeutin gewandte Position ein. Hier zeigte sich die Dynamik des Elternpaares sehr deutlich und beide Eltern gaben klar zu verstehen, dass diese nicht in der Elternarbeit zum Thema werden sollte, was die Therapeutin im Hinblick auf die Therapie für Markus respektierte, zumal die Eltern ihr Einverständnis für die Fortsetzung der Therapie gaben.

5.5.4.2 Das Spiel mit dem Feuer (Kind: 26.–50. Std. – Eltern: 6.–10. Std.)

Auch auf Moritz scheint die Vereinbarung zur Langzeittherapie zunächst so zu wirken, dass er sich nun auf das symbolische Rollenspiel einlassen kann. Ich spreche noch einmal über die große Bedeutung aller Gefühle, auch der schlechten, die in der Therapie ihren Raum haben sollen. Daraufhin äußert er prompt seinen Ärger über eine Lehrerin und sagt auch, dass er meine Regale im Raum nicht schön fände, er fände weiße Regale sehr schön. Fast entschuldigend fügt er aber an, ich solle nicht persönlich nehmen, was er sage. Ich versuche ihn diesbezüglich zu entlasten, er erkundigt sich, ob die Türen und Wände dicht genug sind.

> *Die Eltern berichten in ihren Stunden von ihren Versuchen, mit dem Bettnässen anders umzugehen. Sie wollen es nun vermehrt Moritz übergeben, haben die Belohnungen eingestellt, weil sie auch nichts gebracht haben. Moritz wechselt nun selbst seine Bettwäsche und die Eltern sprechen nicht mehr über das Thema. Weiter berichten sie, dass sie ganz erstaunt darüber seien, dass sich Moritz viel besser mit seiner Schwester verstehe.*

In der darauffolgenden Stunde beginnt das Spiel, das uns bis zum Schluss begleiten wird. Moritz sprüht dabei vor Fantasien und Ideen.

> *Zwischen Vater und Moritz scheinen sich auch allmählich Veränderungen zu ergeben. Wenn sie Ausflüge machten, bemühten sich die Eltern, dass Moritz mal allein mit dem Vater in ein Museum gehe, wozu seine Schwester keine Lust habe. Es klappe auch ganz gut.*
>
> *Die Atmosphäre ist freundlich distanziert. In der Gegenübertragung fühle ich mich allerdings verunsichert und auch gehemmt, da ich befürchte, die Mutter könnte sich unwohl fühlen und es könnte eine emotionale Überflutung stattfinden, die wieder zu erhöhter Aggression und dann Distanz führt. Beide Eltern signalisieren mir, nicht in die Tiefe gehen zu wollen. Ich respektiere es und gehe meinerseits etwas in die Distanz, indem ich das nächste Elterngespräch weiter hinausschiebe.*

Das Spiel: Moritz ist ein Waffenhändler, der sich in machohafter Haltung mit dicker Goldkette und einer großen Kasse hinter einem Tisch mit Telefon als perfekter Betrüger geriert. Mich macht er zunächst zum befreundeten Autohändler, der ebenfalls illegale Schiebereien betreibt. Wir sind wie Partner, wobei ganz klar ist, dass er der Chef ist. Ich lasse mich hineinziehen in dieses Spiel voller triebhafter Dynamik unter Ausschaltung jeglicher Gewissensinstanzen. Er heckt wilde Betrügereien aus und schmückt sie in seiner Sprache mit allen Anteilen einer »Profigangstersprache« aus. Ich bin vollkommen verblüfft angesichts seiner Kenntnis und frage ihn, woher er sie hat. Er berichtet, dass er viele »TKKG«- und »Die drei???«-Kassetten besitze, da würde er sich das merken. In den Spielen geht es um eine räuberische Aggression gegenüber »ahnungslosen Objekten«. In der Gegenübertragung bin ich ganz verschmolzen mit ihm in der lustvollen Komponente der »kriminellen Energie« – es macht Spaß, die Stunden verfliegen im Nu.

In einer Stunde berichtet Moritz während des Rollenspiels, dass seine Mutter sehr gläubig ist und die ganze Familie damit nervt. Sie seien auch schon dreimal im Kloster gewesen. Schnell ist er aber wieder im Spiel und ballert wie wild um sich, erledigt »50 auf einen Schlag«. Daraufhin müssen wir fliehen, wir sitzen im Zug nach Arabien. Da will er am liebsten hin. In meiner Rolle deute ich ihm unsere Gebundenheit an unsere Heimat. Er führt fort: »Ich möchte ein normales Leben führen, aber die Vergangenheit wird uns überall einholen.« Er meint die Kriminalität, ich sage: »Haben wir soviel Schuld?« Er nickt. Wieder nebenbei erzählt er, dass festgestellt wurde, dass er Asthma hat.

> *Beim nächsten Gespräch erzählen die Eltern für mich ganz überraschend, dass sie sich am kommenden Wochenende kirchlich trauen lassen. Sie wirken beide wie frisch verliebt, demonstrieren mir ihre große Freude über das bevorstehende schöne Fest. Die Eltern berichten ausführlich, wie sie die Vorbereitungen für das Fest organisiert haben, wie lange sie für dieses Fest gespart hätten und dass sie dafür den Sommerurlaub in diesem Jahr ausfallen lassen müssten. Die Kinder seien damit aber sehr einverstanden. Dass Moritz einen Tag später seine Kommunion feiert, erfahre ich erst später. Bei diesem Fest wurden sozusagen die Reste der Hochzeit verzehrt. Im Zentrum steht die Hochzeit der Eltern. Ich habe den Eindruck, dass es den Eltern sehr wichtig ist, mir gegenüber herauszustellen, wie glücklich sie als Paar miteinander sind. Wieder fühle ich mich als therapeutisches Über-Ich stilisiert, das den Eltern Anerkennung für ihre »familienbildenden« Bemühungen zollen soll. Ich frage mich weiterhin, ob sich die Eltern durch mich oder die Therapie sehr angegriffen fühlen. Erst nach dem Gespräch fällt mir auf, dass ich mich noch nicht einmal nach der Haltung der Eltern*

zur Kirche jetzt erkundigt habe, was ich mir vorher vorgenommen hatte. Ich fühlte mich eingenebelt und reagierte in meiner Haltung nach meinem Empfinden ganz nach den Wünschen der Eltern.

Nach diesen Festen und einer Pfingstfahrt mit den Pfadfindern kommt Moritz zu mir und berichtet mir, dass er nicht mehr kommen wolle. Er habe während der Pfingstfahrt nicht ins Bett gemacht und außerdem habe er jetzt einen Trick gefunden. Er müsse tagsüber ganz viel trinken, dann würde er nicht ins Bett machen. In der Gegenübertragung bin ich völlig überrumpelt und entsetzt. Nichts hatte darauf hingedeutet, dass Moritz einen Widerstand hat. Auf meine Nachfrage hin verschließt er sich. Die Sommerferien beginnen in vier Wochen, ich frage mich innerlich, ob die Panik damit zusammenhängt.

Ich erkenne es an, sage aber, dass wir das weiter beobachten sollten. Er insistiert, ich werde meinerseits klarer und sage, dass er sechs Wochen lang trocken sein müsse, bevor sicher wäre, dass das Bettnässen weg sei, denn er solle ja nicht nach kurzer Zeit wiederkommen müssen, weil es wieder einsetzt. Daraufhin entgegnet er: »Aber ich würde doch auch nicht wiederkommen.« Ich sage, wenn er das Bettnässen in diesem Jahr noch ablegen könne, sei er selbst dann noch einer der schnellsten. Ich verweise weiterhin auf die bevorstehenden Sommerferien, in denen er das prüfen könne und danach könnten wir dann weitersehen. Ich bin mir nicht sicher, ob er sich unterwirft oder auch entlastet ist, dass ich so klar bin: »Na gut, dann lass uns jetzt spielen.« Es folgt eine Schlacht zweier Soldatenmannschaften im Sandkasten. Seine Mannschaft hat die besseren Waffen und erledigt meine binnen kurzem. Ich spiegele ihm seine große Wut darüber, nicht allein bestimmen zu können. Er schweigt.

Die Eltern beklagen, dass das Bettnässen schlimmer wird. Er nässe nun jede Nacht ein. Ansonsten seien sie aber sehr zufrieden mit seiner Entwicklung. Sie fragen ihrerseits auch, wie lange die Therapie noch dauert. Ich verweise auf die aus meiner Sicht kurze Zeit, die wir zusammen arbeiten und dass das Symptom des Bettnässens vielleicht auch bis zum Schluss der Behandlung andauern könnte. Sie scheinen sich zufrieden zu geben und sagen, dass Moritz dann eben weiter kommen solle.

Ich wage einen Vorstoß, indem ich nach dem Umgang mit Aggressionen in der Familie frage. Schnell sind die Eltern bei Moritz und seinen ihrer Ansicht nach überzogenen Wutäußerungen. Die Mutter sagt aber auch, dass sie selbst auch laut würde, wenn ihre Geduld am Ende sei. Der Vater lächelt wieder verschmitzt und äußert, keine großen Gefühlsausbrüche zu haben. Er habe eher das Gefühl, dass er manchmal vermittelnd zwischen Moritz und Mutter handeln müsse. Dies scheint die Mutter zu kränken, sie zählt ihm sofort Situationen auf, in denen er mit Moritz' Reaktion auch nicht einverstanden gewesen sei. Der Vater grinst dazu. In der Gegenübertragung habe ich den Eindruck, der Vater genießt es, dass die Aggression eher von der Mutter agiert wird als von ihm, so kann er in einer stillen machtvollen Position verbleiben.

Nach diesem kurzen Disput beeilen sich die Eltern aber beide zu beschwichtigen und anzumerken, es sei alles nicht so schlimm, vermutlich ganz normale Erziehungsprobleme.

In der nächsten Stunde hustet er stark, das sei sein Asthma gibt er als Erklärung. Ich mache mir Sorgen um ihn, denke, er steht zu sehr unter Druck. Er berichtet von seinen Ferienplänen und sagt, wie sehr er sich auf die nächste Pfadfinderfahrt freue. Ich äußere meine Vermutung, dass er bereits gerne ohne seine Eltern wegfährt, was er kräftig bejaht, aber gleich anfügt, dass ich es nicht seinen Eltern erzählen solle. Ich betone, wie wenig Vertrauen er in die Schweigepflicht hat. In der Gegenübertragung zeigt sich ein Schuldgefühl.

Nach den Sommerferien kommt Moritz freudig wieder. Er erzählt gerne von einem Freund, der so viele Sachen von seinen Eltern bekommt. Er bekäme das nicht und außerdem würden seine Eltern soviel über ihn »lästern«, wie er es beschreibt.

Jetzt sind Sandkastenszenen beherrschend. Er lässt ein gewaltiges Spektakel von Zusammenstößen von alten Autos mit Polizeiwagen entstehen. In der Gegenübertragung erreicht mich ein intensives triebhaftes Geschehen. Ich versuche herauszufinden, wie seine Gedanken dazu sind, er schweigt aber und sagt, ich solle spielen. Am Ende der Stunde spreche ich das Bettnässen an. Er sagt: »Wie immer«. Ich erkläre ihm vorsichtig die Entwicklung der Sexualität von Jungen in der Pubertät. Er hantiert dabei im Sandkasten, sagt aber wie beiläufig, dass er finde, dass sein Penis nicht groß genug würde. Ich verweise auf das Wachstum, das noch bevorsteht, bevor er die Sexualität wie seine Eltern leben würde. Er wehrt ab: »Ich weiß gar nicht, ob meine Eltern das noch machen.« Ich: »Ob das wohl gut oder schlecht wäre?« Er blickt zur Uhr und verweist mich auf das Stundenende und verabschiedet sich schnell.

Im der folgenden Zeit intensiviert sich das ödipale Geschehen. Er kreiert ein Rollenspiel im Spielkasino. Moritz ist der Croupier, der manipuliert und betrügt. Ich soll seine Freundin spielen, die er beeindrucken will. Weiter soll ich eine reiche Kundin sein, die er »über den Tisch ziehen« will. Dann bin ich der Fahrer der reichen Kundin, der seine Betrügereien gesehen hat und droht, ihn zu verpfeifen. Er geht zu ihm und bedroht ihn mit einer Bombe.

Das Spiel ist wieder rasant und schnell, ich kann nur mitmachen und mich meinen Intuitionen überlassen. In der Gegenübertragung empfinde ich Freude an seiner Fantasie, lasse mich mitreißen. In der Rolle der Freundin kann ich ihn bewundern, in der Rolle der reichen Kundin bin ich ärgerlich und hilflos zugleich. In der Rolle des Fahrers versuche ich mich, mit ihm männlich zu verbünden.

> *Am Ende dieser Stunde holt ihn der Vater ab. Ich möchte den Termin für das nächste Elterngespräch vereinbaren. Der Vater sagt mit einer verführerischen Haltung: »Wann möchten Sie denn?« Moritz schaut amüsiert zu. Wir müssen alle lachen.*

In der nächsten Stunde fragt Moritz gleich am Anfang: »Wie lange muss ich noch kommen?« Er wartet gar keine Antwort ab, sondern geht sofort zum Spiel über, er weiß schon genau, was er machen will: Zunächst spielt er mit dem Fußballkicker und legt es sofort beiseite, als er verloren hat. Dann folgt das Rollenspiel: »Wir sind auf der Flucht!« Ich bin noch in der Gegenübertragung gefangen, die Zusammenhänge nicht verstehen zu können. Er erfindet ein Spiel auf einem Boot, es findet eine Meuterei statt, der Angriff auf die Kapitänskajüte findet statt. Er durchforstet alle Räume in der Praxis, ich kann gar nicht so schnell reagieren, wie er durch alle Räume geflitzt ist. Er vermutet Süßigkeiten in den Schränken und ballert mit seiner Pistole wild um sich, bis die Zeit zu Ende ist.

Die nächste Stunde beginnt wieder mit dem Fußballspiel, welches er wieder nicht gewinnen kann. Er steht nun vom Tisch auf und setzt sich auf den Boden und stiert unbeweglich vor sich auf den Fußboden. Auf meine Ansprache reagiert er wiederholt nicht, sodass ich mich bald zu ihm auf den Fußboden setze. Nun will er auf dem Fußboden das Spiel nochmal versuchen. Dieses Mal gewinnt er und freut sich so, dass er beginnt, mit Kissen nach mir zu werfen. Es folgt eine Kissenschlacht, bei der ich ein Kissen schmerzhaft ins Auge bekomme. Ich spüre hier intensiv, mit welcher Wucht und Aggression er spielt.

5.5.4.2.1 Diskussion

Moritz konnte nun Teile seiner inneren Realität zeigen, musste allerdings zunächst testen, ob die Therapeutin seine negativen Gefühle annehmen konnte (»Ihre Regale sind nicht schön«), und ob er sich sicher genug fühlen kann (»Sind die Wände auch dick genug?«). Auf der »Suche nach Darstellbarkeit« (Will 2012) gerieten Moritz und die Therapeutin in einen primärprozesshaften Sog, in dem orale Gier und Aggression vorherrschten. Im Spiel entfaltete sich eine Konstellation, in der sich Moritz auf räuberische Art nehmen durfte, was er benötigte, um »ganz weit weg nach Arabien« zu kommen, was als Wunsch verstanden werden konnte, gute mütterliche Anteile auf seinem Weg in die Autonomie mitnehmen zu dürfen. In dieser Phase nutzte er die Therapeutin noch als begleitendes Objekt, das ihn vor unerträglicher Einsamkeit bewahrte. Dann richtete er aber auch seine aggressiven Wünsche (reiche Kundin betrügen wollen) mit Lust gegen sie und versicherte sich, dass es keine negativen Konsequenzen für ihn hatte. In einer Reflexion verstand Moritz, dass er sein Inneres und damit seine Beziehungserfahrungen in sein autonomes Leben mitnehmen musste und versuchte daraufhin, erste Separationswünsche umzusetzen. In seinen Äußerungen über die Gläubigkeit der Mutter wurde sein Versuch einer Distanzierung von ihr deutlich. Auch die Aussagen der Eltern über die verbesserte Geschwisterbeziehung und der Kontakt zum Vater ließen eine gewachsene innere Erlaubnis zur Separation erkennen. Parallel hierzu ereigneten sich die kirchliche Trauung der Eltern und seine Kommunion, über beide Ereignisse berichtete Moritz nichts. Die Therapeutin bewahrte es und brachte es mit ihrer mentalen Aktivität in die Spielszenen der therapeutischen Mikrowelt mit ein.

In der begleitenden Elternarbeit zeigte sich, dass die Eltern in der Lage waren, Beziehungsmuster zu verändern (Vater macht mehr mit Moritz) und sich v.a. das Geschwisterverhältnis deutlich verbesserte. Gleichwohl verdeutlichten die Eltern der Therapeutin, dass sie sich in ihrer Auffassung von Ehe und Kirche sehr sicher waren und auch keine Einmischung wünschten. Und sie rüttelten erneut am Rahmen der Therapie und fragten nach ihrem Ende, nicht ohne wieder eine Verschlimmerung des Symptoms des Einnässens zu beklagen. Der Angriff auf das Bündnis erforderte von der Therapeutin die Thematisierung der Aggression in der Familie. Natürlich trug auch die Therapeutin die externalisierte Aggression von Moritz in sich. Wie erwartet beschrieb die Mutter aggressive Auseinandersetzungen lediglich zwischen Moritz und ihr und ließ die Aggression innerhalb der Paarbeziehung unerwähnt. Im Gespräch kam es trotzdem kurz zu einer aggressiven Äußerung in Richtung ihres Mannes, der sich grinsend und bagatellisierend entzog. Anschließend glättete die Mutter, indem sie ebenfalls bagatellisierte und die Schwierigkeiten mit Moritz als normale Erziehungsprobleme abtat. Hier wurde die machtvolle Position des Vaters überdeutlich, der sich alles Unliebsame »vom Leib« halten konnte. Die Mutter konnte an dieser Stelle keine gleichwertige Partnerin sein, die mit ihrem Mann in einen konstruktiven Dialog hätte eintreten können.

Für Moritz eröffnete sich anschließend die ödipale Thematik. Er erlebte sich einerseits mit einem guten Freund verbunden, konnte sich von den Eltern distanzieren und sich über sie beschweren (»sie lästern über mich«). Sein intensives Sandkastenspiel mit Autokollisionen mit Polizeiautos weckte sexuelle Fantasien bezüglich der elterlichen Autoritätsobjekte (Klein 1962, S. 22ff.). Moritz zeigte sich den Explorationsbemühungen gegenüber zunächst verschlossen, sodass die Therapeutin ihm eine Deutung zu der

Entwicklung von Sexualität anbot. Er antwortete sofort mit einem Minderwertigkeitsgefühl ob der Größe seines Penis'. Die Therapeutin antwortete auf der ödipalen Ebene, indem sie seine fantasierte Kastrationsangst als Ausdruck ödipaler Gebundenheit an das mütterliche Objekt deutete und ihm das Wachstum seines Penis zu späterer Zeit in Aussicht stellte. Moritz fühlte sich sofort entlastet und entfaltete daraufhin im Spiel ein ödipales Werben als auch Verstoß der Therapeutin als Objekt Freundin und Objekt reiche Kundin. Moritz und die Therapeutin haben sich so auf ein intersubjektives Spiel eingelassen, das seine traumatische Situation abbildete. Dieses Feld war über lange Strecken präsent und erweiterte sich stetig. Es ist als ein »Pointer« (Moser/Hortig 2012) zu verstehen, aus dem sich eine »reflexive Schlaufe« (Moser 2001) entwickelte: Die Therapeutin spielte in der therapeutischen Mikrowelt die ihr zugewiesene Rolle, verknüpfte sie mit reflexiven Gedanken zu Moritz' innerer Beziehungswelt und führte sie zurück, indem sie im Spiel ihre Rolle so übernahm, sodass für Moritz korrigierende Erfahrungen mit einem begehrten weiblichen Objekt möglich wurden. Am Ende der Stunde ereignete sich ein Enactment mit dem Vater bezüglich des Elterntermins. Als hätte er an der Tür gelauscht, verwickelte der Vater die Therapeutin in ein ödipales Spiel im Beisein seines Sohnes. Dies konnte als ein unmittelbares Transformieren der ödipalen Kastrationsängste in ein entwicklungsgerechtes Rivalisieren mit dem Vater um ein weibliches Objekt (Therapeutin) verstanden werden. Innerhalb dieses Geschehens, das die Therapeutin auch humorvoll begleitete, dabei aber beide, Vater und Sohn, ödipal zurückwies, verlor das ödipale Rivalisieren seine Gefährlichkeit für Moritz (Mertens 1994, S. 78ff.).

Vielmehr sah sich Moritz daraufhin ermuntert, die Räume der Therapeutin (Weiblichkeit) auf Schätze (Süßigkeiten) hin zu durchforsten. Hierbei fühlte sich die Therapeutin von konfundierten Identifizierungen besetzt (Moser/Hortig 2012, S. 141), einmal als konkordantes Objekt, das mit Moritz zusammen die Räume durchforstete, dann aber auch als weibliches Objekt, dessen Räume durchforstet wurden.

Dass diese Transformation v. a. bei der Mutter neue Ängste auslöste, ließ sich darin erkennen, dass sie über Moritz erneut den therapeutischen Rahmen angreifen musste. Moritz hatte sich zwar bereits von dem mütterlichen Objekt ein wenig lösen können, die Mutter verlegte ihre eigenen Unsicherheiten und Aggressionen nach wie vor projektiv identifzierend in Moritz hinein, und dieser richtete sie dann auf die Therapeutin.

Diese Kämpfe um den Rahmen und das Arbeitsbündnis beeinträchtigen die »Denkfähigkeit« (Bion 1962) der Therapeutin im Prozess. Sie befand sich in einem intensiven Wechselspiel von »ganz tief in den emotionalen Vorgängen« und »ganz außerhalb der Innenwelt das Bündnis regulierend zu verteidigen.« Diese Verwirrung entsprach einer Konfundierung zweier therapeutischer Mikrowelten (Moser/Hortig 2012, S. 141).

5.5.4.3 Separation (Kind: 51.–70. Std. – Eltern: 11.–15. Std.)

In der nächsten Stunde kommt Moritz mit Haargel gestylten Haaren. Auf Nachfrage erfahre ich, dass er nach unserer Stunde noch mit seiner Mutter allein zum Weihnachtsmarkt gehe. Er möchte sogleich wieder eine Kissenschlacht beginnen. Ich unterbreche diese jedoch nach kurzer Zeit, weil die Aggression schnell überhand nimmt. Daraufhin wendet er sich dem Ton zu und knetet eine Höhle mit einem Schatz drin. Vor der Höhle baut er Fallen, die »tödlich« sein können. Er ist sehr zufrieden mit seinem Werk. Dann folgt wieder das Spiel im Sandkasten, in dessen Verlauf Autos unendlich oft crashen müssen. Feindliche Hubschrauber und Düsenjets bedrohen uns. Ich spreche über das Andrängen der Sexualität verbunden mit der Aufgabe, auf seine Pubertät warten zu müssen, bevor er eine altersentsprechende Sexualität ausüben kann. Zunächst könne ihm die Selbstbefriedigung helfen, wodurch evtl. auch das Bettnässen aufhöre. Er scheint dieses Mal aufmerksam zuzuhören und geht fröhlich und zufrieden zu Mutter und dem Weihnachtsmarkt.

> *Die Eltern zeigen im nächsten Elterngespräch ihre Zufriedenheit mit Moritz. »Alles ist gut.« Das Bettnässen besteht, es wird aber von allen Seiten ignoriert. Moritz bewältigt die Arbeit damit und die Eltern sprechen nicht darüber. In der Gegenübertragung fühle ich Unsicherheit darüber wie viel ich ansprechen kann. Ich wage, über Moritz beginnende Pubertät zu sprechen. Die Eltern bestätigen sofort meinen Eindruck, die Mutter fügt einige Szenen dazu, in denen sie Moritz beobachtet hat, wie er sich morgens vor der Schule zurechtmacht. Auch sei er ganz empfindlich geworden, fühle sich schnell peinlich berührt.*
>
> *Ich habe den Eindruck, die Mutter belustigt sich sehr darüber. Sie lacht Moritz auch eher aus, als dass sie seine Nöte und Empfindungen versteht und respektiert.*

Nach den Weihnachtsferien erzählt er sofort von Silvester, er habe es mit Mutter und Schwester und Freunden verbracht, während sein Vater arbeiten musste. Er habe viel geknallt. Er habe jede Nacht ins Bett gemacht, ich höre fast ein wenig Triumph darüber mitschwingen. Er erzählt, dass er sich vorstelle, dass er in vier Jahren sagen könne: »Endlich vorbei.« Dabei schaut er auf das Bild »Kinderspiele« von Brueghel an der Wand und fragt mich, warum ich das da hängen habe. Ich spreche über die Zeit, in der das Bild entstanden ist, woraufhin er entgegnet: »Damals durften Mädchen gar nicht zur Schule gehen.« Ich spüre die Abwertung des Weiblichen, was sich im folgenden Rollenspiel weiter bestätigt. Wir sind Gangster, dieses Mal darf ich aber keine Waffe tragen, soll mir einen Schleier wie eine Muslima umbinden.

Ich soll jetzt nach seinen Anweisungen »Geld zum Fenster rausschmeißen«, er wechselt in die Rolle des Verkäufers, der mich »abzockt«. Dann ist er wieder mein Freund, nennt mich »Mieze«. In der Gegenübertragung spüre ich eine deutliche Veränderung zu früheren Rollenspielen. Hier geht es nicht mehr um Verschmelzung, sondern die Differenz – hier als Geschlechterdifferenz – ist allzu deutlich.

> *Die Eltern kommen stolz in die nächste Stunde. Moritz hat eine Gymnasialempfehlung bekommen. Die Mutter äußert ihre großen Bedenken angesichts des Wechsels zum Gymnasium. Es wird deutlich, dass sie Angst hat, er könne ihr zu schnell entwachsen, sich zu schnell entfernen. Sie betont immer wieder, dass er doch »noch so klein« sei. Ich kann dieses Mal den Schmerz der Mutter über den heranwachsenden Sohn gut nachempfinden. Sie erzählt, dass sie selbst die Realschule absolviert hat und Sorge hat, Moritz nicht mehr helfen zu können. Auf Nachfrage berichtet der Vater, dass er zum Gymnasium gegangen ist und Moritz auch gerne zum selben Gymnasium schicken möchte. Dieses Gymnasium befindet sich in einer ländlichen Umgebung, Moritz hätte auch die Möglichkeit in unserer Stadt zum Gymnasium zu gehen, was ich gut für ihn fände, um seine Ablösung zu unterstützen. Ich behalte diesen Gedanken allerdings für mich, um keine Konkurrenz zu schüren. Die Eltern haben im Schulischen sehr viel Anerkennung für Moritz, wollen die Schulwahl auch ihm allein überlassen. In meiner Rêverie beschäftige ich mich damit, wie schwer es für Moritz sein muss auszubalancieren, wie viel Distanz seine Eltern zu ihm ertragen, wie schnell oder langsam er sich entwickeln darf.*

Kurze Zeit nach dem Elterngespräch berichtet mir Moritz, dass seine Eltern ein zusätzliches Elterngespräch wünschen. Ich bin erstaunt und frage ihn nach dem Grund. Moritz erzählt, dass seine Mutter an dem Tag, als sie das Gymnasium in unserer Stadt besichtigt hatten, ihn danach gefragt hat, wie lange er denn noch Therapie machen möchte. Er sagte, er habe seiner Mutter gesagt: »So noch drei bis viermal.« Ich bin in der Gegenübertragung total wütend auf die Mutter, dass sie wieder in den Prozess eingreift, und Moritz nicht sein Tempo lassen kann. Ich sage ihm, dass ich kurz im Computer nachschauen werde, wie viele Stunden wir noch zur Verfügung haben. Als ich wiederkomme, ist er bereits ins Sandspiel vertieft. Es geht um einen erbitterten Kampf zwischen zwei Mächten. Der Zauberer Merlin auf der einen Seite und auf der anderen Seite ein mit Gift bewaffneter Gegenzauberer. Auf Merlins Seite werden zwei Feen in einem Wald geschützt. Sie werden von Tieren und Soldaten bewacht. Die Soldaten kämpfen »bis aufs Blut« mit Drachen und Fledermäusen. Die wilden Tiere schlagen sich auf Merlins Seite, weil sie »dort wenigstens etwas zu essen bekommen.« In der Gegenübertragung finde ich die Aggression unter den männlichen Objekten gewaltig. Ich nehme aber auch wahr, dass zwei weibliche Objekte geschützt werden sollen. Die Anfrage der Eltern ist nicht weiter Thema in dieser Stunde.

Im nächsten Elterngespräch stellen die Eltern den Wunsch, die Therapie zu beenden, allein als Moritz' Wunsch heraus. Ich muss meinen Ärger darüber mächtig bremsen, kann aber auch nichts dazu sagen, weil ich sonst die Schweigepflicht verletzen würde. Ich respektiere den Wunsch den Eltern gegenüber grundsätzlich (d. h. ich könnte mich damit abfinden, dass die Therapie früher beendet werden muss, als ich es möchte). Es gelingt mir aber, den Eltern den Abschiedsprozess als wichtigen Teil der Therapie nahe zu bringen, der seine Zeit braucht. So kann ich aushandeln, dass wir noch bis zu den Sommerferien – also noch drei Monate Zeit haben. Die Eltern berichten nun, dass sie Moritz Windeln gekauft hätten. Innerlich bin ich fassungslos, weil ich dies als heftige Depotenzierung und Beschämung empfinde. Die Eltern beschreiben es als eine Maßnahme, mit der Moritz einverstanden war. Die Mutter betont, wie sie ihm gezeigt habe, wie er die Windel morgens ganz heimlich entsorgen kann. Ich sage dazu lediglich, dass ich den Nutzen bezweifeln würde, aber dass es ihre Entscheidung sei. Die Eltern machten auch unmissverständlich deutlich, dass es ihre Entscheidung war.

Es ist die letzte Stunde vor den Osterferien. Ich spreche mit Moritz über das Elterngespräch, hier aber nur über den Gesprächsteil des Endes der Therapie. Er wirkt überaus zufrieden, dass wir noch bis zu den Sommerferien Zeit haben und nun endlich eine Entscheidung getroffen wurde. In der Gegenübertragung habe ich den Eindruck, dass sein Loyalitätsgefühl zwischen den Eltern und der Therapie doch beträchtlich ist. Es wirkt als dürfe er sich nun mit Erlaubnis der Eltern dem abschließenden Teil der Therapie widmen. Er spielt den Rest der Stunde hingebungsvoll ein Autoquartett, bei dem er genießt, dass er mir mit seiner Kenntnis der Qualitätsmerkmale von Rennautos weit überlegen ist.

Ich hatte mit Moritz vereinbart, dass er während der Ferien nicht kommen »muss«, um ihm ein Signal zu geben, dass er in dem therapeutischen Prozess auch ein gewisses Maß an Autonomie haben kann.

Obwohl die Mutter diese Entscheidung kannte, zwang sie Moritz, in den Ferien zu kommen. Ich war zufällig in der Praxis, konnte aber keine Stunde abhalten. Moritz stand ärgerlich im Treppenhaus, als ich dies mitteilte. Nachdem Mutter und Moritz wieder gegangen waren, empfand ich einen großen Ärger gegenüber der Mutter, denn ich empfand ihr Agieren als ein Agieren gegen das therapeutische Bündnis.

5.5.4.3.1 Diskussion

Moritz schien die Separation vom mütterlichen Objekt einzuleiten. Er konnte im symbolischen Gestalten mit Ton sein Eigenes in Form des Schatzes in der Höhle vor Angriffen von außen schützen. Dieser innere Trennungsschritt gab ihm einen Schub, er entfaltete seine Männlichkeit auch seiner Mutter gegenüber und traute sich im Rollenspiel eine deutliche Trennung zwischen der männlichen und weiblichen Rolle zu zeigen. Im Erleben ließ sich die Geschlechterdifferenz ganz deutlich spüren. Entsprechend seiner Entwicklungsphase der Präadoleszenz entwertete er das Weibliche zunächst, um sich vom mütterlichen Objekt trennen zu können (Mertens 1994, S. 156ff.). Als Antwort darauf griff die Mutter wieder in den Prozess ein und fragte nach dem Ende der Therapie. Im Elterngespräch signalisierte sie, Moritz' Erwachsenwerden gehe ihr zu schnell. Die Therapeutin hatte den Eindruck, dass sie zu stark in der Konkurrenz gefangen und auch gar nicht daran interessiert war, ihre eigenen Motive zu verstehen.

Die mütterliche Konkurrenz fand sich in Moritz' Sandspiel wieder, als er den Kampf zweier mächtiger Zauberer stellte. Neben der großen Macht dieser beiden Kräfte zeigte sich seine Gebundenheit an die beiden Feen, die als weibliche Introjekte verstanden werden konnten – das mütterliche und das therapeutische. Das Enactment der Mutter während der Osterferien (sie zwang Moritz zur Therapie zu kommen, obwohl die Therapeutin anderes mit ihm verabredet hatte) entsprach ihrer Angst, Moritz zu schnell in die Autonomie zu entlassen. Sie wollte ihm nicht glauben, dass er mit der Therapeutin eine von der Regel abweichende Vereinbarung bezüglich seines Kommens in den Ferien getroffen hatte. Sie wollte sich auch nicht telefonisch bei der Therapeutin rückversichern. Mit Moser lässt sich diese Haltung so verstehen: »Auch zeigen die alten Introjekte (die bei Kindern noch konkret bei beiden Eltern verankert sind) jederzeit ihre Macht über das Subjekt« (Hortig/Moser 2012 S. 140). Der Empathie für die von Moritz empfundene Scham und seinen Zorn folgte bei der Therapeutin eine Resignation darüber, die Eltern nicht besser erreichen zu können. In der Reflexion konnte sie diesen Wunsch, die Eltern intensiver mit einzubeziehen, dann aufgeben. In einer Identifikation mit Moritz' Wünschen nach Ablösung setzte sie sich für eine Abschlussphase der Therapie ein, der auch die Eltern zustimmen konnten. So vollzog sich neben der inneren Separation nun auch eine reale, indem die Eltern nicht mehr interaktiv an der Therapie teilnahmen. Moritz konnte so erleben, dass die Therapeutin keine Angst hatte, die Eltern als bedeutsame Objekte zu verlieren, wenn sie sich aus der realen Elternarbeit verabschiedete. »Es ist nicht nur die Angst des Kindes, den Anderen zu verlieren, sondern selbst im Anderen verloren zu gehen« (Kahlenberg 2010, S. 73). Der weitere Verbleib Moritz' in der Therapie, ohne dass seine Eltern einbezogen waren, konnte so eine Erfahrung sein, in der er an seiner inneren Weiterentwicklung arbeiten konnte, ohne die Eltern »nah dran« zu spüren.

5.5.4.4 Abschied (Kind: 70.–80. Std. – Eltern: 1. Std.)

Nach den Osterferien kommt Moritz gut gelaunt und berichtet von seinen Ferien, die er gut verbracht hat. Er berichtet weiter, dass er auf dem von der Mutter gewünschten Gymnasium in der Stadt nicht genommen wurde. »Nur die drei besten aus der Klasse sind genommen worden.« Er sei aber nicht böse darüber, er gehe jetzt zu dem Gymnasium, auf das auch sein Vater bereits gegangen sei. Er habe sich auch gleich für den Ganztagsbetrieb angemeldet, weil er glaube, dass seine Eltern ihm nicht mehr bei den Hausaufgaben helfen können. Ich füge hinzu, dass er dann vielleicht auch Angebote in der Schule nutzen könne, die seine Eltern ihm zu Hause nicht erlauben würden. Ein kurzes Nicken, dann schweigt er. Sein Loyalitätskonflikt ist deutlich spürbar.

Ich spreche noch einmal das Ende der Therapie an, das mit dem Wechsel zur neuen Schule zusammenfällt. Ich spreche an, dass er das Bettnässen bis dahin vielleicht nicht loswerden könne, weil er schnell das Gefühl habe, er würde es den Eltern oder mir zuliebe einstellen und das wolle er nicht. Seine Gesichtsmimik verändert sich, er wirkt zurückgezogen und sehr ernst. Als wolle er dies noch unterstreichen, setzt er sich weg vom Tisch – also von mir – auf den Sitzsack, der in einer Ecke des Zimmers steht. Auf dem Boden ist noch ein Playmobilaufbau eines anderen Kindes, das ein Krankenhaus gebaut hat. Er wendet sich diesem Aufbau zu und fragt, wer das gebaut habe. Ich verweise auf ein mögliches Konkurrenz- und Rivalitätsgefühl angesichts des eindrucksvollen Aufbaus eines anderen Kindes. Er lächelt dazu und sagt, dass er dieses Krankenhaus gerne in ein Soldatenkrankenhaus umbauen würde. Nach meiner Ermunterung inszeniert er ein intensives Kriegsszenario mit Bomben, Gas und vielen Toten. Er macht ganz intensive und echte Geräusche von Explosionen dazu. Ich frage ihn, woher er das könne. Er rechtfertigt sich sofort, indem er sagt, sein Vater würde ihm erlauben die Sendung »Transformers« zu schauen. Sein Vater sei bei der Bundeswehr gewesen, und deshalb wolle er da auch hin. Ich frage, ob seine Mutter auch davon wisse. Wieder scheint er sich ertappt zu fühlen. Ich deute ihm, dass er seiner Mutter womöglich noch nicht zeigen möchte, wie groß und auch aggressiv er ist. Er will sofort widersprechen, sagt dann aber: »Naja, nicht so richtig.«

> *Ich habe mich entschieden, bis zum Abschluss kein Elterngespräch mehr von meiner Seite aus anzuregen. Ich habe keine Hoffnung auf eine Veränderung bei den Eltern, lasse los.*

Nun folgen mehrere Stunden, die von den Rollenspielen geprägt sind, die er in der ersten Phase der Therapie bereits spielte.

Er ist ein Gangster, ich bin eine Kundin, die Kokain kaufen will. Er geriert sich als gerissener Gauner, der mich als Kundin gnadenlos ausnimmt. Er hat meine Diamantenkette, die mir gestohlen wurde, auf dem Schwarzmarkt gekauft und will sie mir für eine halbe Million Euro wieder verkaufen. Ich beklage mich über den hohen Preis und dass sie mir doch eigentlich gehöre, er fantasiert freudig, dass sich seine Frau und seine Tochter auch sehr über diese Kette freuen würden und genießt meine Empörung. In der Gegenübertragung nehme ich seinen Sadismus wahr, kann ihn nur sehr schwer ertragen, ich empfinde große Wut.

Als eine weitere Kundin, die sich über seine Ungerechtigkeit beklagt, erschießt er mich und will aber vorher noch mein Testament einsehen, damit meine Kinder wenigstens mein Haus erben können. Hier scheint der symbolische Muttermord vollzogen zu sein.

Nach dieser Sequenz von Stunden gibt es durch die Pfingstferien eine kurze Unterbrechung. Danach kommt er ganz verändert in die Stunde. Er hat keine Idee, wirkt depressiv, setzt sich an den Sandkasten. Während seiner Erzählung über das Pfingstlager der Pfadfinder, wo es »grauenvollen Fraß« gegeben habe, matscht er im Sand. Es fühlt sich schwer und unlösbar an. Ich deute, wie wichtig es ist, auch die depressiven Gefühle zu zeigen, wenn sie da sind. Er holt drei Ritter in den Sandkasten, die nacheinander gegen den Tod kämpfen müssen. Ein Topf im Sandkasten, der mit Wasser gefüllt ist, bezeichnet er hier als das »Todeswasser«. Die Ritter kämpfen zunächst im Sand, landen dann aber im Todeswasser. Ich spiegele die Ausweglosigkeit und die Traurigkeit über das Unvermeidbare. Der letzte Ritter scheint es zu schaffen, dem Todeswasser zu entgehen. Er soll nach dem Kampf im Sand ein Geschenk vom Tod gemacht bekommen. Er nimmt das Katapult und schießt den Ritter ins Todeswasser. Die Endgültigkeit und Ausweglosigkeit wird allzu spürbar. Sie lässt sich bis zum Ende der Stunde nicht auflösen.

In unserer vorletzten Stunde wirkt er ärgerlich, will aber nichts sagen. Ich spreche an, dass wir nächste Woche die letzte Stunde haben und sage, dass wir die auch besonders gestalten können. Er zuckt die Schultern. Ich sage, ich könnte z. B. Eis mitbringen. Er sagt weiter nichts. Wir schweigen minutenlang. Dann steht er auf und holt das Tipp-Kick-Spiel, was wir auch nur am Anfang der Therapie gespielt haben. Er spielt ganz schlecht, ich erziele ein Tor nach dem anderen. Seine Stimmung wird immer schlechter. Ich deute ihm, dass er mir vielleicht glaubt, ein Geschenk machen zu müssen am Ende, indem er mich gewinnen lässt. Das scheint ihn richtig wütend zu machen: »Dir zeig ich's, Dich mach ich platt«, stößt es aus ihm heraus. Daraufhin ändert sich der Spielverlauf sofort. Es gelingen ihm Tore, ohne dass ich meine Spielhaltung ändere. Es entsteht Spieleifer und auch eine

Begeisterung bei ihm. Am Ende gewinnt er tatsächlich mit 21:16. Ich kann mich sehr mit ihm freuen. Beim Hinausgehen sagt er noch: »Übrigens, du kannst doch Eis mitbringen für die letzte Stunde.«

In die letzte Stunde bringt er einen Riesenschachtel »Merci« mit einer gelben Rose von seiner Mutter mit. Ich bin verwirrt über den wortlosen Kontakt von den Eltern, sage aber nichts, sondern hole das Eis für Moritz. Wir essen Eis und sprechen über die Sommerferien. Er berichtet von seiner Fahrt mit den Pfadfindern nach Dänemark. Er möchte wissen, wie weit der Ort weg ist. Ich sage, ich könne im Internet nachschauen. Er ist begeistert, daraufhin hole ich meinen Laptop und wir googeln die Entfernung und schauen uns den Ort an. »Das hasse ich an meiner Mutter«, bricht es plötzlich aus ihm heraus. Da könne er machen, was er will, das wird sie niemals erlauben, dass er sich so mit dem Computer beschäftigen dürfe. Er berichtet dann von einem Spiel im Internet, das er und seine Freunde spielten, welches er nicht zu Hause spielen dürfe. Ob er mir das mal zeigen dürfe. Ich erlaube es und merke, dass es sich um ein harmloses kleines Verfolgungsspiel handelt.

Ich ermuntere ihn, mit seinen Eltern zu sprechen und sie davon zu überzeugen, dass er nichts »Schlimmes« will. Er: »Meine Freunde drehen ja auch nicht durch, weil sie das spielen.« Ich frage ihn später noch, woran er sich bei der Therapie am meisten erinnern könne und denke, dass er vielleicht bestimmte Spiele nennt, die wir gemacht haben, und bin von seiner Antwort vollkommen erschlagen. Er sagte: »Dass ich nicht kommen wollte.« Ich ärgere mich über meinen heftigen Affekt, der mich lähmt, etwas Deutendes, Integrierendes zu sagen, bzw. ihn zu fragen, wie er das meint. Er geht zur Toilette, kommt noch einmal wieder und sagt, dass er seiner Mutter erzählen wolle, was wir heute gemacht haben und sie dann doch zustimmen müsse. Ich verabschiede ihn in dem tiefen Gefühl, keinen guten Abschied im Sinne eines gemeinsamen Verständnisses geschafft zu haben. Vielmehr bleibe ich mit einem Schuldgefühl zurück, Moritz in der letzten Stunde eher gegen seine Eltern mobilisiert zu haben.

Nach den Ferien habe ich einen Anruf der Mutter auf dem Anrufbeantworter. Sie wünscht sich ein abschließendes Elterngespräch. Ich freue mich spontan, weil ich es als einen Wunsch nach gemeinsamem Verstehen der Therapie aufnehme.

Die Mutter berichtet zuerst, dass sie zu Moritz' letzter Stunde nicht mitkommen konnte, weil sie mit 40 Grad Fieber im Bett gelegen habe. »So krank war ich noch nie«, beschreibt sie. Sie hätte einige Tage überhaupt nicht aufstehen können und sei erstaunt gewesen, dass ihre Kinder sie so gut gepflegt hätten, während ihr Mann arbei-

ten war, dass sie sich gar keine Sorgen gemacht habe und sich sozusagen der Krankheit überlassen habe. Dieses Gefühl habe sie als außerordentlich neu und unbekannt erlebt.

Sie habe mit Moritz besprechen wollen, den Termin zu verlegen bis sie wieder gesund sei. Moritz habe aber darauf bestanden, dass er zu seiner letzten Stunde gehen wolle, sodass sie dann ihren Bruder gebeten habe, Moritz zu bringen. Sie berichtet, dass Moritz auch wirklich von der Computererfahrung in der Stunde berichtet hatte. Ich nehme dies zum Anlass, um den Eltern zu spiegeln, dass ich ein schlechtes Gewissen gehabt habe, dies mit ihm zu tun. Die Eltern geben sich erstaunt darüber und ich habe den Eindruck, dass sie sich nun als liberal und offen für Neues darstellen wollen, gleichzeitig aber auch ihre hohe Verantwortung und ihre eigene Unkenntnis in diesem Bereich herausstellen. Ich versuche noch einmal zu ermutigen, Moritz mehr Vertrauen entgegenzubringen und sich nicht klein fühlen zu müssen, nur weil er sich in Computerdingen besser auskenne als sie.

Ergänzend dazu berichten die Eltern, dass sich Moritz in der neuen Schule sehr gut eingewöhnt habe. Sie seien so erstaunt, dass er sich gerne für den Ganztagsbetrieb angemeldet habe. Wieder betont die Mutter, dass er die häusliche Umgebung und ihre Anwesenheit offensichtlich gar nicht mehr so sehr brauche, wie sie oft denke.

Ich erwähne, dass ich denke, dass Moritz sich jetzt deutlich dem Männlichen zuwende, was entwicklungspsychologisch auch ganz passend ist. Mir fällt nun Moritz' Sympathie für die Bundeswehr ein und ich frage den Vater, welche Erfahrungen er in Moritz' Alter gemacht habe. Er sagt, er könne sich nicht mehr erinnern. Auf die Erfahrungen im Wehrdienst angesprochen, lacht der Vater und sagt, er sei während der gesamten Zeit in der Küche gewesen, habe mit Kampftrainings o. Ä. nie etwas zu tun gehabt. Ich bin ganz irritiert von der scheinbaren Verharmlosung seiner eigenen aggressiven Anteile. Aber ich fühle mich auch müde und resigniert angesichts der unveränderten elterlichen Haltung. Da die Zeit sich ohnehin dem Ende neigt, möchte ich Abschlussworte finden, die mir dann die Mutter fast aus der Hand nimmt, indem sie betont, dass sie ja nun noch eine ganze Menge zum Nachdenken mitnehmen würden. Ich weiß nun um das Unechte ihrer Aussagen.

5.5.4.4.1 Diskussion

Im letzten Abschnitt zeigten sich depressive Anteile angesichts der teils schon vollzogenen inneren Separation. Moritz empfand eine Pfadfinderreise erstmals nicht nur als willkommene Flucht von den Eltern, sondern er erlebte auch Gefühle des Alleinseins angesichts der vollzogenen inneren Trennung. In der Gegenübertragung zeigte sich ebenfalls eine große Traurigkeit, den weiteren Prozess nicht mehr begleiten zu können. Trauer und Depression nahmen einen so großen Raum ein, dass Moritz im Fußballspiel keinen Ball mehr ins Tor bekam. Erst die Deutung der Therapeutin – er wolle sich ihr in inniger Verbundenheit ausliefern – ließ ihn aus der tödlichen Falle des »Todeswassers« herauskommen. Sie zeigte so, dass sie seine Aggression überleben konnte. Dadurch konnte er zu sich selbst zurückfinden und das Spiel dann schnell zu gewinnen. Diese Erfahrung versetzte ihn auch in die Lage, der letzten Stunde doch noch eine eigene Note geben zu können, indem er dem gemeinsamen Eisessen zustimmte. Hier inszenierte sich noch einmal das Kernthema: Durfte er den therapeutischen Raum wirklich besetzen, waren seine Eltern einverstanden? Die Therapeutin erlebte wiederum intensive Schuldgefühle angesichts einer Trennung von den elterlichen Objekten. Das Unvereinbare wurde allzu deutlich, blieb zurück, auch als Moritz bereits gegangen war. Nicht zuletzt hatte Moritz sein Symptom des Bettnässens behalten und damit seine Loyalität zu den Eltern bestätigt. Weiterhin kann angenommen werden, dass er auch die Therapeutin als mütterliches Objekt entsprechend seiner Entwicklungsphase der Adoleszenz auf diese Weise zunächst »beseitigen« musste, um in seiner männlichen psychosexuellen Entwicklung voran zu kommen.

Der Anruf der Mutter nach den Ferien erschien einerseits wie ein Versöhnungsangebot und andererseits vielleicht auch als Wunsch, dass die Therapeutin sie in ihrer eigenen Begrenztheit mehr akzeptieren möge, als dies während der Behandlung möglich war.

5.5.5 Zusammenfassung

Das therapeutische Feld mit Moritz und seinen Eltern war gekennzeichnet von großen Ängsten der Eltern bezüglich eine echten inneren Veränderung. Beide Eltern waren gefangen in ihren biografischen geprägten Lebenseinstellungen, die ihnen nur wenig Spielraum ermöglichten. Gleichwohl wollten sie ihrem Sohn Moritz Hilfe zukommen lassen, damit er von den Eltern abweichende Erfahrungen machen konnte. Mit diesem bewussten Wunsch traten sie in das therapeutische Feld ein, merkten aber schnell, dass ihr Vertrauen zu der in der Therapie mit Moritz sich vollziehenden möglichen Veränderung äußerst brüchig war. Sie mussten erfahren, wie eng sie mit ihren eigenen biografischen Erfahrungen beteiligt waren. Dieses Erkennen bewirkte bei ihnen mehrfache, unbewusst determinierte Enactments:

- Sie festigten ihre Paarbeziehung, indem sie den biografischen Prägungen einen nach innen und nach außen deutlichen Akzent (kirchliche Heirat) setzten.
- Sie verwiesen Moritz auf der Handlungsebene in die kindliche Position (Kommunion nachrangig), verschärften dadurch die ödipale Konfliktstruktur.
- Dadurch milderte sich zunächst die Geschwisterrivalität, Moritz konnte sich mit der Schwester auf der Kindebene verbündet fühlen, musste nicht mit ihr um die Gunst der Eltern rivalisieren.

- Die Eltern bekämpften in der Therapeutin eine mütterliche Autorität, die sie bewusst eine Weile als fachliche Autorität anerkennen konnten, unbewusst aber als störende Einmischung in ihre Autonomie empfanden. Diese Dialektik führte zu der geschilderten Spannung, die die gesamte Therapie über anhielt.

Die Widerstände der Eltern stellten für die Behandlung von Moritz eine große Barriere dar, indem die therapeutische Arbeit ständig von einem Abbruchs-Enactment der Eltern bedroht war. Da dies projektiv identifizierend in Moritz verlegt wurde, konnte es in der bewussten Interaktion nicht bearbeitet werden. Die Therapeutin repräsentierte die Angst der Eltern vor Veränderung in ihrer Rêverie, um die therapeutische Mikrowelt mit Moritz erhalten zu können. Dies gelang gut, Moritz konnte seine inneren Konflikte nicht nur symbolisieren, sondern sie auch in die Übertragungsbeziehung zur Therapeutin einbringen und daran wachsen.

Die Therapeutin musste bis zum Schluss eine hohe Aggression gegen die Eltern in sich bewahren, agierte sie aber am Ende, indem sie die Eltern nicht mehr wahrnahm.

Dass die Mutter sich daraufhin am Ende von sich aus meldete und schildern konnte, wie weitreichend ihre eigenen inneren Veränderungen stattgefunden hätten, nahm die Therapeutin als ein versöhnendes Element wahr. Dadurch wuchs ihre Zuversicht, dass Moritz seine erarbeiteten Veränderungen würde fortsetzen können.

5.6 Sofie (8 Jahre) und ihre Eltern: Aggressivität und Störung des Sozialverhaltens als narzisstische Störung

Die analytische Psychotherapie mit Sofie umfasste 150 Stunden mit 25 Stunden begleitender Elternarbeit. Über 120 Stunden fand die Therapie zweimal pro Woche statt, danach wurde sie auf ein einstündiges Setting reduziert. Die Elterngespräche konnten anfangs nur selten durchgeführt werden (die Eltern gaben Zeitprobleme an), wurden nach einem Jahr dichter, sodass ein Kontakt alle 4–6 Wochen stattfinden konnte. Die Therapie dauerte insgesamt drei Jahre.

Die Behandlung wird in komprimierter Form dargestellt.

5.6.1 Die Eltern

Die achtjährige Sofie wurde von ihren Eltern vorgestellt, sie ist das jüngste Kind ihrer Eltern, die Schwester ist fünf, der Bruder sieben Jahre älter. Mit Sofie gebe es anhaltende Erziehungsprobleme sowie ein auffälliges Verhalten in der Schule. »Keiner kriegt einen Radiergummi«, so beschrieb die Lehrerin das unsoziale Verhalten der P. in der Klasse. Sie störte den Unterricht, liefe herum, wenn es ihr passe, und würde sich von den Ermahnungen der Lehrerin nur wenig beeindrucken lassen. Weiterhin könnte sie ihre intellektuelle Leistungsfähigkeit nicht aktualisieren, sie hätte anfangs das Lesenlernen verweigert und zeigte nur unterdurchschnittliche Leistungen in Mathematik, während die Geschwister beide das Gymnasium besuchen würden. Die Eltern schilderten, dass Sofie schon immer schwierig gewesen sei, der Vater merkte an: »Ihr erstes Wort war ›nein‹.« Sie hätte sich noch nie trösten lassen, beschäftigte sich stundenlang allein, indem sie ausufernde Playmobilrollenspiele erfinden würde und signalisierte den Eltern gleichzeitig, dass sie sich als die Benachteiligte fühlte.

Die Eltern empfanden eine schamhafte Sorge darüber, dass ein Versagen in der Elternkompetenz nach außen dringen könnte. Entsprechend waren sie in ihren Aussagen über Sofie, aber auch über die Familie und sich selbst widersprüchlich und schwankend. Mal verstanden sie »gar nicht, warum wir hier sind«, mal wurde ein Leiden deutlich: »Sofie terrorisiert die ganze Familie und sorgt dafür, dass kein Familienleben sein darf«. Beide Eltern haben schwierige Beziehungserfahrungen in ihren Herkunftsfamilien gemacht. Der Vater hatte seine Mutter in Sofies Alter (acht Jahre) verloren und war mit einem »sehr anhänglichen, nervigen« Bruder bei einer Stiefmutter aufgewachsen, die er nicht gemocht hatte. Sein Vater hatte seine Kinder nach der Trennung von der Stiefmutter bei ihr zurückgelassen, um selbst eine große Karriere als Richter zu machen. Die Mutter kam unerwünscht als Erstgeborene zur Welt, die Eltern waren mit dem Führen eines Antiquitätengeschäftes vollkommen ausgefüllt. Erst nach der Geburt weiterer Kinder wurde ein Kindermädchen angestellt. Es gab eine tradierte nationalsozialistische Gesinnung in der väterlichen Linie der Mutter, die unbearbeitet in subtilen Strukturen der Mutter virulent war. Die Mutter hatte mit ihrer Berufswahl der Rettungssanitäterin ihre Abneigung ihren Eltern gegenüber ausgedrückt, die ihrer Ansicht nach »nichts Sinnvolles« in ihrem Leben getan hätten.
Beide Eltern stimmten in der Haltung überein, ein »alternatives Leben« zu führen, in dem sowohl Sorge um andere, aber auch viel Freizeitgenuss vorkommen sollte.

Sofie sei von der Mutter sehr, vom Vater überhaupt nicht mehr erwünscht gewesen. Der Vater forderte ein hohes Maß an Freizeit für sich, bestand darauf, nach seinem streng geregelten Arbeitstages als städtischer Beamter »schnell zu genießen«, so schilderte er seine Lebenseinstellung.

Sofie sei ab ihrem zweiten Lebensjahr sehr anstrengend geworden, habe sich nur sehr schwer auf jegliche Art von Veränderung einlassen können, und gestaltete damit jede Familienaktivität entweder zum »Horrortrip«, weil es Stunden brauchte, bis sie sich eingelassen hätte, oder aber sie bliebe allein zu Hause, auch wenn es schon mal drei bis vier Stunden dauerte, bis die Familie zurückkehrte.

5.6.2 Das Kind

Sofie ist ein sportliches Mädchen mit langen dunklen Haaren, die zu einem Pferdeschwanz zusammengebunden sind. Sie wirkte offen, lachte gerne und machte einen starken, selbstbewussten Eindruck. Sie habe auch kein Problem, behauptete sie forsch. Sie wollte auch gar nicht reden, sondern wendete sich sofort dem Spiel mit Playmobilfiguren zu. Sie inszeniert geübt und wendig eine brutale Szene in der Ritterburg: Hierbei zeigte sich ein mächtiger König, der einige Ritter zu seinen Diensten in der Burg beschäftigte. Er herrschte selbstgefällig und demagogisch ohne Rücksicht auf seine Untergebenen. Selbst dem Zauberer, den er in der Burg angesiedelt hatte, konnte er seine Zauberkraft rauben. Dieser König ließ alle Playmobilmenschen (Dorfbewohner) vor der Burg aufmarschieren. Es fanden sich reichlich viele Kinder darunter. Der König befahl, alle Dorfbewohner und besonders alle Babys zu vernichten. Sofie war ganz in das Spiel vertieft, benutzte alle zur Verfügung stehenden Kinderfiguren, um sie vom König »abschlachten« zu lassen. Es übertrug sich eine destruktive Atmosphäre, die die Therapeutin an ein mächtiges, verfolgendes, väterliches Introjekt und die NS-Zeit denken ließ. Sofie konnte kaum die Stunde beenden und knüpfte in der nächsten sofort wieder an das Spiel an. Über die Gegenübertragung vermittelte sich eine vernichtende Aggression.

5.6.3 Behandlungsverlauf

5.6.3.1 Handlungsdialog bei der Eröffnung und dem Beenden der Stunden

Die Familie kommt immer fünf Minuten zu spät. Die Eltern fahren stets Fahrrad, auch bei Wind und Wetter – aus Überzeugung. Sie kommen abgehetzt in die Praxis, geben Sofie »nur« ab, es wird nicht gesprochen, aus Körperhaltung und Gesichtsausdruck v.a. der Mutter entnehme ich Genervtheit und Stress. In der Gegenübertragung wandelt sich der anfängliche Ärger sehr schnell in ein Schuldgefühl um, diesen Termin von ihnen zu verlangen. Sofie scheint davon unbekümmert, sie zieht Jacke und Fahrradhelm aus, besteht auch darauf, sich dabei von der Mutter – damit es schneller geht – nicht helfen zu lassen. Dann kann die Stunde beginnen.

Am Ende der Stunde muss Sofie immer auf die Eltern warten, sie kommen in der Regel zehn bis 20 Minuten zu spät. Oft lassen sie Sofie auch vom älteren Bruder abholen, der ebenfalls zu spät kommt. In der Gegenübertragung bin ich ärgerlich, betroffen und beschämt darüber, dass die Eltern ihre Ablehnung Sofie so schonungslos zeigen, aber auch mir. Darauf angesprochen erhalte ich jedes Mal neue Rationalisierungen.

5.6.3.2 Das Abgespaltene (Kind: 1.–29. Std. – Eltern: 1.–5. Std.)

Die Eltern präsentieren sich als normale Familie. Alle Probleme werden den normalen Erziehungsschwierigkeiten zugeordnet, sodass ich oft den Eindruck habe, überflüssig zu sein.

Sofie kommt sehr gerne zu den Stunden. Sie betritt den Raum und beginnt sofort zu spielen.

Playmobilaufbauten beschäftigen sie in einer getriebenen, fast gierigen Weise bis zum Schluss der Stunden. Das Spiegeln von in der Gegenübertragung auftauchenden Gefühlen der Ohnmacht, des Ausgeliefertseins, dem Empfinden von Ungerechtigkeit des Königs prallen entweder an Sofie ab oder sie verhöhnt mich geradezu dafür und treibt das sadistische Tun verstärkt weiter.

Themen der symbolischen Darstellung sind neben der oben erwähnten Szene des einsamen Königs, der sadistisch herrscht und vernichtet:

1. Im Sandkasten baut sie eine Szene mit Flugzeugen. Es gibt etliche Düsenjets, die eine Einheit bilden und ihre Flugkünste darbieten. Sie bilden eine Gruppe, in der sich die einzelnen gegenseitig für ihre Leistungen bestätigen. Sie bestimmt einen Düsenjet zum Versager, der nichts leistet. Er kann nichts, will zu der Gruppe gehören, wird aber mit sadistischer Lust von den anderen ausgeschlossen und verhöhnt. Sofie betreibt dieses Spiel jeweils eine ganze Therapiestunde lang, in der Gegenübertragung stellen sich Gefühle des »Nicht-aushalten-Könnens« ein, Es kommt der Wunsch auf, das Martyrium möge ein Ende haben. Wieder schlägt Sofie alle Versuche aus, dem »Versager« einen Ausweg aus seiner ohnmächtigen Position zu ermöglichen.

2. Die zweite Variante spielt in einem Puppenhaus. Sofie spielt ein Mädchen, das ein Einzelkind ist. Dieses Mädchen lebt fast ganz allein in dem Haus. Die Eltern kommen jeweils kurz von außen nach hause, um entweder gleich wieder zu gehen oder sich schlafend ins Bett zu legen. Das Mädchen sitzt nur vorm Fernseher und schaut eine DVD nach der anderen. Im Spiel genießt das Mädchen das Fernsehen. Meine Versuche, Gefühle von Einsamkeit anzusprechen prallen an Sofie ab. Es breitet sich in der Gegenübertragung eine erdrückende Atmosphäre von Alleinsein, sich selbst überlassen sein und der Depression aus.

Der Vater zeigt sich als charmanter, unterhaltsamer, geselliger Typ, der weiß, was er will und dies auch allen anderen in der Familie gegenüber durchzusetzen scheint. Die Mutter beklagt dies leise. Der Vater greift die Kritik sofort auf und wendet sie gegen die Mutter, die ja mit ihrer Berufstätigkeit die ganze Familie in eine unerträgliche

Spannung versetze, da sie nie planbar zu Hause sei. Die Mutter besetzt eine Springerposition und wird oft spontan zum Einsatz beordert. Die Mutter stimmt dem zu, bekräftigt aber, dass ihr diese Arbeit sehr viel Spaß mache und es keine Alternative dazu gebe. Und überhaupt sei es ja auch nicht immer so.

Entsprechend dieser Gesprächsinhalte haben die Eltern kaum Zeit für Gespräche. Sind sie dann mal da, beginnt ein Gespräch oft mit einer Aussage der Mutter: »Eigentlich weiß ich gar nicht, warum wir heute hier sind.« Die Ablehnung fühlt sich gewaltig an. Der Vater ist geneigt, alle Probleme von Sofie zu bagatellisieren. Es scheint, als habe er gar keine Hoffnung auf Veränderung. Als ich einmal infrage stelle, dass Sofies Schulleistungen nicht so schlecht bleiben müssen, sagt der Vater, er sehe Sofies Begabungen im Sport (sie spielt Basketball im Verein) und im Kreativen (sie ist gut in Kunst). Ich reagiere verständnislos und frage, ob er Sofie nicht zutraue, auch in den Leistungsfächern gut zu sein, woraufhin der Vater resignativ antwortet: »Wir haben schon alles mit ihr versucht, Lesen üben, Mathe üben. Das bringt alles nichts.« Ich halte dagegen und sage, dass ich Sofie für klug und intelligent halte und vielmehr denke, dass sie im Lernen blockiert ist.

Sofie kommt sehr gerne zu den Stunden und äußert am Ende einer Sitzung ihre Enttäuschung über die als zu kurz erlebte Zeit. Ich sauge diese Äußerungen als Bestätigung meiner großen Bedeutung für sie auf, um die anstrengenden und schweren Gefühle aus den Stunden zu bewältigen.

In meinen Gegenübertragungen bin ich hauptsächlich mit der Verwirrung über die gegensätzlichen Eindrücke aus Sofies Stunden und den Aussagen der Eltern beschäftigt.

5.6.3.2.1 Diskussion

Die Therapeutin ist anfangs nahezu paralysiert von der Aggression, die die Eltern durch ihren mangelnden Respekt gegenüber der Therapeutin und dem Rahmen des therapeutischen Settings zum Ausdruck bringen. Aus der Reflexion der gesamten Behandlung zeigten sich die Eltern auf diese Weise in erster Linie von einem intensiven Schamaffekt bestimmt. »Shame is the experience of failure of the self in reaching its aims. It produces a feeling of impotence or of being trapped in an involuntary, humiliating situation. This creates aggression or ›humiliating fury‹« (Frick 2000, S. 75). Der demütigende Ärger der Eltern wirkte auf die Therapeutin paralysierend. Sie hatte in einer reflexiven Arbeit nach einer Ursache für Sofies sadistische und vernichtende Aggression gesucht. Anfangs waren diese Motive und Hintergründe nicht erkennbar, sodass das Aushalten der elterlichen Aggression und der fehlenden Wertschätzung die Therapeutin stark beanspruchten. Sie trug einerseits die elterlichen Anteile projektiv identifiziert in sich. Andererseits bemerkte sie bei sich starke Identifizierungswünsche mit Sofie, um die erlebten Ohnmachts- und Vernichtungsgefühle teilen zu können, sie nicht allein ertragen zu müssen. Allein die mit Sofie geteilte psychotherapeutische Mikrowelt schuf den notwendigen Ausgleich. Angesichts der elterlichen Interaktion konnte sich die Therapeutin gut in Sofies innere Not einfühlen. In diesem ersten Jahr ist die Therapeutin zunächst Zuschauerin des von Sofie inszenierten Geschehens. Dies wird sich im zweiten Abschnitt verändern, Sofie wird vermehrt in der Übertragungsbeziehung arbeiten.

5.6.3.3 Verbindungen (das zweite Jahr) (Kind: 30.–100. Std. – Eltern: 6.–10. Std.)

Sofie kommt zunehmend aggressiv in die Stunden. Sie wählt Monopoly aus, um nach kurzer Spieldauer das Spiel als Folie ihrer Symbolisierung zu verwenden. Sie nimmt die Bank an sich und verlangt von mir ungerechtfertigte Summen Geld und zeigt sich gnadenlos und unerbittlich, wenn ich aus der Rolle heraus Ungerechtigkeit und Willkür anprangere. Im Gegenzug dreht sie immer weiter auf und droht mir an, dass meine Schulden meine Kinder verfolgen würden und Generation um Generation daran zu tragen habe. »Bis ins dritte und vierte Glied« würde die Schuld getragen. Ich bin verwirrt über ihre Formulierung und paralysiert von der unnachgiebigen Haltung von ihr.

> *Die Eltern beklagen ihrerseits eine Verschlechterung, Sofie schlafe schlecht und sei dementsprechend schlecht gelaunt am Tag. Ich äußere mein Verständnis und frage, ob sich zu Hause etwas Besonderes ereignet habe. Die Eltern berichten beide nicht, dass in vier Wochen eine zweimonatige Geschäftsreise des Vaters ansteht. Diese Zusammenhänge erschließen sich mir erst viel später. Aber ich berichte den Eltern aus der Arbeit mit Sofie, dass sie von einer vernichtenden Aggression besetzt sei, die ich mir nicht erklären könne. Nach einigem Suchen fällt der Mutter dann ein, dass sie momentan mit ihr abends im Bett in der Kinderbibel das »Alte Testament« lese. Dies sei die einzige Zeit am Tag, in der sie mal eine halbe Stunde Zeit für Sofie habe, und diese habe sich die Lektüre des Alten Testamentes gewünscht. Ich bin einerseits erleichtert, dass ich die Quelle der verbalen Formulierungen von Sofie gefunden habe, aber genauso entsetzt darüber, dass die Mutter diesen Lesestoff geeignet für eine Einschlafphase von Sofie hält. Ich empfehle, diesen Lesestoff auf eine andere Tageszeit zu verschieben, frage die Eltern aber, ob sie eine Vorstellung darüber hätten, warum dies Sofie so sehr interessiere. Die Eltern sind ratlos, beginnen allerdings selbst neugieriger auf Sofie zu werden. Ich frage die Eltern, warum Schwäche in der Familie so wenig zugelassen*

werden könne. Daraufhin schildert der Vater seine Genervtheit von Sofies langsamem Fahrradfahren, dass er das einfach nicht tolerieren könne. Auf meine Frage, ob ein Kind von acht Jahren schon stets schnell fahre, kommt der Vater ins Nachdenken. Als ich mich nach der Erziehungshaltung bezüglich des selbstständigen Fahrradfahrens der Eltern bei ihren beiden anderen Kindern erkundige, wundert sich der Vater selbst, warum er bei Sofie nicht bereit sei, sie gelegentlich anzuschieben, obwohl er dies sehr wohl bei den anderen Kindern getan habe.

Während der Abwesenheit des Vaters, die Sofie auf Nachfrage bedeutungslos findet, beginnt Sofie mich vermehrt als therapeutisches Objekt zu verwenden, d. h. sie bezieht mich in die Rollenspiele mit ein. Auch hier zeigt sie ihre Aggressionen unverhüllt. Den Höhepunkt bildet eine Situation, in der Sofie bei Betreten des Therapiezimmers merken muss, dass ich den Behälter mit den Handpuppen an einen anderen Ort platziert habe. Sie äußert sofort ihr Nichteinverständnis damit und beginnt unmittelbar alles wieder an seinen alten Platz zu räumen. Alles Spiegeln und Verstehen bringt ihr keine Erleichterung, das Handeln steht im Zentrum ihres Tuns. Sie entwickelt ein Spiel, in dem sie einen Laden mit Tieren hat. Ich soll kommen und eins kaufen wollen. Es geschieht so, dass ich aus verschiedenen Gründen keines der Tiere haben kann. In der Gegenübertragung herrscht das Gefühl vor, dass ich das Begehrte einfach nicht bekommen soll. Sie lockt mich besonders mit einem kleinen Affen, der allerdings noch vier Wochen bei seiner Mutter, die auch als Stofftier vorhanden ist, bleiben muss. Dieser Affe bleibt im Folgenden wichtig – ich denke als Selbstobjekt – und ist in all den von Sofie initiierten Kämpfen mit mir ihr fester Begleiter.

Während der Abwesenheit des Vaters kann ich die Mutter zu einem Gespräch mit mir allein motivieren. In diesem zeigt sie sich mir von einer ganz anderen, schwachen Seite. Sie klagt nur über ihren ältesten Sohn (15), der sei Monaten nicht mehr mit ihr spreche. Er komme nur schweigend zu den Mahlzeiten, ansonsten sei er auf seinem Zimmer oder nicht zu Hause. Sie komme mit dieser fehlenden Kommunikation nicht zurecht. Sie fühle sich zudem allein gelassen von ihrem Mann, so stark, dass sie schon an Trennung gedacht habe. Ich bin berührt, aber v. a. verwundert, dass ich heute eine ganz weiche und bedürftige Seite von ihr sehen durfte. Die Mutter schwenkt am Ende der Stunde schnell wieder zu ihrer gewohnten Abwehr der Nichtbeachtung ihrer Gefühle.

Sofie kämpft mit mir um alles und jedes. Sie verwickelt mich in einen körperlichen Kampf, indem sie sich an mein Bein klammert und mich zu Fall bringen möchte. Da hilft kein Deuten, kein Verstehen, ich muss mich körperlich einfach durchsetzen. Ich begreife nach einigen Stunden, dass ich das Spiel beenden muss, weil die Aggression für Sofie archaisch und nicht zu regulieren ist. Ich muss diesen Kampf überleben und mich als die Stärkere und Haltgebende erweisen, damit ich nicht wie die Eltern ihr oft nicht standhalten.

Daraufhin kann sich Sofie in den nächsten Stunden wieder beruhigen, und auch ich finde wieder die angemessene Distanz zu ihr.

Die Mutter ist voller Klage, wie schlecht sich Sofie zu Hause eingliedere. Massive Wutausbrüche begleiten kleinste Veränderungen. Aber besonders bei den Mahlzeiten würde sie mit ihren Geschwistern nur streiten.

Ich konfrontiere Sofie mit der Einschätzung ihrer Mutter, worauf diese empört reagiert und sagt, es sei so, dass Mama bei der kleinsten Gelegenheit sofort beginne, zu schreien und damit den Teufelskreis lostrete.

Die Mutter kommt auf ihre schlechten Arbeitsbedingungen zu sprechen, klagt, die Bezahlung habe sich verschlechtert für die gleiche Arbeitsleistung. Der Vater sagt: »Das muss anders werden, das halten wir nicht mehr aus.« Und meint die unregelmäßigen Arbeitszeiten seiner Frau. Ich: »So arbeiten Sie vielleicht genauso hart wie Ihre Eltern damals in ihrem Geschäft?« Zum ersten Mal hält die Mutter inne und sagt verblüfft: »Da haben Sie Recht.«

Später relativiert der Vater die Klagen der Mutter über Sofie: »Sie ist jetzt ein fröhliches Kind, wenn sie nach Hause kommt. Sie hat viele Freundinnen, ihre Schulleistungen haben sich etwas verbessert, ihre Sozialnoten sind inzwischen gut. Was willst Du denn?« Daraufhin bestätigt die Mutter leise. Ich: »Kann es denn sein, dass Sofie zu Hause noch ganz anders ist, als in der Schule und bei Freunden?« »Ja«, sagt die Mutter, »ich habe manchmal den Eindruck, dass sie einen Schalter umlegt, wenn sie nach Hause kommt.«

5.6.3.3.1 Diskussion

Während Sofie im ersten Jahr die bereits in den diagnostischen Sitzungen gezeigte Aggression im Symbolspiel für sich allein vornahm und die Therapeutin lediglich als Zuschauerin ertragen konnte, veränderte sich die Übertragungsbeziehung im zweiten Jahr deutlich. Sofie verlagerte ihre Schuldgefühle, die zu einer massiven Selbstentwertung führten, in die Therapeutin und übernahm selbst die Rolle des verfolgenden Objektes, das verhöhnte und entwertete. In einem intensiven Prozess gelang es der Therapeutin und Sofie, in diesem existenziellen Kampf gemeinsam zu überleben. Dadurch entspannte sich Sofies innere Situation, sodass sie im Außen (Schule-Freundinnen) ihre liebenswerte und kooperative Seite deutlicher zeigen konnte. Zu Hause verharrte sie noch häufig in der abhängigen und dabei sadistisch quälenden Interaktion v. a. mit der Mutter.

Die von der Mutter durchaus wahrgenommene Diskrepanz zwischen Sofies Verhalten in der Familie und in sonstigen Feldern, mobilisierte zwar ihren Neid auf Sofie, sie brachte diesen schließlich auch in das therapeutische Feld, indem sie ihn der Therapeutin in ihrer Stunde – und nicht wie vorher durch Bemerkungen beim Bringen und Holen – direkt mitteilen konnte. Später öffnete sich die Mutter im Elterngespräch während der Abwesenheit des Vaters auf eine neue Art. Sie zeigte der Therapeutin ihre Kränkungen angesichts des schlechten Kontaktes zu ihrem Sohn und zu ihrem Mann, die sich beide auf eine für die Mutter nur schwer erträgliche Art von ihr zurückzogen.

Betrachtet man die Art und Weise, wie die Eltern Sofie der Therapeutin »übergeben« (Moser/Hortig 2012) haben, so zeigt sich eine hohe Ambivalenz dadurch, dass sie Sofie zwar regelmäßig zu ihren Termin zweimal wöchentlich brachten, dabei aber ihren Ärger projektiv an das therapeutische Objekt richteten, sodass die Therapeutin mit diesem über die Maßen angefüllt war. Die Mitarbeit der Eltern war so über lange Zeit nur pseudohaft und stellte dadurch immer wieder einen Angriff auf das therapeutische Bündnis dar. Die Eltern hatten selbst kein Beziehungsmuster, das ein Gefühl von Abhängigkeit und Wunsch nach Verbindung (Moser/Hortig 2012, S. 141) zuließ. Deshalb warteten sie ab, bis Sofies Prozess eine positive Entwicklung erkennbar werden ließ, wodurch ihre eigenen Ängste vor der Angewiesenheit auf ein Objekt gemildert wurden.

5.6.3.4 Integration (Kind: 101.–150. Std. – Eltern: 11.–16. Std.)

Sofie kommt inzwischen allein mit dem Fahrrad zu ihren Stunden. Die Eltern hatten das schon lange gewünscht. Sofie hat allerdings abgewartet, bis sie sich bereit dafür fühlte. Sie kann nun in der Übertragungsbeziehung auch idealisierende Anteile äußern. Sie schreibt auf ihre gemalten Bilder häufig am Schluss meinen Namen und überreicht sie mir feierlich als Geschenk. Wenn ich das Bild dann für meine Aufzeichnungen fotografiere, möchte sie unbedingt mich auch fotografieren, um – wie sie sagt – eine Erinnerung an mich zu haben. Diese harmonischen Szenen können für Sofie meist nur durch eine hohe Aggressivität beendet werden. Sie kann sich aus solchen Stunden kaum lösen, übergeht meine geäußerte Notwendigkeit, den Raum für die nächste Stunde wieder herzurichten, sodass es zu körperlichen Attacken ihrerseits kommt. Es ist allerdings inzwischen möglich, währenddessen den Trennungskonflikt für Sofie zu verbalisieren. Sie kann nach einer Weile dann selbst den Therapieraum verlassen.

Die Eltern kommen in diesem Abschnitt der Behandlung bereitwilliger und manchmal sogar freudig. Der Vater zeigt sich gern in der Rolle desjenigen, der die Verbesserungen bei Sofie aufzeigte, die Mutter hingegen übernimmt den Part der Kritisierenden, Unzufriedenen und Belasteten. Während ich mich anfangs noch oft in Identifikation mit Sofie emotional gerne mit dem Vater verbünden und die Mutter ausblenden will, beschäftigt mich bald mehr die emotionale Situation der Mutter. Aus den Erfahrungen mit Sofie – v.a ihre hohe Aggressivität nach nahem Kontakt – bewege ich den frühkindlichen Kontakt zwischen Sofie und ihrer Mutter in mir. Ich frage mich, ob sich die Mutter in Sofies Aggressionen gespiegelt sieht und deshalb ihrerseits so wütend ist.

Ich kann die Frage der Mutter nicht direkt stellen, da sie mit ihrem Ich-Ideal, eine perfekte Mutter sein zu wollen, nur ausweichen müsste. Deshalb bewahre ich die Frage in mir.

Sofie beschäftigt sich über mehrere Stunden mit dem Spiel »Squiggle«[61]. Es scheint für Sofie wichtig zu sein, dass wir etwas zusammen machen, dennoch wirkt sie davon getrieben, dass sie meine Bilder, die ich aus ihren Schnörkeln entwerfe, immer noch vervollständigen bzw. korrigieren muss. Hier erscheint nach meinem Eindruck wieder ihr Drang, sich meiner zu bemächtigen, um den therapeutischen Raum allein beherrschen zu können.

Eines Tages ruft mich die Mutter selbst an und bittet um ein Gespräch. Es ist das erste Mal, dass die Initiative von den Eltern ausgeht, bis dahin musste ich mich stets um ein Elterngespräch bemühen. Sie möchte ohne den Vater kommen, fragt, ob das möglich sei. Ich bejahe ihre Frage. So kommt es zu einer Situation, in der die Mutter offen über den fehlenden Kontakt zu ihren Arbeitskollegen und den daraus resultierenden Konflikten erzählt. Dabei wird deutlich, dass sie jetzt erst darüber reflektieren kann, dass sie mit ihren eigenen Möglichkeiten, mit anderen in Kontakt zu treten, unglücklich und unzufrieden ist. Sie habe sich bis jetzt meist an der Haltung ihres Mannes orientiert, der für Distanzierung und Bagatellisierung plädiert habe.

Im weiteren Gespräch wird deutlich, dass die Mutter »durch die Blume« bei mir anfragt, ob sie selbst eine therapeutische Unterstützung, so wie sie Sofie bekommt, für sich in Anspruch nehmen darf. Ich bestärke sie darin.

---

61 Squiggle bezeichnet eine Kommunikation zwischen Therapeut/in und Kind, bei der das Kind einen Schnörkel auf ein Blatt Papier zeichnet und der/die Therapeut/in ihn zu einem Bild/einer Figur vervollständigt. Dann wechseln beide die Rollen. Auf diese Weise gelangt Unbewusstes an die Oberfläche und kann im günstigen Fall auch verbal kommuniziert werden (Winnicott 1974).

Sofie bringt häufig Dinge von zu Hause mit, die ich betrachten soll. Sie zeigt sich mir, wie sie zu Hause lebt, und es entstehen darüber Gespräche über die familiäre Situation. Sofie zeigt hier eigene Reflexionsansätze und macht deutlich, dass sie an ihrer Zukunft interessiert ist, so berichtet sie z. B., dass sie allein mit dem Zug gefahren ist, oder welche Schule sie nach der vierten Klasse besuchen möchte.

5.6.3.4.1 Diskussion

Sofies Erfahrung, die Therapeutin als Objekt verwenden zu dürfen ohne sie zu vernichten, hat zu ihrer inneren Entspannung geführt. Sie konnte nun ihr Bedürfnis, gesehen und beachtet zu werden, unmittelbar in die Übertragungsbeziehung einbringen und auf projektive Identifizierungsmechanismen dabei bereits weitgehend verzichten.

> »Die Voraussetzung ist dafür zweifellos die Fähigkeit des Analytikers (der Mutter), sich mit dem Patienten (Kind) zu identifizieren. Im Laufe dieser Erfahrung kommt es zu einer weitgehenden Verschmelzung mit dem Analytiker (Mutter), so daß der Patient in die Lage versetzt wird, zu leben und Beziehungen aufzunehmen, ohne sich projektiver und introjektiver Identifizierungsmechanismen bedienen zu müssen. Dann setzt ein schmerzlicher Prozeß ein, in dessen Verlauf das Objekt vom Subjekt getrennt wird; der Analytiker erhält im Verlauf dieser Trennung einen Platz außerhalb der omnipotenten Kontrolle des Patienten. Da der Analytiker die Destruktion überlebt, die mit dieser Veränderung verbinden ist, und ihr nachgibt, kann etwas Neues entstehen« (Winnicott 1974, S. 155).

Sofies Eltern beobachteten diese Entwicklung ihrer Tochter an vielen Stellen, v. a. aber im außerfamiliären Bereich. Es ist anzunehmen, dass dies die Eltern ermutigt hat, ihre festgefahrenen Beziehungsmuster zu überdenken. Dadurch konnten Veränderungswünsche für sie selbst auftauchen und v. a. von der Mutter in die Beziehung zur Therapeutin gebracht werden. Die Eltern konnten außerdem auf ihr Enactment »zwischen Tür und Angel« verzichten.

5.6.4 Zusammenfassung

Das therapeutische Feld im Fall Sofie war v. a. von der Schwierigkeit gekennzeichnet, dass die Eltern die Notwendigkeit einer psychotherapeutischen Behandlung ihrer Tochter zwar begriffen und den organisatorischen Anteil bereitstellten, wenn auch mit minimalstem Aufwand. Allerdings zeigte sich ihr Widerstand gegen eine Kooperation mit der Therapeutin im ersten Jahr sehr intensiv. Und mehr noch, die Eltern wehrten darüber ihre eigene Betroffenheit ab und erschwerten damit die therapeutische Arbeit mit und für Sofie. Die Therapeutin musste das negative introjektive Beziehungsmuster über sehr lange Zeit in sich bewahren, um die notwendige therapeutische Arbeit mit Sofie nicht zu gefährden. Sie musste weiterhin den intensiven Wunsch nach Rache an den Eltern aushalten, ohne ihn zu agieren. Dieser Wunsch speiste sich zum einen aus einem realen Ärger über das Nichteinhalten des therapeutischen Rahmens seitens der Eltern. Zum anderen, und dies war der viel bedeutendere Teil, bestand dieser Wunsch aus einer projektiven Identifizierung mit Sofies früher narzisstischer Kränkung über das fehlende Aufgehobensein in der Familie.

Sofie tauchte intensiv in die psychotherapeutische Mikrowelt ein. Sie teilte dies auch ihren Eltern mit, was diese zunächst mit Misstrauen und Verwunderung zur Kenntnis nahmen und dies auch in den Elterngesprächen zum Ausdruck brachten.

Erst die Verbesserung der Symptomatik – hier v.a. die guten Nachrichten aus der Schule – ließen den Widerstand der Eltern sinken. Die auf diese Weise erfahrene narzisstische Bestätigung und Wiedergutmachung beruhigte sie so, dass sie ihrerseits neugieriger auf Veränderungen werden konnten und dies auch in der Elternarbeit zum Ausdruck brachten.

So haben sich die durch den Widerstand der Eltern entwickelten Barrieren für Sofies Behandlung nach langer Zeit noch zu einer produktiven Zusammenarbeit entwickeln können. Dadurch waren die Voraussetzungen gegeben, dass Sofie ihre eigene innere Entwicklung auch im familiären Rahmen vollziehen konnte und sich dadurch die familiären Beziehungen dauerhaft verändern konnten.

6 Zentrale Ergebnisse

In diesem Kapitel werden die Kind-Therapeutin-Eltern-Interaktionen der vorgelegten sechs Fallstudien vergleichend und unter übergreifenden Gesichtspunkten der »Interaktionsregulierung« (Streeck 2006) sowie der »reflexiven Mikrowelten« (Moser/Hortig 2012; Moser/Zeppelin 2004; Moser 2001) abschließend zusammengefasst. Die übergreifenden Gesichtspunkte orientieren sich an den anfänglichen Annahmen und Fragestellungen (siehe Kap. 4.1), die erkenntnisleitend für die Untersuchung der wechselseitigen Beeinflussung von Kindertherapie und begleitenden Elterngesprächen waren.

Die Annahmen 1 bis 3 umfassen die *Beteiligung der Eltern an der therapeutischen Interaktion mit Übertragungs- und Gegenübertragungsanteilen*. Die Fallstudien werden in Kapitel 6.1 in Bezug auf diesen Aspekt verglichen und noch einmal theoretisch eingeordnet.

Die Annahmen 4 und 5 beziehen sich auf die *»Mikroperspektive des therapeutischen Prozesses unter Einbeziehung der reflexiven Mikrowelt der Eltern«*. In Kapitel 6.2 werden hierzu noch einmal theoretische Parameter der Reflexivität (Moser/Zeppelin 2009; Will 2012) näher ausgeführt, um die Verschränkung bzw. Verknüpfung der Therapie des Kindes (Mikroperspektive) und der Elternbegleitung (Mikroperspektive) der Fallstudien einzuordnen und einen Blick auf die Makroperspektive der gesamten Behandlungen zu richten.

Fragestellung 6 sucht nach *übergreifenden Bewegungsmustern, die Hinweise auf Gelingen oder Scheitern einer Therapie geben können*. Diesem Aspekt wird in Kapitel 6.3 nachgegangen, indem übergreifende Ziele und Strategien herausgearbeitet werden.

6.1 Interaktion von Eltern während einer Psychotherapie ihres Kindes zwischen realer Beziehungskommunikation und psychodynamischer Interaktion

Mit den Annahmen 1 bis 3 (siehe Kap. 4.1) wurde ausgehend von der Vorstellung, dass die Interaktion von Eltern während der Therapie ihres Kindes eine von der Alltagskommunikation abweichende Dimension besitzt, die Frage aufgeworfen, wie diese Interaktion vor dem Hintergrund der psychodynamischen Wirkfaktoren von Übertragung und Gegenübertragung auf den Behandlungsprozess des Kindes Einfluss nimmt.

Untersucht man zunächst den Beginn der ausgewählten Behandlungen, so fällt auf, dass die Eltern sowohl in der Anfrage, der Terminvereinbarung und auch bei der ersten Einführung in das Problem des Kindes allein, d. h. ohne Beteiligung des Kindes, aktiv waren und damit die Interaktion zur Therapeutin maßgeblich prägten. Streeck (2006) verweist darauf, dass die ersten interaktiven Züge und das damit verbundene nichtsprachliche Redeverhalten bereits wertvolle diagnostische Hinweise enthalten und Interaktionsmuster deutlich werden, die über die Behandlung hin Bestand haben. Auf die vorgelegten sechs Behandlungsfälle bezogen lassen sich erste Diskrepanzen im Auftreten und Interagieren der Eltern erkennen. So kann man im Fall Mia erkennen, dass die Mutter von Anfang neben der Beschreibung der Symptomatik (Wutausbrüche, Einnässen, Kontaktschwierigkeiten) ihre eigene Hilflosigkeit im Umgang mit dem Kind benannte: »Die Mutter könne auf kein bewährtes Mittel des Trostes oder der Strenge in solchen Situationen zurückgreifen« (86)[62] oder: »sie sagt, sie wolle es viel besser machen als ihre Eltern.« »Sie müsse sich nun eingestehen, dass ihr Leben so kompliziert sei« (86).

Im Fall Leonie hingegen beklagte die Mutter die Symptomatik (unkontrollierte Wutausbrüche, Angstträume, Trotz) und fügte sogleich ihr Ideal von Familie und Zusammenleben hinzu, das konträr zu den Einstellungen ihres Mannes war: »Die Mutter trug ein ideales Bild einer Familie in sich, wollte aus diesem Grund »ganz« für ihre Töchter da sein« (125). »Seine (des Vaters) Ansprüche an ein Familienleben kollidierten mit denen der Mutter sehr« (125). Auf diese Weise nahm sich die Mutter selbst vollständig aus dem Konfliktgeschehen aus. Dies kann bereits als Hinweis auf eine starre Abwehrstruktur v. a. der Mutter gesehen werden.

Nils' Eltern beschrieben sofort die »explosive Stimmung in der Familie« angesichts des Symptoms der Schulverweigerung von Nils. Sie schilderten ausführlich ihre Bemühungen, das Problem selbst zu regulieren. »Anfangs wäre es noch möglich gewesen, ihn

62 Im Folgenden werden Zitate aus der vorliegenden Arbeit eingefügt. Der Verweis auf die Seitenzahl erfolgt als Zahl innerhalb einer Klammer und bezieht sich auf die Seitenzahl in dieser Arbeit.

zum Bleiben zu überreden, indem die Mutter ihm versprochen habe, auf dem Schulhof zu bleiben.« Die Mutter stellte weiterhin ihre gemachten Fehler (sich heimlich zu entfernen) offen heraus. Und auch der Vater zeigte sich in seiner machtvollen, entwertenden Haltung Nils gegenüber ohne Umschweife: »Ich habe bisher jeden Machtkampf gewonnen« (134). Inhaltlich betrachtet wirkten bei Nils' Eltern zwar starre und verkrustete Abwehrmuster, allerdings zeigte sich auch eine Offenheit, mit der sich beide Eltern präsentierten. Dadurch ist der Zugang der Therapeutin zu ihnen prognostisch günstiger einzuschätzen als zu Leonies Eltern.

In Markus' Fall »beschuldigten« die Eltern einzig und allein Markus für sein rebellisches Verhalten und zeigten eine Fremdmotivation – der Kindergarten empfahl eine therapeutische Behandlung – als auslösendes Moment für die Anmeldung zur Therapie. Das Elternpaar wirkte wenig verbunden, der Vater beteiligte sich zunächst gar nicht an der Interaktion, vielmehr überließ er der Mutter den Raum zum mächtigen Reden. Sie breitete ihre ablehnende Haltung einem Kind gegenüber unumwunden aus: »Sie habe gar keinen Kinderwunsch verspürt« (166). Auch in diesem Fall wurde bereits hier eine fehlende Reflexionsbereitschaft der Eltern sichtbar.

Moritz' Eltern beschrieben szenisch sehr eindrücklich, wie sehr sie unter dem Symptom des Einnässens und der intensiven Geschwisterrivalität bei Moritz litten. Neben der eingestandenen Hilflosigkeit wurde allerdings auch eine große Scham erkennbar. »In ihrer (Mutters) Rede schwang eine Kränkung darüber mit, dass Moritz trotz ihrer subjektiv empfundenen Empathie solche Probleme hat« (176). Der Vater stand der Mutter emotional sehr nahe und versuchte, äußere Gründe für die seelischen Probleme von Moritz zu benennen. »Er vermutete, dass der Tod eines Verwandten ein Auslöser für das Einnässen sein könnte« (176). Die elterliche Motivation schien hier hoch ambivalent zu sein.

Auch in Sofies Fall stand eine intensiv empfundene Scham der Eltern am Beginn der Interaktion: »Die Eltern empfanden eine große Scham darüber, dass ein Versagen in der Elternkompetenz nach außen dringen könnte und waren deshalb in ihren Aussagen über Sofie, aber auch über die Familie und sich selbst widersprüchlich und schwankend, mal verstanden sie »gar nicht, warum wir hier sind«, bis »Sofie terrorisiert die ganze Familie und sorgt dafür, dass kein Familienleben sein darf« (203). Sofies Symptomatik (massive Impulsdurchbrüche in der Familie und auffälliges Sozialverhalten in der Schule) sahen beide Eltern als allein bei Sofie verankert, sie zeigten weniger Hilflosigkeit als vielmehr großen Ärger.

Aus der Makroperspektive der Behandlungsverläufe lässt sich schließen, dass in den Fällen (Mia, Nils), in denen die Eltern sich in der anfänglichen Schilderung der Problematik bereits selbstreflexiv möglicherweise mitbeteiligt zeigten, eine positive Interaktion entstand, obgleich es auch hier intensive Widerstände gab. Diese waren aber stets in der Interaktion zwischen Eltern und Therapeutin wahrnehmbar und in Teilen auch ansprechbar.

In zwei Fällen (Moritz, Sofie) war diese Selbstreflexivität der Eltern anfangs noch nicht vorhanden, entwickelte sich erst später. In Moritz' Fall fand sie ohne die Therapeutin statt, in Sofies Fall war sie an erste Behandlungserfolge bei Sofie geknüpft.

In den Fällen Leonie und Markus wurde deutlich, dass die Abwehr der Eltern von Anfang an mächtig und starr wirkte. Eigene konflikthafte Anteile wurden hinter einer Ideologiebildung verborgen (Leonie) bzw. wurden aggressiv abgewehrt (Markus), indem der fehlende Kinderwunsch bzw. eine Teilnahmslosigkeit vorgeschoben wurden.

In allen Fällen ist auch die Interaktionsbeteiligung der Therapeutin von Bedeutung. Sie ist an alle Fälle mit gleichbleibender Offenheit herangegangen, wie es ihrer professionellen Haltung entspricht. Gleichwohl hat sie mittels projektiver Identifizierung die von den Eltern abgelehnten, ins Kind verlagerten Anteile aufgenommen und in sich repräsentiert. Sie war so in ihrem psychischen Funktionieren (Ferro 2003, S. 45) in der Beziehung zu den Eltern bereits intensiv beteiligt, konstituierte das therapeutische Feld mit. Bei den Eltern zeigte sich ihrerseits eine Übertragung auf die Therapeutin. Sie konnte von ihnen z. B. als hilfreiches Ideal vorwiegend positiv besetzt werden, wie dies bei Mia und Nils der Fall war. Sie konnte aber auch als strenges Über-Ich auf die Eltern wirken, von dem diese ihre Schwächen und Erziehungsfehler aufgedeckt und entlarvt fanden, wie es sich vor allem bei Moritz und Sofie zeigte. Bei Markus und Leonie herrschte eher eine ambivalente Übertragung vor, mal positiv, mal negativ. Vorrangig war für diese beiden Fälle, dass besonders die Mütter den therapeutischen Container aggressiv mit ihren eigenen negativen Anteilen anfüllten, während die Väter sich passiv zurückzogen.

Es wird unmittelbar deutlich, dass mit dem Eintreten der Eltern in das therapeutische Feld ein interaktives Beziehungsfeld entstand, in dem die Beziehungen reguliert werden mussten, wofür es keinen festen Rahmen gab. Im Kontrast dazu ereignete sich die Kommunikation mit dem Kind in der psychotherapeutischen Arbeit durch Eintauchen in die psychoanalytische Mikrowelt und erfolgte nach vereinbarten Regeln und einem festen Rahmen.

Die Interaktionen mit den Eltern fanden seltener statt und ereigneten sich häufig überraschend, nicht vorhersehbar und wirkten damit überwältigend und schwer zu regulieren. Hierzu erscheint es lohnenswert, die Interaktion mit den Eltern während der Übergabe des Kindes der vorgestellten Fälle zu vergleichen. Bei Mia, Markus, Leonie und Sofie fand ein intensiver Handlungsdialog statt. Entweder signalisierten die Kinder Mia (Anklammerung an Mutter), Markus (Verwicklung der Mutter in Gespräche mit der Therapeutin und ihm, Demonstration seiner Symptomatik (Mutter beißen) – machtvolle Aufwertung) und Sofie (Anklammerung an Mutter beim Bringen, an die Therapeutin am Ende der Stunde), dass die Trennung von der Mutter nicht einfach ertragen werden konnte und von intensivem Enactment begleitet war. In Leonies Fall fiel auf, dass diese der Mutter ihren Raum überließ, den die Mutter mit machtvoller Bedürftigkeit bemächtigend füllte (Mutter ging stets zunächst mit in den Behandlungsraum und redete auf die Therapeutin ein). Moritz (als ältestes Kind mit neun Jahren) kam selbstständig, Mutter oder Vater zeigten sich lediglich beim Abholen für Terminabsprachen. Nils kam ebenfalls selbstständig, war allerdings darauf angewiesen, dass die Eltern im Wartezimmer blieben. War dem nicht so, geriet er in emotionale Panik.

In den meisten Fällen war demzufolge die Therapeutin mit Enactments, Informationen und projektiven Identifizierungen der Eltern besetzt, ehe sie in die therapeutische Mikrowelt mit dem Kind eintrat. Bevor im nächsten Kap. 6.2. auf diese Wechselwirkung näher eingegangen wird, sei noch ein Blick auf die Interaktion innerhalb der Elterngespräche gerichtet.

Hier zeigten sich große Diskrepanzen im Vergleich der vorgelegten Fälle. Die intensivste Arbeit hat sicher mit Mias Mutter (zwei Gespräche mit dem Vater gemeinsam) stattgefunden. Dies hat zum einen seinen Ursprung in der Tatsache, dass die Mutter selbst bereits eine langjährige Therapieerfahrung hatte und deshalb wenig Ängste und Vorbehalte dem Setting der Elterngespräche entgegenbrachte. Weiterhin zeigte sie sich offen und durchlässig bezüglich ihrer eigenen Persönlichkeit und wünschte sich echte Hilfe. Sie empfand wenig Scham angesichts möglicher Erziehungsfehler, besetzte die Therapeutin vorwiegend positiv als hilfreiches Objekt. Allerdings beanspruchte sie die Verfügbarkeit der Therapeutin ganz nach ihren Möglichkeiten, die z. T. sicher aus einer objektiven Notwendigkeit entstanden. Sie zeigte Dankbarkeit für die von der Therapeutin bereit gestellte Flexibilität. Die Widerstände, die sich im Verlauf der Elterngespräche einstellten, standen in unmittelbarem Zusammenhang mit Mias Fortschritten, die die Mutter anfangs erfreuten, später aber auch Eifersuchts- und Neidimpulse in ihr hervorriefen. In solchen schwierigen Phasen versuchte die Mutter ihre Gefühle zu bewältigen, indem sie sich und manchmal auch Mia der Therapeutin entzog. Die Therapeutin nahm manchmal eine intensive aggressive Konnotation dieses Rückzugs (Mutter vergisst die letzte Stunde vor einer längeren Pause) wahr und hatte durchaus Mühe, diese Aggressivität nicht zu bewerten und dadurch selbst in ein Enactment zu geraten. Dies gelang u. a. dadurch, dass die Mutter nach solch einem Rückzug diesen erklären konnte, sodass die Therapeutin ihn nachzuvollziehen in der Lage war. Ein tieferes Einlassen der Mutter hätte sich dauerhaft zu einer echten Konkurrenz für Mia entwickeln können, da die Mutter wahrscheinlich weiter regrediert wäre und ihre Elternrolle der Therapeutin gegenüber nicht hätte wahren können. Gründe für einen Rückzug waren z. B. der Beziehungsaufbau zum neuen Partner, eine Schwangerschaft mit einer Fehlgeburt sowie die lange Krankheit des vierten Kindes.

In Leonies Fall wurde schnell deutlich, dass sich die Mutter kaum an die vorgegebenen Rahmenvereinbarungen halten konnte. Ihre eigene psychische Situation zeigte sich instabil, die Mutter pendelte zwischen einem verschmelzenden und einem aggressiven Pol hin und her. Vertraute sie sich in Leonies Stunden an, zeigte sie sich einerseits hilflos (»Während die Mutter mit mir am Tisch sitzt und ihre leidvolle Situation darlegt. Sie blendet ihre Kinder ganz aus und schildert, wie sehr sie sich vom Vater unterdrückt fühlt« (127)), breitete andererseits ihre Lösungswünsche nach aggressionsfreier Harmonie aus. In den eigentlichen Elterngesprächen aber geriet sie in einen Machtkampf mit der Therapeutin um die Termine für Leonie. »Meine Ankündigung, dass ich den Rahmen setze, verärgert die Mutter und sie wiederholt ihre Notwendigkeiten in redundanter Weise« (128). Der Vater zeigte sich mit der Mutter wenig verbunden, wirkte überlegen und machte deutlich, dass er nur wegen der Kinder noch mit der Mutter zusammen sei. »Und er verbringe sehr gerne Zeit mit Leonie ohne die Mutter, weil er die Einmischung der Mutter in seine erzieherischen Maßnahmen auf keinen Fall dulde« (130). Gleichzeitig entstand der Eindruck, dass er sich an einer therapeutischen Arbeit nicht beteiligen wollte, er habe »wenig Zeit« und eine eigene Lösung schon parat (Urlaub mit Mutter als Test). Als die Mutter nach dem Urlaub den Therapieabbruch mitteilte, begründete sie dies mit der Kur des Vaters, allerdings ist zu vermuten, dass der Vater den Abbruch »angeordnet« hatte und die Mutter sich nicht widersetzen konnte.

In den Elterngesprächen mit Nils zeigte sich bis zum Schluss eine hohe Anlehnungsbereitschaft der Eltern an die Therapeutin. Gleichzeitig konstituierte sich aber ein intensiver Widerstand, der deutlich machte, dass die Eltern in ihrer eigenen Pathologie so verstrickt waren, dass eine Selbstreflexion kaum möglich war. In einer Konfrontation mit der geringen Veränderungsmöglichkeit der Eltern konnten diese, besonders die Mutter, eigene Wege der Veränderung beschreiten, um ihren Anteil an Nils' Problematik zu verändern. Nils' Vater war in seinen Veränderungsmöglichkeiten deutlich eingeschränkter, zeigte aber durch seine stete Beteiligung an den Elterngesprächen und seine autonomen Versuchen, mit seinen körperlichen Beeinträchtigungen anders umzugehen und sich Nils auf andere Art zuzuwenden, ein eigenes Bemühen.

Bei Markus' Eltern stand der Wunsch nach narzisstischer Bestätigung der Eltern im Zentrum der Elterngespräche. Sie wollten in ihrer Art, zu leben und sich darzustellen, gerne gespiegelt werden. Die Probleme mit Markus wollten sie gerne »weggemacht« bekommen, ohne selbst tangiert werden zu müssen. So nutzten sie die Therapeutin vorrangig als Container ihrer Belastung mit dem Sohn, ohne ihre eigenen drängenden Beziehungsprobleme einzubringen. Deshalb war ihre Selbstreflexion zunächst kaum möglich. Nachdem sie wieder gekommen waren (die Affäre der Mutter war beendet), konnten sie sich intensiver einlassen und auch tatsächlich Veränderungen im Umgang mit Markus einleiten. Sie konnten sich aufrichtig freuen (v. a. der Vater), dass Markus' emotionale Situation sich deutlich entspannt hatte. Die Mutter nahm die Entlastung und Beruhigung durch die Therapeutin allerdings ambivalent auf, weil sie in ihrer ödipalen Rivalität gefangen war. Daran hatte auch die eigene Therapie nichts ändern können. Entsprechend präsentierte sie ihre Schwangerschaft am Ende hoch ambivalent. Die Therapeutin verstand es einerseits als »Geschenk« im Sinne einer Dankbarkeit für die therapeutische Begleitung (die Mutter hätte diese Information auch für sich behalten können), andererseits brachte sie ihre Unzufriedenheit über Markus' Entwicklung deutlich zum Ausdruck. Die Therapeutin konnte nach einiger Zeit und gründlicher Reflexion die Hoffnung entwickeln, dass die Eltern mehr Selbstreflexionsfähigkeit entwickelt haben, als sie in den Gesprächen erkennen konnte. Dass sie dies aber ebenso wie Moritz' Eltern im Stillen vornahmen, um die erarbeiteten Veränderungen als eigene erleben zu können, verweist auf die intensive Über-Ich-Übertragung zur Therapeutin.

In Moritz' Fall zeigten die Eltern von Anfang an in den Gesprächen ihre Problematik, sich einzulassen. Während sich die Mutter anfangs zwar recht offen zeigte, ihre eigene Beteiligung in Form des Leidens an ihren biografischen Erfahrungen preisgab, verschloss sich direkt danach das elterliche Paar. Dies stellte für die Elterngespräche eine Schwierigkeit dar, da die Therapeutin intensiv darauf achtete, die aufgestellte »Intimgrenze« zu wahren. Zusätzlich agierten die Eltern im Rütteln an den Rahmenbedingungen und häufigen Beschwerden über das Einnässen. Damit beeinträchtigten sie die Wirksamkeit der Therapie für Moritz erheblich, da die Therapeutin die Verunsicherung für Moritz containen musste, was nicht immer gelang. Dennoch arbeiteten die Eltern im Stillen soweit mit, dass die Therapeutin die Hoffnung hatte, dass Moritz seine Entwicklungsmöglichkeiten in Zukunft besser umsetzen konnte als ohne Therapie.

Bei Sofie füllten die Eltern den Raum der Elterngespräche anfangs ausschließlich damit, ihre negativen Gefühle gegenüber Sofie auszubreiten und sich anschließend von ihr zu distanzieren, indem sie sich gegenseitig versicherten, alles richtig zu machen und eigentlich gar keine Therapie zu benötigen. Die Therapeutin hatte mit den gegensätzlichen Gefühlen der Ausstoßung der Eltern und dem Wunsch, den Kontakt zu intensivieren, zu kämpfen. Nach ersten Verbesserungen von Sofies Verhalten in der Schule lockerten die Eltern ihren Widerstand und konnten das große Interesse der Therapeutin an der transgenerationalen Weitergabe der Aggression aufnehmen und wichtige Informationen geben. Dennoch wurde deutlich, dass v. a. die Mutter einmal erreichte Veränderungen kaum in sich bewahren konnte. Bei aufkommenden Krisen ging ihr verloren, was sie bereits erarbeitet hatte, und sie fühlte sich wieder »wie am Anfang«. Hiermit konfrontierte sie auch Sofie, die dann Zuflucht beim Vater suchte, als dem emotional stabileren Teil des Elternpaares.

Auf der Suche nach übergreifenden Bewegungsmustern wird zunächst deutlich, dass die Eltern Teil des *»globalen, interaktiven Arbeitsfeldes«* (Moser 2001, S. 99) waren. Sie gingen von Beginn an eine Beziehung zur Therapeutin ein, die von vielfältigen Wünschen und Ängsten gekennzeichnet war. Es zeigte sich auch, dass die Eltern sich in erster Linie als Eltern, d. h. diejenigen, die Verantwortung für ein Kind tragen, präsentieren wollten. In dieser Beziehung nahmen sie eine *»direkte Beziehung«* (ebd.) zur Therapeutin auf, die dadurch gekennzeichnet war, eine *»konstante emotionale Bindung«* (ebd.) für die Zeit, die sich ihr Kind in Psychotherapie befindet, aufrecht erhalten zu können. Gleichwohl wird erkennbar, dass Eltern in dieser Interaktion eigene Übertragungen auf die Therapeutin entwickelten, die aber in der Regel in der realen Interaktion nicht verbalisiert wurden. Die Therapeutin regulierte die Beziehung zu den Eltern stets vor dem Hintergrund des Erhalts der Beziehung, um die Psychotherapie mit dem Kind durchführen zu können. So wird deutlich, dass beide Seiten – Eltern und Therapeutin – ein Interesse an einem Gleichgewicht der Beziehung hatten.

Die Therapeutin verfolgte in den Gesprächen mit den Eltern immer das Ziel, die Eltern zum einen für den emotionalen Zustand ihres Kindes zu interessieren, zum anderen war es ihr wichtig, Informationen von den Eltern zu erhalten, die die psychische Situation des Kindes weiter erhellen konnten, um mögliche *Knoten* (Ferro 2003) zu finden, die den Eltern ein neues Verständnis für ihre Beziehung zu ihrem Kind und manchmal auch zum/zur Partner/in vermitteln konnten. Solche Gesprächsinhalte enthielten natürlich einen hohen affektiven Betrag für die Eltern. Auch wenn die Therapeutin bemüht war, hier zu regulieren, sorgten alle Elternpaare – in unterschiedlicher Dimension – ihrerseits für eine eigene Regulierung. Die Regulierung diente wie oben beschrieben des Erhalts der Psychotherapie des Kindes, aber auch des eigenen *»hinreichenden Sicherheitsgefühls«* (Moser 2001, S. 112; Hervorh. i. O.).[63]

Vor diesem Hintergrund ist der ebenfalls bei allen Eltern zeitweise erfolgte Rückzug von der Therapeutin auch weniger als Vermeidung, denn als Versuch der Wiederherstellung ihres Sicherheitsgefühls zu sehen, um eine *»emotionale Einsicht«* nicht gleich der Belastung in der direkten Beziehung zur Therapeutin auszusetzen (ebd.). Dies ist angesichts der Tatsache, dass Eltern nie eine eigene therapeutische Beziehung zur Therapeutin haben, ja auch nachvollziehbar. Es war vor allem dann notwendig,

---

63 Moser entwickelte seine theoretischen Annahmen der Beziehungsregulierung am Beispiel früher Störungen, bei denen die Notwendigkeit des Sicherheitsgefühls Vorrang vor dem Bearbeiten konflikthafter Störungsanteile hat. Ich würde nicht sagen, dass alle Eltern frühe Störungsanteile hatten. Dennoch halte ich die Verortung der Eltern am Rande des therapeutischen Feldes, d. h. eigene therapeutische Arbeit findet nicht statt, vergleichbar, da die Therapeutin des Kindes, nicht eine eigene Therapeutin für die Eltern sein kann, und damit der Erhalt der Sicherheit in der direkten Beziehung Vorrang hat.

wenn Eltern »ein fehlendes Interesse am Verstehen«[64] (ebd., S. 113) der eigenen konflikthaften Struktur hatten.

In nächsten Kapitel sollen nun die reflexiven Verknüpfungen der Therapeutin in den vorgelegten Behandlungen zusammenfassend und vergleichend erläutert werden, um die unbewusste Dimension der Transformationen zu verstehen.

6.2 Interaktive Reflexivität zwischen Eltern – Kind – Therapeutin

In den Annahmen 4 und 5 (siehe Kap. 4.1) wurde nach den interaktiven Schnittstellen zwischen Eltern-Kind-Therapeutin gefragt. Es wurden projektive Identifizierungen in die Therapeutin als wichtiges Vehikel von Verknüpfungen zwischen Kindertherapie und Elterngesprächen angenommen. Im Folgenden soll dies anhand der vorgelegten Fallstudien noch einmal überprüft und vergleichend zusammengefasst werden. Hierzu ist es angebracht, die in 3.2.2 bereits skizzierten Ausführungen zur Strukturierung mikroanalytischer Prozesse von Psychotherapie um den Aspekt der Reflexivität zu konkretisieren. Reflexivität im psychotherapeutischen Kontext ist eingebettet in Phasen von *»reflexiven Schlaufen«* (Moser/Zeppelin 2009, S. 1186), die der Beschreibung mentaler Prozesse von Therapeut/in und Patient/in dienen. Derartige mentale Prozesse finden zunächst in Form *»impliziter Reflexivität«* (ebd., S. 1190) im Einzelnen statt. Sie beinhalten subjektive Reflexionen der affektiven Anteile und erfolgen unmittelbar, sie sind nicht an sprachliche Strukturen gebunden und finden während der therapeutischen Arbeit in allen Beteiligten – Eltern-Kind-Therapeutin – statt. In der intersubjektiven Kommunikation zwischen Therapeutin und Kind kommt es zu ständigen Externalisierungen der impliziten Reflexivität. So werden Zeichnungen, Symbolisierungen und Rollenspiele als solche Externalisierungen bezeichnet (Ferro 2003; Moser/Zeppelin 2009), in denen es außerdem zu einer Interaktion mit einem Objekt, der Therapeutin, kommt. In einer zirkulären Struktur ist die Therapeutin nun an der reflexiven Einbindung beteiligt, wie in den Spielszenen der behandelten Kinder vielfältig gezeigt wurde: Beispielhaft möchte ich hier die Rollenspiele Mias (z.B. 102) nennen, in denen sie die fehlende mütterliche Strukturierung in einem Spiel einer Bahnfahrt symbolisierte. Durch die Einbeziehung der Therapeutin in das Spiel konnte diese ihre implizite Reflexivität (Gedanken über die Mutter-Kind-Beziehung) einbringen und auf eine Weise externalisieren, dass Mia neue Interaktionserfahrungen machen konnte: Die Rollenspielmutter konnte die

64 Auch hier gilt die Annahme aus der vorherigen Fußnote.

Situation mit quengelnden Hasenkindern halten und musste keine Schuldzuweisungen an sie vornehmen.

Als weiteres Beispiel kann Moritz' Rollenspiel (187) gesehen werden, in dem er seine gierigen und aggressiven Anteile als Räuber inszenierte. Auch er bezog die Therapeutin mit in das Spiel ein, indem er sie zunächst als begleitendes Objekt verwendete, um sich emotional abzusichern. Bald erklärte er sie aber auch zur Gegenspielerin und probte hierbei die Wirkung seiner negativen affektiven Haltungen. Indem die Therapeutin nun ihre implizite Reflexion (Moritz' inneren Konflikt angesichts widerstreitender Impulse: die Introjektmutter vernichten zu wollen, um sie als gutes Objekt erhalten zu können) in ihre Rollenübernahme zur Externalisierung der Reflexivität bringen konnte, konnte Moritz neue Interaktionserfahrungen machen: Die Therapeutin konnte seine Angriffe überleben, dadurch milderten sich seine Ängste vor Bestrafung durch elterliche Objekte. Hierbei wirkten Therapeutin und Kind als ein Paar, das die unbewusste Fantasie figurierte (Ferro 2003; Will 2012).

In Sofies Fall kann die Entwicklung von Externalisierungen gezeigt werden, wie sie sich zunächst allein und erst später unter Einbeziehung der Therapeutin darstellten. Anfangs erfolgte die Externalisierung von Sofies impliziter Reflexion in Form von Symbolisierungen im Sand (das Spiel der Düsenjets) und dem Spiel im Puppenhaus (das einsame Mädchen schaut DVDs) (205). Hierbei war die Therapeutin ihrerseits mit ihren impliziten Reflexionen beteiligt. Ihre Versuche der Externalisierung in Form von Deutungen und Spiegelungen wies Sofie strikt zurück. Erst viel später traute sie sich, die Therapeutin mit einzubinden und ihr die Rolle des negativen mütterlichen Objektes zuzuschreiben, das sie mit ihren sadistischen Angriffen zu zerstören suchte: Sie inszenierte den körperlichen Angriff auf die Therapeutin als Kundin, die in einem Tiergeschäft ein Tier kaufen sollte, wobei Sofie die Verkäuferin spielte, die der Kundin das ersehnte Objekt vorenthielt und sie statt dessen vernichten wollte (208).

Sofie brauchte viel Zeit, bevor sie in die gemeinsame Reflexivität eintauchen konnte.

> »Die gemeinsame Reflexivität kann sich nur entwickeln, wenn ein Gefühl der Sicherheit in der realen Beziehung dominiert (nicht angegriffen, nicht gekränkt zu werden, sich aufgehoben zu fühlen, nicht von den eigenen Affekten überwältigt zu werden, nicht gefährlich für den anderen zu sein, usw.)« (Moser/Zeppelin 2009, S. 1198).

So wird verständlich, dass Sofies Sicherheitsgefühl am Anfang wenig ausgeprägt war, sie lange Zeit brauchte, ehe sie sich der interaktiven Reflexivität stellen konnte, und sich dadurch Transformationen ergeben konnten.

Diese im szenischen Interagieren erworbenen Transformationen, die von der Therapeutin als reflexive Schlaufen angeboten wurden, waren zunächst virtuell erlebbar – im

Spiel. »Sie bleiben vorerst als Potential für reale Beziehungen zur Verfügung und werden in einem weiteren Schritt in die Außenwelt integriert« (ebd.). In der psychotherapeutischen Behandlung von Kindern ist das Gelingen der Integration von Veränderungen in das soziale Gefüge der Familie in hohem Maße von den realen Elternobjekten abhängig, wie in Kap. 3.1.2 bereits ausgeführt wurde.

In den vorgelegten Fällen war die Therapeutin bemüht, diese Integration zu unterstützen, indem sie ihre mentale Suchbewegung während der Arbeit mit dem Kind auch auf die Eltern bzw. die introjizierte Eltern-Kind-Beziehung gerichtet hat. Sie hat diese in ihrer Rêverie repräsentiert und sie – wenn möglich – in die reflexive interaktive Welt des Spiels eingebracht. Dies erfolgte vorwiegend in Form von Rollenübernahme und -ausgestaltung im Spiel, da Kinder für die Sprache als »kommunikative Festlegung der Interaktivität« (ebd., S. 1199) noch nicht in gleichem Maße zugänglich sind wie Erwachsene. Dennoch war es für die Kinder sehr wichtig, von der Therapeutin zu erfahren, dass diese auch ihre Eltern betreut, was für sie eine Entlastung bedeutete. Sie konnten sich so vertrauensvoll in ihre therapeutische Mikrowelt einlassen, ohne zu viel Sorge um mögliche unkontrollierbare Reaktionen und Veränderungen der Eltern befürchten zu müssen. Dazu gehörte ebenfalls, dass die Therapeutin Anteile aus den Elterngesprächen an die Kinder kommunizierte, die sie betrafen, um für Reflexivität zu sorgen. Am weitgehendsten wurde diese Reflexivität mit Nils erreicht, als es darum ging, ihm nahe zu bringen, dass seine Eltern die für ihn notwendige Sicherheit nicht leisten konnten und deshalb ein Klinikaufenthalt notwendig war. Die Therapeutin ließ ihn an einer distanzierten Betrachtung seiner Eltern teilhaben, hat dabei aber ihre eigene Verantwortung für beide, Eltern und Nils, deutlich werden lassen, sodass Intersubjektivität im Beziehungsfeld Eltern-Kind-Therapeutin stattfand.[65]

In der Arbeit mit den Eltern nahm die kommunikative Festlegung der Interaktivität hingegen mehr Raum ein. Gleichwohl war das Arbeiten mit der Verbindung der beiden Bezugssysteme Kind und Eltern von anderen Schwierigkeiten geprägt. Man kann davon ausgehen, dass sich auch in Eltern während der gemeinsamen Arbeit eine implizite Reflexivität ereignete, in der sie sich mit ihrem Kind und v. a. mit sich und ihren Wünschen und Ängsten beschäftigten. Sie externalisierten dies auch in den Elterngesprächen und waren in hohem Maße gefordert, wenn die Therapeutin die Ergebnisse ihrer Reflexion einbrachte. Aus ihrer – im Gegensatz zum Kind – distanzierteren Position der Therapeutin gegenüber,

65 Diese Intersubjektivität unterscheidet sich deutlich von einer systemischen Arbeit (J. Novick/ K.K. Novick 2009, S. 168ff.), bei der alle Beteiligten miteinander sprechen, was meiner Ansicht nach schwer zu kontrollierende Auswirkungen auf die realen Beziehungen haben kann. In der hier vorgeschlagenen Form bleiben die Subjekte geschützt vor möglichen Scham- oder Unterwerfungskonflikten, können ihre Affekte und Haltungen in ihre implizite Reflexivität aufnehmen und erst später in die realen sozialen Beziehungen einbringen.

waren Eltern stark mit ihrer Selbstwertregulierung während der Interaktion beschäftigt. Wie Moser ausführt, findet u. a. eine Kontrolle des Objektes der Therapeutin statt. »In diesen Bereich fallen Phänomene wie die projektive Identifizierung, Imitation, konkretistische Modellierung, Benützung des Analytikers als Container usw.« (Moser 1991, S. 330). Vor dem Hintergrund des Respekts der Therapeutin vor diesen Regulierungsversuchen von Eltern konnte es in der gemeinsamen Interaktion zeitweilig zu einem Austausch der Reflexionssysteme von Therapeutin und Eltern kommen. Dies war die Voraussetzung für eine intersubjektive Reflexivität, die dann auch zu Transformationen der Eltern geführt hat.

Beginnend mit dem Fall Mia hat sich gezeigt, dass Mias Mutter ein weitreichendes Interesse hatte, ihre Beziehungsstrukturen sowohl in der Beziehung zu Mia als auch in ihren Partnerschaften (Mias Vater/neuer Partner) zu verändern. Sie konnte ihre implizite Reflexivität in der Interaktion mit der Therapeutin gemeinsam mit ihr betrachten, sodass sich Intersubjektivität herstellte. Die Therapeutin verknüpfte ihre Reflexivität mit der der Mutter und konnte ihr Verständnis entgegen bringen. Sie hatte diese Verknüpfung in der Arbeit mit Mia in sich repräsentiert, weshalb sich auch in Zeiten aggressiven Enactments seitens der Mutter (Mutter entzieht sich und mitunter auch Mia) keine negative therapeutische Reaktion einstellte, die nicht zu integrieren gewesen wäre. Umgekehrt konnte die Mutter sicher auf Mias Transformationen in ihrem Erleben im Gesamten gut eingehen, sie konnte ihr Verhalten in großen Teilen ändern und an Mias Bedürfnisse anpassen. Auch Mia entwickelte mehr Autonomie und veränderte deshalb ihre Wünsche an ihre Mutter. Dies bezog sich im Übrigen ebenfalls auf den Vater, der früh aus der gemeinsamen therapeutischen Arbeit ausschied, aber in der Reflexivität Mias und der Mutter präsent war. Deshalb konnte der Kontakt zum späteren Zeitpunkt wieder verbessert, d. h. mit weniger Erwartungen erneut aufgenommen werden. So ist es zu einem produktiven Verlauf der Behandlung und der intersubjektiven Reflexivität aller Beteiligten gekommen.

Eine ähnlich produktive Entwicklung hat es in Nils' Fall gegeben. Hier brachten sich die Eltern zwar nicht so intensiv mit ihren persönlichen Anteilen ein – vielleicht, weil sie immer als Paar fungierten, allerdings nahm die Therapeutin die pathologischen Anteile über die projektive Identifizierung intensiv auf. Im Verlauf erkannte besonders die Mutter ihren eigenen pathologischen Anteil und bearbeitete diesen in einer eigenen Therapie. Die Therapeutin konnte auf diese Weise die Schwierigkeiten der Eltern in sich repräsentieren und v. a. in der Entscheidung für einen temporären Klinikaufenthalt mit Nils einbeziehen. So konnte diese schwerwiegende Entscheidung in einer intersubjektiv geteilten Reflexivität erfolgen und Nils entsprechend viel davon profitieren. Auch die anschließenden konflikthaften Situationen mit seinen Eltern (Spanienurlaub) konnte Nils aufgrund seiner erarbeiteten Transformationen für sich in der Therapie bearbeiten und war in seiner sozialen Realität in der Familie auf diese Weise nicht überfordert. So ergab auch in diesem Fall die Elternarbeit eine vorwiegend positive Unterstützung für Nils' Entwicklung.

Barrieren ergaben sich in Leonies Fall – wie oben bereits geschildert wurde. Die Eltern waren als Paar nicht miteinander in Verbindung, so konnte auch die Empathie der Therapeutin keine Wirkung zeigen. Projektive Identifizierungen konnten nicht aufgelöst werden, und Leonie hatte zu keinem Zeitpunkt ein ausreichendes Sicherheitsgefühl, um über die Darstellung ihrer Problematik hinaus in ein intersubjektives Reflektieren mit der Therapeutin zu kommen. Die Paarbeziehung der Eltern stellte eine unüberwindbare Barriere für Leonies Behandlung dar, da Veränderungen zu verunsichernd für die Eltern gewesen waren.

In Markus' Fall zeigten sich Barrieren zunächst durch einen tabuisierten Beziehungskonflikt der Eltern. Die Therapeutin versuchte Markus v. a. in seinem Sicherheitsbedürfnis zu unterstützen, indem sie eine verlässliche und beruhigende Wirkung auf ihn hatte. Allerdings konnte die reflexive Verknüpfung zu den impliziten Reflexivitäten der Eltern nicht gelingen, weil diese nicht offen zueinander und auch nicht zur Therapeutin waren. Im späteren Verlauf konnten die Eltern dann in Ansätzen biografische Anteile einbringen und damit partiell einen verstehenden Zugang zu Markus ermöglichen. Allerdings zeigte sich die Pathologie der Eltern (Mutter ödipal gebunden, Vater narzisstisch distanziert) als Barriere, die durch eine Therapie der Mutter in Teilen bearbeitet werden konnte. Zumindest haben die impliziten Reflexionen der Therapeutin zu einer Angstmilderung der Eltern beigetragen, diese haben Anteile von Elternfähigkeiten gewonnen, was in dem Zustandekommen einer Schwangerschaft seinen symbolischen Ausdruck fand.

Auch Moritz' Eltern zeigten deutliche Widerstände, sich auf eine intensivere Arbeit einzulassen. Als sie realisierten, wie sehr sie mit der Symptomatik von Moritz verstrickt waren, zogen sie sich aus der realen Beziehung zur Therapeutin weitgehend zurück. Das intensive Werben der Therapeutin um die Weiterführung der Therapie mit Moritz erreichte die Eltern aber auf eine Weise, dass sie im Rückzug doch ihre implizite Reflexivität erhalten konnten. Nicht zuletzt wertschätzten sie die großen Verbesserungen im Familienleben (Verminderung der Geschwisterrivalität) und ließen die Therapie weiterbestehen. Die inneren Widerstände blieben als projektive Identifizierungen in der Therapeutin über die gesamte Behandlungszeit bestehen, wurden in der Reflexivität repräsentiert, um Moritz' Entwicklung nicht zu beeinträchtigen. Moritz hat seine Transformationen vollzogen, allerdings musste er – seinem Loyalitätskonflikt entsprechend – den Erfolg vor der Therapeutin verbergen, um die Sicherheit seiner Eltern nicht zu gefährden. Aus der Makroperspektive betrachtet konnten die Barrieren durch die Eltern soweit gemildert werden, dass Moritz profitieren konnte, allerdings durfte der Erfolg nicht gemeinsam geteilt werden. Deshalb konnte er innerhalb des therapeutischen Rahmens nicht in vollem Umfang eintreten.

Im Fall von Sofies Eltern schien die interaktive Reflexivität anfangs kaum möglich. Die Eltern lehnten empathische Einfühlung durch die Therapeutin ab, überschütteten sie in anderen Momenten aber mit vorwurfsvollen Klagen über Sofies Verhalten. Hier zeigte sich eine frühe Störung der Eltern, die keinen mentalen Raum hatten, um Prozesse zu beobachten und zu reflektieren. Vielmehr zeigten sich negative Haltungen zur Therapeutin. »Was immer der Analytiker in die Einsicht beider verändernd einzubringen versucht, wird abgelehnt, ja vernichtet« (Moser 2001, S. 116). Die Therapeutin wurde in dieser Anfangszeit von den Eltern nur dazu gebraucht, um die eigene affektive Sicherheit zu gewährleisten. Insofern konnte bei ihr eine ganz ähnliche innere Struktur wie bei Sofie angenommen werden, durch die v.a. der Mutter kaum innere Distanzierung und implizite Reflexivität möglich war. Die Therapeutin begegnete diesem Umstand, indem sie auf das Bedürfnis nach geringer Frequenz der Elterngespräche anfangs Rücksicht nahm. Nachdem sich Sofies Situation in der Schule deutlich verbessert hatte, kam es zu einer intensiveren Elternarbeit, bei der die Eltern ihre biografischen Hintergründe ausbreiten und gemeinsam mit der Therapeutin betrachten konnten. Hier versuchte die Therapeutin, ihre implizite Reflexivität intersubjektiv einzubringen, indem sie die unbewussten Konflikte von Sofie den Eltern in einer Art nahebrachte, dass diese sich nicht schuldig fühlen mussten und dadurch in ihrer affektiven Sicherheit nicht zu sehr irritiert wurden. Auf diese Weise konnten die Eltern allmählich Sofies Fortschritte auch über Zeiten von Unsicherheiten und Krisen in sich bewahren, ohne ihrerseits Sofie mit ihren Vorwürfen zu bestrafen – ein Aufgehobensein im Inneren der Eltern. Dadurch erwiesen sich die anfänglichen starken Barrieren doch noch veränderbar in Richtung einer produktiven Unterstützung von Sofies therapeutischer Behandlung.

Zusammenfassend kann festgestellt werden, dass interaktive Reflexivität mit Eltern an verschiedene Einflussfaktoren gebunden ist, die sich im Laufe der begleitenden Elternarbeit während einer Psychotherapie des Kindes konstituieren können. Die Ergebnisse der vorgelegten Studie machen deutlich, dass ein eigenes Leiden der Eltern an der Problematik des Kindes sowie die Hilflosigkeit im Umgang mit dem Kind produktive Voraussetzungen dafür war, den Eltern zu eigener Reflexivität zu verhelfen. Im Gegensatz dazu erwies sich eine »Fremdmotivation« durch Kindergarten und Schule allein eher als eine Barriere. Allerdings waren beide Bedingungen, die zu Beginn der Therapie herrschten, keine Garantie für deren Erhalt während der Therapie. Es musste sich im Weiteren die Fähigkeit zur impliziten Reflexivität zunächst anbahnen, daraufhin weiterentwickeln und im günstigen Fall mit der impliziten Reflexivität der Therapeutin verknüpfen. Die implizite Reflexivität der Therapeutin enthielt u.a. die konflikthaften Anteile des Kindes, die zum Teil auch die Beziehung zwischen Eltern und Kind betrafen. Dieses Vorgehen setzte eine partielle Angstfreiheit der Eltern voraus, die, wie gezeigt wurde, bei den Eltern von Mia und Nils vorhanden war, sich bei den Eltern von Markus Moritz und Sofie allmählich entwickeln konnte, bei Leonies Eltern hingegen nicht eintrat.

Mit Angstfreiheit ist hier das Aushalten von affektiven Irritationen gemeint, die Eltern ertragen können müssen, wenn sich Veränderungen in den Beziehungsstrukturen dauerhaft umformen, es also zu Transformationen kommen sollte. Auf dem Weg dorthin »attackiert, spaltet und projiziert« (Ferro 2003, S. 35) jedes Elternteil ähnlich wie das Kind. Allerdings ist hierbei vonseiten der Therapeutin ein anderer Umgang mit den Eltern als mit dem Kind notwendig. Wie gezeigt, reagierten einige Eltern selbst mit einem temporären Rückzug, um ihr Sicherheitsgefühl wieder zu errichten[66]. Auch die Therapeutin durfte Eltern mit den pathologischen Anteilen nicht in gleichem Maße konfrontieren, wie es in einer eigenen Therapie mit ihnen möglich gewesen wäre. Nils' Mutter und Markus' Mutter konnten sich auf eine externe eigene psychotherapeutische Behandlung einlassen und waren auf diese Weise in der Lage, produktiv auf ihre Kinder einzuwirken. Andere (Moritz) benötigten die Distanz zur Therapeutin über die Behandlungsdauer hinweg, konnten aber trotzdem eine Entwicklung vollziehen. Andere (Sofie) konnten die Distanz wieder verringern. Leonies Eltern hingegen mussten die Behandlung abbrechen. Die Therapeutin musste durchlässig und offen für die von den Eltern eingebrachten projektiven Identifizierungen, aber auch Reflexionen sein und ihre Neutralität bewahren, um ihr Gleichgewicht im Umgang mit den Eltern aufrecht zu erhalten.

6.3 Methode und Erkenntnisgewinn

Abschließend sollen die in Kap. 4.2 und 4.3. entwickelten methodischen Grundlagen der Studie anhand der gewonnenen Ergebnisse überprüft werden. Die Berechtigung der psychoanalytischen Einzelfallstudie ist belegt worden (siehe Kap. 4.2), kann aber mit Blick auf die vorgelegte Studie dahingehend differenziert werden, dass hierbei zwischen der Prozessforschung und der Ergebnisforschung unterschieden wird. Die vorliegende Studie befasste sich vorrangig mit dem prozesshaften Charakter der Interaktionen zwischen dem Kind und der Therapeutin auf der einen und der verknüpfenden Interaktion der Therapeutin und den Eltern auf der anderen Seite. Es war durchaus auch ein

66 Dieser Rückzug der Eltern von der Therapeutin, bzw. den begleitenden Elterngesprächen, beugt meiner Ansicht nach einem reaktiven Rückzug der Eltern von ihrem Kind vor, der von J. Novick/K.K. Novick als Reaktion auf auftauchende überfordernde Bündnisaufgaben beschrieben wird (J. Novick/K.K. Novick 2009, S. 155f.).

Anliegen, die behandelten Fälle auf ihre Ergebnisse hin zu betrachten. Der Fokus lag allerdings mehr auf der Ausarbeitung der prozessualen Anteile des Austausches von Reflexivität im therapeutischen Feld von Kind-Eltern-Therapeutin.

> »Prozessstudien richten ihre Aufmerksamkeit auf Variablen wie die verbale und nonverbale Kommunikation zwischen Patienten und Therapeuten, auf die therapeutischen Techniken und die Reaktionen darauf seitens der Patienten, auf die Erfahrungen von Patienten und Therapeuten im Verlauf von Sitzungen und auf verschiedene Aspekte der therapeutischen Beziehung und Allianz« (Orlinsky 2010, S. 144f.).

Die hierzu notwendige mikroskopische Betrachtung sequenzieller Behandlungsabschnitte gewinnt in der psychotherapeutischen Forschungslandschaft ein immer größeres Interesse (Moser 2001; Streeck 2006; Orlinsky 2010), da hierbei zum einen der unmittelbare Gewinn für die psychotherapeutische Praxis evident ist, zum anderen die epistemologische Haltung in den Humanwissenschaften durch den Zuwachs der psychodynamischen Psychotherapieforschung an Bedeutung gewinnt. Gleichwohl erfordert die Erforschung von prozesshaften Parametern wie Intuition, Affektwahrnehmung und Rêverie Messinstrumente, die Verallgemeinerbarkeit und Validität ermöglichen. Interpretationen wie sie in der vorliegenden Studie angewandt wurden, müssen Konzepte enthalten, die zu einer Vergleichbarkeit und Abstraktion führen können. Es besteht weitgehende Übereinstimmung in der Einschätzung, dass das Erforschen prozessorientierter Parameter aus verschiedenen Perspektiven der Beobachtung (Therapeuten, Patienten, externe Rater und Supervisoren) auch unterschiedliche Ergebnisse hervorbringt (Orlinsky 2010; Kächele 2006; Stuhr 2007), die in der Komplexität des Forschungsgegenstandes begründet sind. Hier sind Aspekte gemeint, die psychische, meist unbewusste Abwehrleistungen der Menschen betreffen und latent, dynamisch und überdeterminiert sind (Stuhr 2007, S. 953). Dennoch wird die Relevanz solcher Studien im Hinblick auf verschiedene Variablen als unverzichtbar eingeschätzt, da sie u.a. wertvolle Hinweise auf beziehungsrelevante Kategorien des psychoanalytischen Prozesses gibt. »Die Validität des eigenen Tuns bleibt in diesem Bereich die intuitive Gewißheit, ein Phänomen, dem sich die Psychotherapieforschung meines Wissens noch nicht zugewandt hat« (Moser 1991, S. 318).

In der vorgelegten Studie wurde über die Einführung des Modells der Mikrowelten und der Reflexivität eine Abstraktionsebene geschaffen (Moser 1991, 2009, 2012), mittels derer die verschiedenen Fälle miteinander verglichen werden konnten.

Die Ergebnisse (siehe Kap. 6.1, 6.2) weisen Gemeinsamkeiten und auch Unterschiede in der Entwicklung der interaktiven Reflexivität auf. Die subjektive Disposition der einzelnen Elternobjekte differierte in Teilen stark. Sie schwankte zwischen einer ausgeprägten eigenen Pathologie (Mias Mutter, Borderline-Störung) und einer reifen neurotischen Konfliktstruktur (Moritz' Mutter, ödipaler Konflikt). Dies hatte allerdings wenig Auswirkung auf die Herstellung der interaktiven Reflexivität in der Eltern-Therapeutin-Beziehung.

Als übergreifende Muster lassen sich zwei Faktoren nennen: Erstens hat die *persönliche Dimension* (Orlinsky 2010, S. 151) der Interaktion und der Beziehung zur Therapeutin eine große Bedeutung. Zweitens ist die *interaktive, aufgabenorientierte Zusammenarbeit* (ebd., S. 154) ein wichtiges Kriterium für eine produktive therapeutische Arbeit. Beide Faktoren beziehen sich auf das *therapeutische Band* (ebd., S. 151ff.).

Die *persönliche Dimension* zeigt sich in der Fähigkeit der Eltern, sich mit ihrer Hilflosigkeit vertrauensvoll an die Therapeutin zu wenden und mit echter und aufrichtiger Hilfe zu rechnen. Ein nicht zu unterschätzender Vorteil der vorgelegten Studie ist, dass die Therapeutin die Fälle alle selbst durchführte, d.h. es lag eine gewisse Verlässlichkeit in ihrer Funktion, da sie alle Fälle mit derselben professionellen Haltung durchführte. Hierbei legte sie besonderen Wert auf ihre Authentizität, die den Eltern ihr persönliches Engagement vermitteln sollte. In Kap. 4.2 wurde bereits die Problematik der Triangulierung im Forschungsprozess angesprochen. Diese fußt auf dem Umstand, dass Therapeutin und Forscherin eine Personalunion bilden. Es wurden die notwendigen Instrumente zur Distanzierung und Triangulierung (externe Supervision, externe Interpretationsgruppe) benannt. Aus der Perspektive, dass die Therapeutin alle sechs Fälle selbst behandelte, ist für den Parameter der *persönlichen Dimension* eine Validität gegeben, da die Therapeutin eine Konstante in allen therapeutischen Behandlungen bildete. Ihre Professionalität und die begleitende Supervision sowie die durch die Interpretationsgruppe abgesicherte externe »Kontrolle« garantierte eine ausreichende Selbstreflexion, um pathologische Übertragungen von ihrer Seite auf die Kinder und ihre Eltern ausschließen zu können, sodass die gefundenen übergreifenden Muster eine Aussagekraft haben.

Das zweite übergreifende Muster der *interaktiven, aufgabenorientierten Zusammenarbeit* konnte aus der interaktiven Reflexivität abgeleitet werden, die sich in den einzelnen Fällen einstellte und zur Produktivität der kindlichen Psychotherapie beitrug. In diesem Feld sind Merkmale wie emotionale Durchlässigkeit, eigenes Interesse an Veränderung und Berührbarkeit kennzeichnend für einen voranschreitenden Prozess. Diese Merkmale müssen nicht von Anfang an vorhanden sein, sondern können sich auch mithilfe der persönlichen Dimension, also der inneren Durcharbeitung in der Therapeutin (Containing, Reflexion der Gegenübertragung) und den bereits erwähnten Entwicklungsschritten wie z.B. Symptomverbesserung beim Kind, Selbstreflexion u.a. später einstellen, wie bereits ausgeführt wurde. Orlinsky spricht in diesem Zusammenhang von einer effektiven Koordination von Führungsstilen: »Es geht dabei um Initiative und Kontrolle, in dem Sinne, dass beide weder permanent versuchen, die Führung zu übernehmen, noch darauf warten, dem anderen nur zu folgen« (ebd., S. 154).

6.4 Nachtrag

Diese Arbeit soll nicht abgeschlossen werden, ohne noch einmal zum Ausgangspunkt des Forschungsinteresses zurückzukehren: Die Arbeit mit Ines und ihren Eltern.

Zur Erinnerung: Nach einer intensiven therapeutischen Arbeit, in deren Verlauf die zerstrittenen Eltern eine neue Annäherung wagen konnten, und Ines damit für eine Zeitlang deutlich entlastet war, kam es zu dem für den Vater dramatisch erlebten Verlust seiner Beziehung zu Ines. Ines hatte sich entschieden, den Kontakt zum Vater ganz einzustellen. Was war geschehen? Die Mutter hatte die Zeit, in der Ines mit ihrem Vater verreist war, offensichtlich nicht ertragen können. Erinnerungen aus früheren Zeiten, in denen sie Ines nicht sicher beim Vater aufgehoben wusste, aktivierten sich bei ihr und führten zu intensiven Ängsten. Diese konnte sie nicht allein verarbeiten, sondern verlagerte sie projektiv identifizierend in Ines. Zudem projizierte sie die Schuld in die Therapeutin und führte den Abbruch der therapeutischen Beziehung herbei. Dieses Vorgehen wird bei Ines ebenfalls eine erneute schwer erträgliche Spannung hervorgerufen haben. Zum einen entzog ihr die Mutter abrupt die intensive Übertragungsbeziehung zur Therapeutin. Diese passiv erlebte Ohnmacht stellte eine empfindliche Destabilisierung von Ines dar. Sie begegnete diesem Einbruch nun auf eine recht autonome Weise, wie sich aus heutiger Sicht zeigt. Sie schützte sich vor den unerträglichen Spannungen, die die narzisstischen Projektionen ihrer Eltern bei ihr bewirkten, indem sie eine Quelle ausschaltete. »Wenn das Kind sich nicht klar für ein Elternteil entscheidet, wird seine ungelöste Ambivalenz in zahlreichen Einzelheiten des täglichen Verhaltens sichtbar, als ob es mit abwechselnden Identifizierungen eine utopische Neutralität erzielen müsse« (T.E. de Folch/P. Folch 2011, S. 144f.). Ines entschied sich für die existenziell wichtigere Beziehung zu ihrer Mutter. So betrachtet hat die Therapie mit Ines zwar kein gemeinsames Ende gefunden, dennoch kann ihre Fähigkeit, eine solche Entscheidung zu treffen, vermutlich doch als ein zu diesem Zeitpunkt positives Therapieergebnis gewertet werden. Ob Ines in ihrem Erwachsenenalter wieder Kontakt zu ihrem Vater aufnehmen kann, um die Verletzungen bearbeiten zu können, bleibt zu hoffen.

Dieser Fall eröffnet den Blick auf weitere Forschungsaspekte. Es zeigte sich, dass die Elternarbeit mit getrennten Eltern neue Fragen aufwirft. Weiterhin erfordern die stetig wachsenden Patchwork-Familien mit ihren multiplen Identifizierungsangeboten und -notwendigkeiten weitere Forschungsaktivitäten.

Literatur

Ahlheim, Rose (2008): Gitter vor den Augen. Innere und äußere Realität in der psychoanalytischen Therapie von Kindern und Jugendlichen. Frankfurt a.M.: Brandes & Apsel.

Ahlheim, Rose (2009): Über die Bedeutung der Differenz innerhalb der Triade. Analytische Kinder- und Jugendlichenpsychotherapie 3, 345–362.

Ahlheim, Rose & Eickmann, Heidemarie (1999): Wirkfaktoren in der Arbeit mit den Eltern. Analytische Kinder- und Jugendlichenpsychotherapie 3, 381–397.

Altmeyer, M. & Thomä, H. (Hg.) (2006): Die vernetzte Seele. Die intersubjektive Wende in der Psychoanalyse. Stuttgart: Klett-Cotta.

Anzieu, Annie; Anzieu-Premmereur, Christine & Daymas, Simone (Hg.) (2006): Das Spiel in der Kinderpsychotherapie. Tübingen: Ed. Diskord.

Argelander, Hermann (1970/2011): Das Erstinterview in der Psychotherapie. 9. Aufl. Darmstadt: WBG.

Baranger, M. & Baranger, W. (Hg.) (1969a): Problemas del campo psicoanalítico. Buenos Aires: Kargieman.

Bauer, Joachim (2005): Warum ich fühle, was du fühlst. Intuitive Kommunikation und das Geheimnis der Spiegelneuronen. Hamburg: Hoffmann und Campe.

Benedek, Therese (1960): Elternschaft als Entwicklungsaufgabe. Ein Beitrag zur Libidotheorie. J. Psych-Anal. 1, 35–61.

Benedek, Therese (1973): Psychoanalytic investigations selected papers. New York: Quandrangle.

Bick, Esther (2002): Kinderanalyse heute. In: Bott-Spillius, Elizabeth & Vorspohl, Elisabeth (Hg.): Melanie Klein heute. Entwicklungen in Theorie und Praxis. Bd. 2. Stuttgart: Klett-Cotta.

Binét, A. (Juli 1979): Zur Genese von Störungen der Sphinkterkontrolle. Psyche – Z Psychoanal 33, 1114–1126.

Bion, Wilfred R. (1965/1997): Transformationen. Frankfurt a.M.: Suhrkamp.

Bion, Wilfried R. (1962/1992): Lernen durch Erfahrung. Frankfurt a.M.: Suhrkamp.

Bion, Wilfred R. (2002): Anmerkungen zu Erinnerung und Wunsch. In: Bott-Spillius, Elisabeth (Hg.): Melanie Klein heute: Entwicklungen in Theorie und Praxis. Bd. 2. Stuttgart: Klett-Cotta, S. 225–235.

Bohleber, W. & Drews, S. (Hg.) (2002): Die Gegenwart der Psychoanalyse – die Psychoanalyse der Gegenwart. Stuttgart: Klett-Cotta.

Boothe, Brigitte & Heigl-Evers, Annelise (1996): Psychoanalyse der frühen weiblichen Entwicklung. München Basel: Ernst Reinhardt.

Bott-Spillius, Elisabeth (Hg.) (2002): Melanie Klein heute. Entwicklungen in Theorie und Praxis, Bd. 1. Stuttgart: Klett-Cotta.

Brazelton, Thomas Berry & Cramer, Bertrand G. (1994): Die frühe Bindung. Die erste Beziehung zwischen dem Baby und seinen Eltern. Stuttgart: Klett-Cotta.

Brem-Gräser, Luitgard (2011): Familie in Tieren. Die Familiensituation im Spiegel der Kinderzeichnung. Entwicklung eines Testverfahrens. 10. Aufl. München: Ernst Reinhardt.

Buchholz, Michael B. (1995): Die unbewusste Familie. Lehrbuch der psychoanalytischen Familientherapie. München: Pfeiffer.

Buchholz, Michael B. (2011): Körper – Bild – Szene – Geste – Sprechen. Wie alles zwanglos auseinander hervorgeht. Analytische Kinder- und Jugendlichenpsychotherapie 1, 7–34.

Bürgin, Dieter (Hg.) (2003): Operationalisierte psychodynamische Diagnostik im Kindes- und Jugendalter. Grundlagen und Manual. Bern: Huber.

Chethik, Morton (2000): Techniques of child therapy. Psychodynamic strategies. 2nd ed. New York: Guilford Press.

Christian-Widmaier, Petra (2008): Nonverbale Dialoge in der psychoanalytischen Therapie. Eine qualitativ-empirische Studie. Gießen: Psychosozial-Verlag.

Cierpka, Manfred (1988): Familiendiagnostik. Berlin: Springer.

Coleman, W. & Provence, Sally (1979): Veränderungen in der frühelterlichen Einstellung. 1953. In: Kris, Ernst & Schütze, Peter (Hg.): Psychoanalytische Kinderpsychologie. Frankfurt a.M.: Suhrkamp.

Dammasch, Frank (2000): Die innere Erlebniswelt von Kindern alleinerziehender Mütter. Eine Studie über Vaterlosigkeit anhand einer psychoanalytischen Interpretation zweier Erstinterviews. Frankfurt a.M.: Brandes & Apsel.

Dammasch, Frank & Aigner, Josef Christian (2009): Männliche Identität. Psychoanalytische Erkundungen. Frankfurt a.M.: Brandes & Apsel.

Dannenberg, Erida & Eppel, Hedda (1980): Die Bedeutung von Abwehr und Widerstand der Eltern für die psychoanalytische Behandlung von Kindern. Psyche Z – Psychoanal. 34, 317–338.

Devereux, George (1967): Angst und Methode in den Verhaltenswissenschaften. Sonderausg. München: Hanser.

Diepold, Barbara (2005): Spiel-Räume. Erinnern und entwerfen. Aufsätze zur analytischen Kinder- und Jugendlichenpsychotherapie. Göttingen: Niedersächsische Staats- und Universitätsbibliothek.

Diez Grieser, Maria Teresa (1996): Probleme der Elternarbeit in der Psychotherapie mit Kindern und Jugendlichen. Kinderanalyse 4, 241–253.

Dornes, Martin (1993): Der kompetente Säugling. Die präverbale Entwicklung des Menschen. Einmalige Sonderausg. Frankfurt a.M.: Fischer-Taschenbuch.

Ehrenberg, Darlene Bregman (1996): Jenseits der Wörter. Zur Erweiterung der psychoanalytischen Interaktion. Stuttgart: Klett-Cotta.

Erikson, Erik H. (1966/1981): Identität und Lebenszyklus. Drei Aufsätze. 7. Aufl. Frankfurt a.M.: Suhrkamp.

Erikson, Erik Homburger (1982): Kindheit und Gesellschaft. 8. Aufl. Stuttgart: Klett-Cotta.

Ermert, Claudia (1997): Scenotest-Handbuch. Scenotest-Diagnostik: Anleitung zur Durchführung und Auswertung, Entwicklung und Evaluation. Bern: Huber.

Faber, Franz Rudolf; Haarstrick, Rudolf & Rüger, Ulrich (2003): Kommentar Psychotherapie-Richtlinien. 6. Aufl. München: Urban & Fischer.

Fast, Irene (1996): Von der Einheit zur Differenz. Psychoanalyse der Geschlechtsidentität. Frankfurt a.M.: Fischer.

Ferro, Antonino (2003): Das bipersonale Feld. Konstruktivismus und Feldtheorie in der Kinderanalyse. Gießen: Psychosozial-Verlag.

Ferro, Antonino (2009): Klinische und technische Probleme in der Kinder- und Jugendlichenanalyse (in Bions Fußstapfen). Kinderanalyse 17, 176–195.

Flick, Uwe (2000): Konstruktivismus. In: Flick, Uwe; Kardofff, Ernst von & Steinke, Ines (Hg.): Qualitative Sozialforschung. Ein Handbuch, Reinbek bei Hamburg, Rowohlt, S. 150–164.

Folch, Terttu Eskelinen de & Folch, Pere (2011): Über narzißtische innere Objektbeziehungen und wie sie agiert werden. Kommentar zu H.-E. Richters »Die narzißtischen Projektionen der Eltern auf das Kind«. J. Psych-Anal. 63, 139–153.

Fonagy, Peter; Gergely, György; Jurist, Elliot L.; Target, Mary & Vorspohl, Elisabeth (2004): Affektregulierung, Mentalisierung und die Entwicklung des Selbst. 3. Aufl. Stuttgart: Klett-Cotta.

Freud, Anna (1927): Vier Vorträge über Kinderanalyse. In: Die Schriften der Anna Freud. Bd. I (1922–1936). Frankfurt a.M.: Fischer, S. 11–75.

Freud, Anna (1936): Das Ich und die Abwehrmechanismen. In: Die Schriften der Anna Freud. Bd. I (1922–1936). Frankfurt a.M.: Fischer, S. 197–203.

Freud, Anna (1965): Wege und Irrwege in der Kinderentwicklung. In: Die Schriften der Anna Freud. Bd. VIII. Nachdruck 1987. Frankfurt a.M.: Fischer.

Freud, Anna & Burlingham, Dorothy (Hg.) (1982): Heimatlose Kinder. Zur Anwendung psychoanalytischen Wissens auf die Kindererziehung. Frankfurt a.M.: Fischer.

Freud, Anna & Sandler, Joseph (Hg.) (1980/1995): Zur Kinderanalyse. Gespräche mit Anna Freud. Frankfurt a.M.: Fischer.

Freud, Sigmund (1895d): Studien über Hysterie. GW I. London: Imago Publ. 1948. Nachdruck Frankfurt a.M.: Fischer 1941–1952, S. 75–312.

Freud, S. (1905): Bruchstück einer Hysterie-Analyse. GW V, S. 172–224.

Freud, S. (1909a): Über infantile Sexualtheorien. GW VII, S. 169–188.

Freud, S. (1909b): Analyse der Phobie eines fünfjährigen Knaben. GW VII, S. 243–377.

Freud, S. (1912): Zur Dynamik der Übertragung. GW VIII, S. 262–374.

Freud, S. (1913c): Zur Einleitung der Behandlung. GW VIII, S. 453–478.

Freud, S. (1914): Zur Einführung des Narzißmus. GW X, S. 137–170.

Freud, S. (1926d): Hemmung, Symptom und Angst. GW XIV, S. 111–206.

Freud, S. (1926e): Die Frage der Laienanalyse GW XIV, S. 207–296.

Freud, S. (1930): Das Unbehagen in der Kultur. GW XIV, S. 419–506.

Freud, S. (1938): Die psychoanalytische Technik. GW XVII, S. 97–108.

Frick, Marianne Engelske (2000): Parental Therapy – in theory and practice. In: Tsiantis, John (Senior Editor) (Hg.): Work with parents. Psychoanalytic psychotherapy with children and adolescents. London: Karnac, S. 65–92.

Gergely, György & Unoka, Zsolt (2011): Bindung und Mentalisierung beim Menschen. Die Entwicklung des affektiven Selbst. Psyche Z – Psychoanal 65, 862–899.

Gerlach, Alf; Schlösser, Anne-Marie & Springer, Anne (Hg.) (2003): Psychoanalyse mit und ohne Couch. Haltung und Methode. Tagungsband der 53. Jahrestagung der Deutschen Gesellschaft für Psychoanalyse, Psychotherapie, Psychosomatik und Tiefenpsychologie 2003. Gießen: Psychosozial-Verlag.

Green, Viviane (2000): Therapeutic space for re-creating the child in the mind of the parents. In: Tsiantis, John (Senior Editor) (Hg.): Work with parents. Psychoanalytic psychotherapy with children and adolescents. London: Karnac, S. 25–45.

Grieser, Jürgen (2009): Angehörige und andere Dritte in der Psychotherapie. Psychoanalytische Arbeit mit Kindern und Jugendlichen. Journal für Psychoanalyse 29, 7–24.

Grosskurth, Phyllis (1993): Melanie Klein. Ihre Welt und ihr Werk. Stuttgart: Klett-Cotta.

Günter, Michael (2010): Sexualität und Scham in der Kinder- und Jugendlichenanalyse. Kinderanalyse 18, 319–334.

Heimann, Paula (1969): Gedanken zum Erkenntnisprozess des Psychoanalytikers. Psyche Z – Psychoanal 23, 2–24.

Heinemann, Evelyn & Hopf, Hans (2001): Psychische Störungen in Kindheit und Jugend. Symptome, Psychodynamik, Fallbeispiele, psychoanalytische Therapie. Stuttgart: Kohlhammer.

Herberth, Franz & Bauriedl, Thea (1997): Die Veränderung beginnt im Therapeuten. Anwendungen der Beziehungsanalyse in der psychoanalytischen Theorie und Praxis. Frankfurt a.M.: Brandes & Apsel.

Hirsch, Mathias (1998): Schuld und Schuldgefühl. Zur Psychoanalyse von Trauma und Introjekt. 5. Aufl. Göttingen: Vandenhoeck & Ruprecht.

Hirsch, Mathias (2010): »Mein Körper gehört mir … und ich kann mit ihm machen, was ich will!«. Dissoziation und Inszenierungen des Körpers psychoanalytisch betrachtet. Gießen: Psychosozial-Verlag.

Hopf, Hans & Windaus, Eberhard (Hg.) (2009): Psychoanalytische und tiefenpsychologisch fundierte Kinder- und Jugendlichenpsychotherapie. 3. Aufl. München: CIP-Medien.

Hug-Hemmuth, Hermine (1913/2012): Aus dem Seelenleben des Kindes. Eine psychoanalytische Studie. Berlin: Outlook Verlag.

Hug-Hellmuth, Hermine (1921/1994): Zur Technik der Kinderanalyse. Kinderanalyse 2, 9–27.

Hüther, Gerald & Weser, Inge (Hg.) (2005): Das Geheimnis der ersten neun Monate. Unsere frühesten Prägungen. Düsseldorf: Walter.

Jacobson, Edith (1992): Das Selbst und die Welt der Objekte … Frankfurt a.M.: Suhrkamp.

Jung, Carl Gustav (1968/1991): Der Mensch und seine Symbole. 16. Aufl. Sonderausg. Zürich: Walter.

Kächele, Horst & Thomä, Helmut (Hg.) (2006): Psychoanalytische Therapie. 3 Aufl. Heidelberg: Springer Medizin.

Kahlenberg, Eva (2010): Aus den Augen – noch im Sinn? Vom Selbst in Anderen. Psyche Z – Psychoanal 64, 69–85.

Kallenbach, Gudrun (2004): Entwicklungspsychologische Aspekte der Rezeption von Bild und Text. In: Thiele, Jens & Steitz-Kallenbach, Jörg (Hg.): Handbuch Kinderliteratur. Grundwissen für Ausbildung und Praxis. 2. Aufl. Freiburg: Herder, S. 53–69.

Kallenbach, Gudrun (2004): Tiefenpsychologisch fundierte Psychotherapie mit Kindern und Jugendlichen. Notwendige Ergänzung zur psychoanalytischen Therapie in Zeiten multifaktorieller Herausforderungen. Psychodynamische Psychotherapie 3, 139–145.

Kimmerle, Gerd (Hg.) (1998): Zur Theorie der psychoanalytischen Fallgeschichte. Tübingen: Ed. diskord.

King, Pearl (Hg.) (2000): Die Freud-Klein-Kontroversen 1941–1945. Stuttgart: Klett-Cotta.

King, Vera (1998): Fallgeschichte und Theorieentstehung. Produktivität und Grenzen der Erkenntnis in Freuds adolsezentem Fall Dora. In: Kimmerle, Gerd (Hg.): Zur Theorie der psychoanalytischen Fallgeschichte. Tübingen: Ed. Diskord, S. 45–83.

Klein, Melanie (1932/1987): Die Psychoanalyse des Kindes. Ungekürzte Ausg. Frankfurt a.M.: Fischer Taschenbuch.

Klein, Melanie (1962/2006): Das Seelenleben des Kleinkindes und andere Beiträge zur Psychoanalyse. 8. Aufl. Stuttgart: Klett-Cotta.

Klitzing, Kai von (2005): Rivalen oder Bündnispartner? Die Rolle der Eltern bei der analytischen Arbeit mit Kindern – Eine Einführung in das Themenheft. Kinderanalyse 13, 113–122.

Klitzing, Kai von & Stadelmann, Stephanie (2011): Das Kind in der triadischen Beziehungswelt. Psyche Z – Psychoanal 65, 953–971.

Klüwer, Rolf (1983): Agieren und Mitagieren. Psyche Z – Psychoanal 37, 828–840.

Klüwer, Rolf (1995): Agieren und Mitagieren – zehn Jahre später. Zeitschrift für Theorie und Praxis 10, 45–70.

Klüwer, Rolf (2002): Szene, Handlungsdialog (Enactment) und Verstehen. In: Bohleber, W. & Drews, S. (Hg.): Die Gegenwart der Psychoanalyse – die Psychoanalyse der Gegenwart. Stuttgart: Klett-Cotta, S. 347–357.

Klüwer, Rolf (2005): Erweiterte Studien zur Fokaltherapie. Gießen: Psychosozial.

Kris, Ernst & Schütze, Peter (Hg.) (1979): Psychoanalytische Kinderpsychologie. Frankfurt a.M.: Suhrkamp.

Leuzinger-Bohleber, Marianne (1995): Die Einzelfallstudie als psychoanalytisches Forschungsinstrument. Psyche Z – Psychoanal 49, 434–480.

Leuzinger-Bohleber, Marianne (2007): Forschende Grundhaltung als abgewehrter »common ground« von psychoanalytischen Praktikern und Forschern? Psyche Z – Psychoanal 61, 966–994.

Lorenzer, Alfred (1983): Sprache, Lebenspraxis und szenisches Verstehen in der psychoanalytischen Therapie. Psyche Z – Psychoanal 37, 97–115.

Mächtlinger, Veronica (2011): Der Beitrag des Kindes zur eigenen psychischen Entwicklung. Kommentar zu H.-E. Richterts »Die narzißtischen Projektion der Eltern auf das Kind«. Jahrb. d. Psychoanal. 63, 125–138.

Mahler, Margret; Pine, Fred & Bergmann, Anni (Hg.) (1978): Die psychische Geburt des Menschen. Symbiose und Individuation. Frankfurt a.M.: S. Fischer.

Mayring, Philipp (2000): Qualitative Inhaltsanalyse. In: Flick, Uwe; Kardofff, Ernst von & Steinke, Ines (Hg.): Qualitative Sozialforschung. Ein Handbuch. Reinbek bei Hamburg: Rowohlt, S. 468–475.

Meltzer, Donald (2009): Studien zur erweiterten Metapsychologie. Bions Denken in der klinischen Praxis. Frankfurt a.M.: Brandes & Apsel.

Mertens, Wolfgang (1994): Entwicklung der Psychosexualität und der Geschlechtsidentität. 2 Bde. Stuttgart: Kohlhammer.

Moser, Ulrich (1991): Vom Umgang mit Labyrinthen. Praxis und Forschung in der Psychoanalyse. Eine Bilanz. Psyche Z – Psychoanal 45, 315–334.

Moser, Ulrich (2001): What is a Bangaloo, Daddy? Übertragung, Gegenübertragung, therapeutische Situation. Allgemein und am Beispiel »früher Störungen«. Psyche Z – Psychoanal 55, 97–136.

Moser, Ulrich & Zeppelin, Ilka (2009): Implizite und explizite Formen der Reflexivität (am Beispiel von Traum, Wahn und psychoanalytischer Situation). Psyche Z – Psychoanal 63, 1181–1206.

Moser, Ulrich & Hortig, Vera (2012): Transformationen in der analytischen Mikrowelt. Verlaufsanalyse am Beispiel einer kinderanalytischen Stunde. Psyche Z – Psychoanal 66, 121–144.

Münch, Karsten & Buchholz, Michael B. (Hg.) (2010): Die Psychoanalyse im Pluralismus der Wissenschaften. Gießen: Psychosozial-Verlag.

Nissen, Bernd (2009): Zur Bestimmung der Möglichkeiten klinisch-psychoanalytischer Forschung. Ein Beitrag zur Forschungsdiskussion. Psyche Z – Psychoanal 63, 367–383.

Novick, Jack & Novick, Kerry Kelly (2009): Elternarbeit in der Kinderpsychoanalyse. [Klinik und Theorie]. Frankfurt a.M.: Brandes & Apsel.

Ogden, Thomas H. (2006): Das analytische Dritte, das intersubjektive Subjekt der Analyse. In: Altmeyer, M. & Thomä H. (Hg.): Die vernetzte Seele. Die intersubjektive Wende in der Psychoanalyse. Stuttgart: Klett-Cotta, S. 35–64.

Orlinsky, David E. (2010): Psychotherapieforschung und psychodynamisch-psychoanalytische Psychotherapien. Implikationen für die Praxis. In: Münch, Karsten & Buchholz, Michael B. (Hg.): Die Psychoanalyse im Pluralismus der Wissenschaften. Gießen: Psychosozial-Verlag, S. 141–166.

Overbeck, Gerd (1993): Die Fallnovelle als literarische Verständigung- und Untersuchungsmethode. In: Stuhr, Ulrich & Deneke, F.-W (Hg.): Die Fallgeschichte. Beiträge zu ihrer Bedeutung als Forschungsinstrument. Heidelberg: Asanger, S. 43–60.

Petri, Horst Thieme Ernst (1978): Katamnese zur analytischen Psychotherapie im Kindes- und Jugendalter. Psyche 31(1), 21–51.

Poscheschnik, Gerald (2009): Empirische Forschung in der Psychoanalyse. Vorbehalte und Vorurteile. Psyche Z – Psychoanal 63, 333–366.

Rattner, Josef & Danzer, Gerhard (2009): Hermeneutik und Psychoanalyse. Würzburg: Königshausen & Neumann.

Richter, Horst-Eberhard (1960/2011): Die narzißtischen Projektionen der Eltern auf das Kind. In: Jahrb. d. Psychoanal. 63, 93–117.

Richter, Horst-Eberhard (1963/1991): Eltern, Kind und Neurose. Psychoanalyse der kindlichen Rolle. [Die Rolle des Kindes in der Familie]. 32. Aufl. Reinbek bei Hamburg: Rowohlt.

Richter, Horst-Eberhard (2011): Nachgedanken zum Aufsatz »Die narzißtischen Projektionen der Eltern auf das Kind«. In: Jahrb. d. Psychoanal. 63, 119–124.

Rosenberg, Lutz (2009): Wege zu den Quellen der Lebendigkeit. Therapie als kreativer Prozeß Lehrbuch der tiefenpsychologisch fundierten Psychotherapie. 2 Bde. Bremen: Luberg.

Rupp, Marina (2011): Partnerschaft und Elternschaft bei gleichgeschlechtlichen Paaren. Opladen: Budrich.

Rutschky, Katharina (2001): Schwarze Pädagogik. Quellen zur Naturgeschichte der bürgerlichen Erziehung. 8. Aufl. Berlin: Ullstein.

Sandler, Joseph; Sandler, Anne-Marie & Kernberg, Otto F. (1999): Innere Objektbeziehungen. Entstehung und Struktur. Stuttgart: Klett-Cotta.

Segal, Hanna (1964/1974): Melanie Klein. Eine Einführung in ihr Werk. München: Kindler (Psyche des Kindes).

Stern, Daniel N. (2003/2010): Die Lebenserfahrung des Säuglings. Mit einer neuen Einleitung des Autors. 10. Aufl. Stuttgart: Klett-Cotta.

Stierlin, Helm (1982): Delegation und Familie. Beiträge zum Heidelberger familiendynamischen Konzept. Frankfurt a.M.: Suhrkamp.

Streeck, Ulrich (2000): Erinnern, Agieren und Inszenieren. Göttingen: Vandenhoeck & Ruprecht.

Streeck, Ulrich (2006): Auf dem Weg zu einer Mikroethnographie von Psychotherapie. In: Luif, Vera; Thoma, Gisela & Boothe, Brigitte (Hg.): Beschreiben – Erschließen – Erläutern. Psychotherapieforschung als qualitative Wissenschaft. Lengerich: Pabst, S. 173–192.

Stuhr, Ulrich (2007): Die Bedeutung der Fallgeschichte für die Entwicklung der Psychoanalyse und heutige Schlußfolgerungen. Psyche Z – Psychoanal 61, 943–965.

Stuhr, Ulrich & Deneke, F.-W (Hg.): Die Fallgeschichte. Beiträge zu ihrer Bedeutung als Forschungsinstrument. Heidelberg: Asanger.

Susani, Christa von (2011): Der kleine Hans: Die infantile Sexualität aus dem Blickwinkel der heutigen psychoanalytischen Praxis. Kinderanalyse 19, 1–20.

Tsiantis, John (Senior Editor) (Hg.) (2000): Work with parents. Psychoanalytic psychotherapy with children and adolescents. London: Karnac.

Wegner, Peter (2006): Die Fallgeschichte als Instrument psychoanalytischer Forschung. In: Kächele, Horst & Thomä, Helmut (Hg.): Psychoanalytische Therapie. 2 Bde. 3. Aufl. Heidelberg: Springer, S. 9–44.

Welzer, Harald (1998): Hermeneutische Dialoganalyse. Psychoanalytische Epistemologie in sozialwissenschaftlichen Fallanalysen. In: Kimmerle, Gerd (Hg.): Zur Theorie der psychoanalytischen Fallgeschichte. Tübingen: Ed. diskord, S. 111–138.

Will, Herbert (2012): Suche nach Darstellbarkeit. Psyche Z – Psychoanal 66, 289–309.

Willi, Jürg (2003): Die Zweierbeziehung. Spannungsursachen, Störungsmuster, Klärungsprozesse, Lösungsmodelle. Analyse des unbewußten Zusammenspiels in Partnerwahl und Paarkonflikt: das Kollusionskonzept. 15. Aufl. Reinbek bei Hamburg: Rowohlt.

Windaus, Eberhard (1999): Psychoanalytische Elternarbeit und szenisches Verstehen. Analytische Kinder- und Jugendlichenpsychotherapie 3, 307–338.

Winnicott, Donald W. (1958/1983): Von der Kinderheilkunde zur Psychoanalyse. Aus den »Collected papers«. Ungekürzte Ausg. Frankfurt a.M.: Fischer.

Winnicott, Donald W. (1965/1984): Reifungsprozesse und fördernde Umwelt. Studien zur Theorie der emotionalen Entwicklung. Frankfurt a.M.: Fischer.

Winnicott, Donald W. (1972/1996): Blick in die analytische Praxis. Stuttgart: Klett-Cotta.

Winnicott, Donald W. (1974): Vom Spiel zur Kreativität. 12. Aufl. Stuttgart: Klett-Cotta.

Wolff, Angelika (1999): Elternarbeit anders. Bericht über die Arbeit mit den Eltern eines 12-jährigen Mädchens. Analytische Kinder- und Jugendlichenpsychotherapie 3, 361–379.

Zeller-Steinbrich, Gisela (2005): Beziehungsanalytische Arbeit mit den Eltern. Kinderanalyse 13, 175–196.

Zeller-Steinbrich, Gisela (2010): Wie geht es den Wunschkindern? Überlegungen zu individuellen und gesellschaftlichen Auswirkungen der Fertilisationstechnologie. Analytische Kinder- und Jugendlichenpsychotherapie 2, 173–188.

Zerling, Clemens & Bauer, Wolfgang (2003): Lexikon der Tiersymbolik, Mythologie, Religion, Psychologie. München: Kösel.

Zwiebel, Ralf (2003): Die Position des Analytikers. In: Gerlach, Alf; Schlösser, Anne-Marie & Springer Anne (Hg.): Psychoanalyse mit und ohne Couch. Haltung und Methode. Tagungsband der 53. Jahrestagung der Deutschen Gesellschaft für Psychoanalyse, Psychotherapie, Psychosomatik und Tiefenpsychologie 2003. Gießen: Psychosozial-Verlag, S. 36–59.

Sabine Trautmann-Voigt, Monika Moll

Bindung in Bewegung

Konzept und Leitlinien für eine psychodynamisch fundierte Eltern-Säuglings-Kleinkind-Psychotherapie

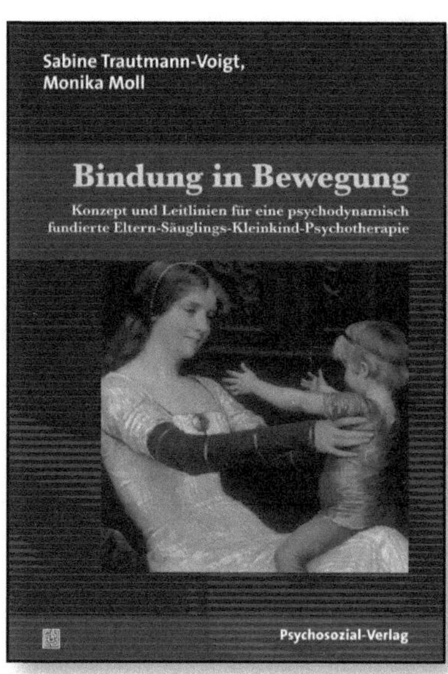

2011 · 434 Seiten · Broschur
ISBN 978-3-8379-2047-5

»Ein ausgezeichnetes Fachbuch über gute Mutter-Kleinkind-Bindung.«
Gerald Mackenthun

Sichere Bindungsmuster entwickeln sich in einem gelingenden emotionalen Austausch. Der gesellschaftliche Wandel der letzten Jahrzehnte führte jedoch zum Verlust tradierter Formen des Umgangs mit Säuglingen und Kleinkindern sowie zu einer tiefen Verunsicherung von Eltern und in der Folge zu einem vermehrten Auftreten von Bindungsstörungen. Wie kann darauf gezielt eingewirkt werden?

Das im vorliegenden Buch vorgestellte Bonner Modell der Interaktionsanalyse (BMIA), ein auf nonverbale Kommunikation fokussierendes Diagnoseinstrument, ermöglicht Aussagen über den jeweiligen Bindungstyp und frühe Interaktionsmuster bzw. Interaktionsstörungen und weist Wege der Prävention und Behandlung. Die Autorinnen verbinden psychodynamisches Denken mit mehrdimensionalen Interaktionsanalysen und entwickeln Leitlinien für eine Eltern-Säuglings-Kleinkind-Psychotherapie. Theoretisch untermauert von den Ergebnissen der Säuglings-, Bindungs- und Hirnforschung und eingebettet in die langjährige praktische psychotherapeutische Arbeit mit Eltern und ihren Säuglingen, entstand dieses Arbeitsbuch aus der Praxis für die Praxis.